GP・小児・矯正が共に考える

実践 早期治療

子どもの育ちをサポートするために

監著：関崎和夫・髙橋喜見子・有田信一・里見 優

著：菊地紗恵子・小石 剛・清水清恵・相馬美恵
田井規能・高野 真・外木徳子・中島隆敏
西川岳儀・益子正範・町田直樹・三谷 寧

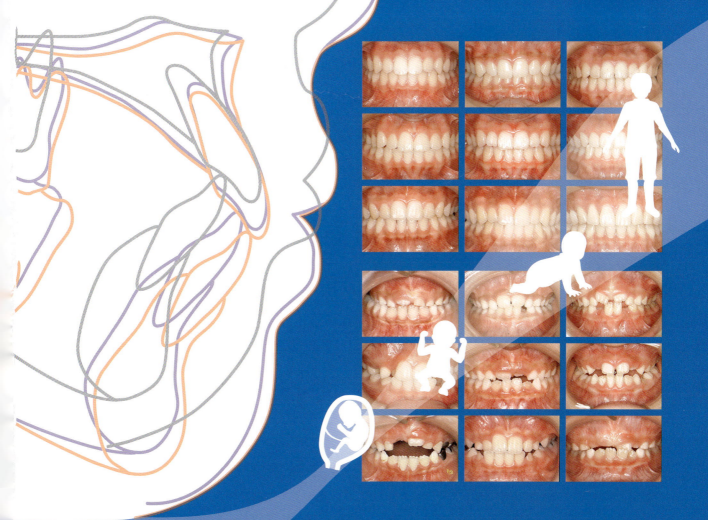

クインテッセンス出版株式会社　2018
QUINTESSENCE PUBLISHING

Berlin, Barcelona, Chicago, Istanbul, London, Milan, Moscow, New Delhi, Paris, Prague, São Paulo, Seoul, Singapore, Tokyo, Warsaw

序文

　1980年代の小児のランパントカリエスで歯科医師がう蝕治療だけで精一杯だった時代は今や昔，2017年文部科学省の行った調査によると12歳児1人平均う蝕数は0.82本となり，日本の小児のう蝕は激減しました．それにともない，乳幼児期を含む成長期の歯科医療も，う蝕治療・う蝕予防から，健全な永久歯列の完成を目指す早期治療（予防矯正・咬合誘導）へ，多くの患者や家族，歯科医師の関心が移ってきています．

　早期治療の賛否については矯正開始時期の議論とともに昔よりある大変難しい問題で，近年では2002年と2005年に American Association of Orthodontists（AAO：米国矯正歯科学会）International Symposium on Early Orthodontic Treatment においてもその賛否が問われました．早期治療を疑問視するグループは「早期や後期に治療を開始してもいずれも効果は同じであり，この臨床結果に基づき，骨格性，歯性の効果に有意差はない」という見解を発表しています．また，これらの見解は日本の矯正歯科学会（JOS：2014年）や日本歯科矯正専門医会（JSO：2016年）の「上顎前突に対する矯正歯科診療のガイドライン」に大きな影響を与えました．しかし，early vs late orthodontic treatment の論争について文献レビューしてみると，早期治療をすれば利益をもたらすはずの方法について徹底的な評価を試みないまま，これらのⅡ級不正咬合治療に関する論争をすべての早期治療に広げているようにも感じられます．

　近年は，幼児から学童の口呼吸（鼻呼吸不全），舌癖，態癖などを原因とする不正咬合の増加と，それにともなう摂食障害，睡眠時無呼吸症候群などの睡眠障害やアレルギー疾患など，命にかかわる問題がクローズアップされてきました．

　厚生労働省もこれらの問題を重視しており，本年度の診療保険改正において「小児の口腔機能発達不全症」という新たな病名と診療報酬点数を追加いたしました（コラム6「緊急発信：動き始めた育ちの支援―"小児口腔機能発達不全症"が新病名に―」参照）．それらの問題は，出産直後～乳幼児期の正しい哺乳の仕方，正しい離乳食の与え方，正しい寝かせ方による頭蓋骨の変形予防，幼児期における正しい食べ方（食育），正しい呼吸の仕方（息育），正しい姿勢を早期に指導し，矯正治療やMFTを併用することにより，エビデンスのある論文はまだまだ少ないですが，その治療や予防効果が上がることもわかってきました．

　このように，私たちは早期に乳幼児から小児にかかわることにより，歯並びという顎顔面の限局的な問題にとどまらず，健康寿命の延伸に十二分に貢献できるのです．本書はそれらの最新情報を多数掲載しています．それらを読んでいただき，0歳からそして全身から考える早期治療の時代の到来を十分に感じていただきたいと思っています．そして本書がGP（一般診療歯科医），小児歯科専門医，矯正専門医とともに早期治療を考え，子どもの健康な育ちをサポートする早期治療のあるべき姿と進むべき道を示すナビゲーターとなり，この日本の歯科医療に新しい風が吹くことを望んでいます．

2018年6月吉日

関崎和夫

推薦の言葉

　乳歯列咬合が完成したばかりの３歳児において，すでに80％以上の小児が齲蝕に罹患していた昭和30年代から昭和50年代においては，小児歯科臨床は齲蝕処置が中心であったが，近年は齲蝕が激減し，矯正歯科処置が多く行われるようになったようだ．

　ある一部の歯科医師は，矯正歯科処置は永久歯列完成期に開始すべきであると主張している．しかし，この時期からの処置は，あたかも完成した家に手を加えることに似ている．もしも不都合な箇所が発見されたならば，建築中に修正を加え完成していくことが得策と考える．

　われわれの調査によれば，不正咬合発現の大きな原因といわれている乳歯ならびに永久歯の早期喪失がなくとも，永久歯列期に正常咬合となる確率は，わずか30％に過ぎない．したがって，今後の小児歯科臨床は，かつての齲蝕治療中心から矯正歯科処置が多くなっていくことは間違いない．

　私の父は，明治生まれの歯科医師で，ゴム床義歯を多くの患者さんに装着していた．おそらく矯正歯科処置は行っていなかったと思われる．しかし，私の上顎中切歯が舌側に転位して萌出してきたとき，その歯牙にゴールドクラウンを装着し，正常位置に直してくれた．その後，正常咬合になり，87歳を迎えた現在も28歯存在し，健全な咀嚼機能を維持し，父に感謝している．このような簡単な矯正歯科的処置で正常咬合を獲得できる症例については，一般歯科医の先生方にもぜひ，実施してほしい．

　歯科臨床は，歯冠修復，歯内療法，歯周療法，局部床義歯，総義歯，架工義歯，口腔外科，矯正歯科に分けられているが，このなかの多くの処置は，一般開業医の先生方によって実施されている．しかし矯正歯科については，あまり実施されていないのが実状ではないだろうか．しかし今後は，本書を読破されるとともに，研修会などにも参加されるなどして，先生の診療内容に加えていただきたい．

　本書の執筆者の多くの先生方は，日本全国各地で盛大に開業され，多くの矯正歯科症例を扱われ，また勉強会を開催されたり，著書を出版したり，各種歯科雑誌に投稿されている優秀な先生方である．矯正歯科を現在扱っている先生も，これから始めようとする先生方にとっても，本書は，早期矯正歯科に関する書として，ぜひ読んでいただきたい良書である．

2018年６月吉日
東京歯科大学名誉教授
日本小児歯科研究所所長
町田幸雄

監著者・執筆者一覧

監著者

関崎　和夫　新潟県開業・関崎歯科医院
髙橋喜見子　埼玉県開業・向陽歯科医院
有田　信一　長崎県開業・ありた小児矯正歯科
里見　優　　山形県開業・さとみ矯正歯科クリニック

執筆者（50音順）

大村　周平　岡山県勤務・たい矯正歯科
菊地紗恵子　東京都開業・THREE 歯科・矯正歯科
小石　剛　　大阪府開業・こいし・こども矯正歯科
清水　清恵　東京都開業・清水歯科クリニック
相馬　美恵　群馬県開業・相馬歯科医院
田井　規能　岡山県開業・たい矯正歯科
髙野　真　　東京都開業・高野歯科クリニック
竹島　明伸　岡山県勤務・たい矯正歯科
外木　徳子　千葉県開業・とのぎ小児歯科
中島　隆敏　大阪府開業・なかじま歯科クリニック
西川　岳儀　大阪府開業・西川歯科
益子　正範　茨城県開業・ひかり歯科医院
町田　直樹　富山県勤務・となみ野歯科診療所
三谷　寧　　東京都開業・吉祥寺こども診療室

contents

序文 ……………………………………………………………………………………………………… 3

推薦の言葉 ………………………………………………………………………………………………… 4

監著者・執筆者一覧 ……………………………………………………………………………………… 5

第1章　早期治療とは？

1 矯正歯科専門医が考える早期治療とは （里見　優）……………………… 12

1．はじめに ………………………………………………………………………………… 12
2．これまでの早期治療に関する見解をまとめてみる ………………………………… 13
3．早期矯正治療に矯正歯科専門医が積極的でなかった理由 ………………………… 15
4．口腔成育的治療支援 …………………………………………………………………… 16
5．まとめ …………………………………………………………………………………… 18

2 小児歯科専門医が考える早期治療とは （有田信一）……………………… 20

1．小児歯科の現状 ………………………………………………………………………… 20
2．予防を主体とした早期治療 …………………………………………………………… 21
3．「早期治療」は好ましい機能と形態の獲得過程の支援 …………………………… 21
4．早期治療のプログラム ………………………………………………………………… 22
5．早期治療の実際 ………………………………………………………………………… 24
6．早期治療症例のまとめ ………………………………………………………………… 27
7．子どもの健康をサポートする早期治療を求めて …………………………………… 29

3 一般臨床医が考える早期治療とは （清水清恵）…………………………… 30

1．はじめに ………………………………………………………………………………… 30
2．誰のための早期治療か？ ……………………………………………………………… 33
3．資料採得，診査診断，再評価の必要性 ……………………………………………… 34
4．早期治療で患者さんが得るもの ……………………………………………………… 36
5．早期治療における課題と展望 ………………………………………………………… 38
6．おわりに ………………………………………………………………………………… 39

4 一般臨床医＆矯正専門医連携医院が考える早期治療とは （町田直樹）…… 40

1．はじめに ………………………………………………………………………………… 40
2．下顎前歯舌側転位，上顎側切歯口蓋側転位症例（症例1）………………………… 41
3．上顎前歯部過剰歯症例（症例2）……………………………………………………… 42
4．下顎右側大臼歯萌出遅延症例（症例3）……………………………………………… 43
5．上下叢生症例（症例4）………………………………………………………………… 45
6．まとめ …………………………………………………………………………………… 45

5 早期矯正治療に何が求められるのか：文献を検証する （髙橋喜見子）…… 48

1．早期治療のエビデンス ………………………………………………………………… 48
2．不正咬合の原因論 ……………………………………………………………………… 49
3．機能異常と不正咬合 …………………………………………………………………… 50
4．早期治療の予後と意義 ………………………………………………………………… 53
5．まとめ …………………………………………………………………………………… 54

　コラム1　歯列，口蓋，歯槽部，咬合の成長発育の研究 1（関崎和夫）………………… 56

第2章 全身から考える早期治療の最前線

1 閉塞性睡眠時無呼吸（OSA）と早期治療 （中島隆敏・菊地紗恵子）......58
1．はじめに 58
2．気道が閉鎖する原因 58
3．成人OSAと小児OSAの違い 59
4．成人と小児で治療方法が異なる理由 60
5．小児OSAに対する矯正治療介入（症例） 62
6．小児OSAの介入時期 64
7．ATによる効果 65
8．小児OSAに対する臨床的な早期治療の役割 67
9．研究デザインの課題 68
10．おわりに 68

2 中顔面の発育を考える：副鼻腔の重要性 （三谷　寧）......70
1．歯科における中顔面の成長と副鼻腔 70
2．副鼻腔の解剖学的位置 71
3．副鼻腔の閉塞 72
4．歯科に関係の深い副鼻腔の換気排泄機能 72
5．鼻腔・副鼻腔開口部の閉塞と中顔面の前方成長 73
6．鼻腔・副鼻腔複合体と自然孔の開放を視野に入れた拡大術：RAMPAセラピー 76
7．歯科における拡大療法 81

3 足育からめざす口腔機能の育成 （西川岳儀・小石　剛）......82
1．はじめに 82
2．口腔機能の発達と姿勢 82
3．呼吸と姿勢 83
4．足の接地と姿勢 84
5．口腔機能の発達支援と足育 86
6．足底接地と呼吸 87
7．まとめ：口腔機能の発達を支援するために 89

4 MFT最前線 （清水清恵）......90
1．はじめに 90
2．MFTの歴史 90
3．日本におけるMFT最前線 93
4．海外におけるMFT最前線 94
5．実際の取り組み 95
6．おわりに 97

コラム2　歯列，口蓋，歯槽部，咬合の成長発育の研究 2（関崎和夫）......98

第3章　0歳から考える小児矯正早期治療の最前線

1 赤ちゃん歯科最前線 （益子正範・相馬美恵）……102
1．はじめに ……102
2．母親や多職種へのアプローチ ……102
3．胎生期からのアプローチ ……103
4．出産直後〜乳幼児期のアプローチ ……104
5．低出生体重児へのアプローチ ……106
6．赤ちゃん歯科ネットワークの活動報告 ……107
7．まとめ ……109

2 哺育（哺乳から卒乳）：哺乳行動の大切さを再認識する （外木徳子）……110
1．哺乳行動がもたらすもの ……110
2．吸啜運動の発達について ……110
3．授乳姿勢が口腔機能の発育に与える影響 ……112
4．授乳姿勢が歯列・咬合に与える影響 ……113
5．哺乳による乳児嚥下で獲得する機能 ……116
6．卒乳への道のり ……116
7．哺乳状態が口腔機能の発育に与える影響（直母乳首と人工乳首） ……117
8．まとめ ……119

3 離乳食から考える早期治療とは （有田信一）……120
1．離乳食の育児教育の必要性 ……120
2．乳歯の萌出時期は個体差が大きい ……121
3．保護者と育てる食べる機能 ……122
4．発達段階別の育児支援 ……122
5．症例の紹介 ……125
6．離乳食から考える早期治療のまとめ ……128

コラム3 歯列，口蓋，歯槽部，咬合の成長発育の研究 3（関崎和夫）……130

第4章　早期治療をその長期経過症例から考える

1 上顎前突症例：歯科矯正治療における 成長に寄り添った治療支援とは （里見　優）……132
1．はじめに ……132
2．成育的な取り組み ……132
3．症例：劣悪な口腔環境で中切歯埋伏のある下顎後退型上顎前突ハイアングル長期症例 ……135
4．考察 ……143
5．まとめ ……143

② 過蓋咬合をともなった上顎前突症例の 早期治療の経過と目標 （有田信一）……………………144

1．上顎前突とは ……………………144
2．過蓋咬合とは ……………………144
3．長期症例 ……………………146
4．まとめ ……………………152

③ 下顎前突症例 （外木徳子）……………………154

1．はじめに ……………………154
2．反対咬合の為害性について ……………………154
3．乳歯列期における反対咬合早期治療の意義 ……………………155
4．早期治療の問題点と解決法について ……………………156
5．骨格性反対咬合と機能性〈歯性〉反対咬合の判別について ……………………157
6．難易度を予測する ……………………157
7．反対咬合治療の考え方 ……………………159
8．装置を用いた治療の前に診る事項，行う事項 ……………………160
9．骨格性と疑われた症例の早期治療経過について：長期観察例 ……………………162
10．おわりに ……………………166

④ 下顎前突症例：機能訓練と低位舌用リンガルアーチを用いた 低位舌の改善 （里見　優）……………………168

1．はじめに ……………………168
2．低位舌とは ……………………168
3．低位舌の改善 ……………………169
4．低位舌の治療 ……………………170
5．症例：咀嚼訓練を利用し低位舌改善を試みた下顎前突長期症例 ……………………170
6．考察 ……………………177
7．まとめ ……………………177

⑤ 叢生＋過蓋咬合⇒上顎前突の発現症例 （関崎和夫）……………………178

1．はじめに ……………………178
2．症例 ……………………178
3．まとめ ……………………185

⑥ 叢生の早期治療：その意義と長期経過 （髙橋喜見子）……………………186

1．はじめに ……………………186
2．叢生の原因 ……………………186
3．叢生早期治療の根拠 ……………………188
4．叢生早期治療の功罪 ……………………188
5．叢生治療の長期経過 ……………………190
6．まとめ ……………………195

⑦ 臼歯部交叉咬合の早期治療：その意義と長期経過 （髙橋喜見子）…………196

1．臼歯部交叉咬合とは ……………………196
2．臼歯部交叉咬合の分類 ……………………196
3．診査 ……………………196
4．臼歯部交叉咬合の治療 ……………………198
5．早期治療が推奨される根拠 ……………………199
6．混合歯列前期で治療を行った臼歯部交叉咬合症例の長期経過 ……………………199
7．まとめ ……………………202

8 骨格性開咬の長期経過 (髙橋喜見子) 204

1．はじめに 204
2．骨格性開咬の早期治療 204
3．混合歯列前期に受診した骨格性開咬症例の長期経過 205
4．まとめ 213

9 前歯部開咬(AOB)に対する早期治療 (大村周平・田井規能) 214

1．はじめに 214
2．症例 214
3．考察 217
4．結論 220

コラム4 成長の評価 (里見 優) 221

第5章 早期治療のトラブルとその対処について

1 一般歯科臨床医が起こしやすい早期矯正治療の問題点とその対策 (関崎和夫・髙野 真) 224

1．はじめに 224
2．GP自身の矯正治療の基本的知識と技量上の問題 224
3．GPと専門医との連携上の問題 226
4．GPと患者との信頼関係上の問題 230
5．まとめ 231

2 一般臨床医から来たトラブル症例 (竹島明伸・田井規能) 232

1．はじめに 232
2．症例1：非対称をともなう骨格性反対咬合 233
3．症例2：埋伏歯上顎両側犬歯による側切歯の歯根吸収症例 237
4．まとめ 239

コラム5 口腔内および顔貌規格写真の重要性 (関崎和夫) 240

コラム6 緊急発信：動き始めた育ちの支援
　　　　　―"小児口腔機能発達不全症"が新病名に―(有田信一) 241

付録1：上顎歯列弓幅径の変化 243
付録2：下顎歯列弓幅径の変化 244
付録3：日本人男子の身長増加・増加速度曲線 245
付録4：日本人女子の身長増加・増加速度曲線 245

索引 246

早期治療をさらに学ぶための文献集 251

おわりに 255

第1章

早期治療とは？

▶いわゆる早期治療の定義とは？　早期治療の早期とはいつを示すのでしょうか？　混合歯列後期？　混合歯列前期？　乳歯列期？　それとも乳歯が生える前の0歳児から？　早期治療はいつから始めるのが適切なのでしょうか？　早期治療とはどんな治療を行うことなのでしょうか？　現時点ではどの矯正歯科学会でも小児歯科学会でもその定義もなく，早期治療に対するガイドラインもありません．症例によって異なるのは当然ですが，早期治療の開始時期や治療法については，昔も今も，間違いなく未来へと続く永遠の課題です．第1章では，矯正歯科専門医，小児歯科専門医，一般歯科臨床医の立場と文献的観点から，それらについても言及していきたいと思います．

第1章　早期治療とは？

1 矯正歯科専門医が考える早期治療とは

里見　優

1．はじめに

矯正歯科専門医が考える早期治療（1期治療）とは，最終治療（2期治療）あっての早期治療（1期治療）という捉え方をする傾向にあります．最終治療（2期治療）は，永久歯の歯牙移動で咬合を修復構築する対症療法です．不正咬合の原因が十分に解明されていない現在では，対症療法が最善の最終治療法といえるのかもしれません．しかし，いつまでも対症療法に頼っていてよいものでしょうか．不正咬合は遺伝因子と環境因子の両方が作用しあって起こるのならば，遺伝因子の治療は遺伝子治療になるでしょう．しかし，遺伝因子の治療は，まだ確立されていません[1]（図1）．

▶▶顎顔面の各成長論

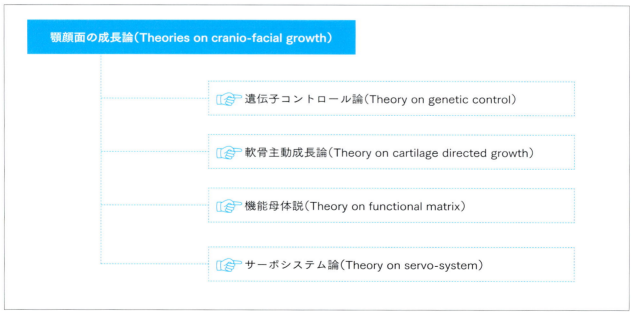

図1　顎顔面の各成長論.

▶▶反対咬合の治療ガイドライン

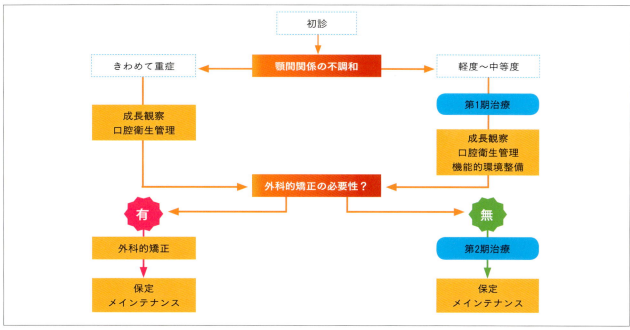

図2 Class IIIシンポジウム(1992, 仙台)[2]にてまとめられた反対咬合の治療ガイドライン.

▶▶2008 AAOにて議論されていた early treatment に対する評価

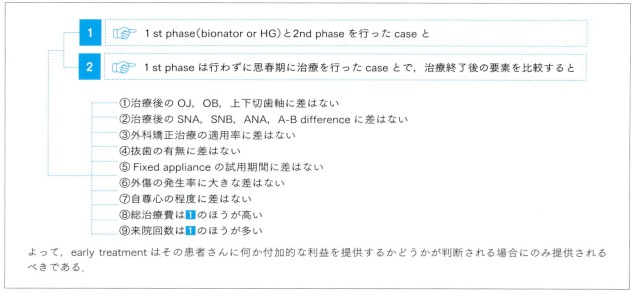

図3 2004〜2008年にて AAO(米国矯正歯科学会)で議論された上顎前突症例における早期矯正歯科治療に対する評価には,長期治療を嫌う任意保険会社の影響が大きく関与していると思われる.

2．これまでの早期治療に関する見解をまとめてみる

　反対咬合については,仙台で開催された Class III シンポジウム(1992)で「反対咬合の最終治療は,できるだけ遅く治療をすべき」で提言をまとめました.ただし早期治療の開始時期については,治療開始時期が混合歯列期(III B)なのか永久歯萌出期(III A)なのか,乳歯列期(II A)でもいいのか明確な結論はありませんでした[2](**図2**).

　上顎前突については,2004〜2008年に AAO で論

第1章　早期治療とは？

▶▶顎顔面頭蓋の非対称に対する治療

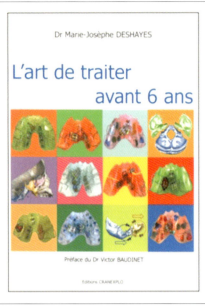 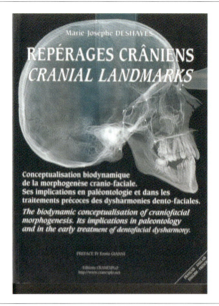

図4　頭蓋の変形治療は，6歳以下に施術することが有効だとしている．蝶形骨，側頭骨，後頭骨の計測診断より早期治療を試みる（Dr. Marie-Josèphe DESHAYES.『古代ペルー人の頭蓋変形の風習研究』より）．

議されて，「早期治療はその患者に何か付加的な利益を提供するかどうかが判断される場合にのみ提供されるべきである」との見解が示されました（図3）．一部の団体（JAO等）のガイドラインでは，上顎の早期治療は推進しないとし，日本矯正歯科学会ガイドラインでは，日本人の科学的根拠（EBM）が足りないとして早期治療の判断を保留しています．

また，叢生に関しては，拡大治療については是非があります．近年，床矯正装置による拡大治療のトラブルが増加しています．

交叉咬合などでは，古くから乳歯列期（ⅡA）からの早期介入が支持されてきました．交叉咬合の治療には，ヘリックスや上顎拡大床装置を使用してきました．指しゃぶりや口呼吸などにより上顎歯列が狭窄し，臼歯部の交叉咬合を引き起こすことがあります．上下正中線の不一致や顎の側方への偏位をともなった臼歯部交叉咬合は自然治癒することはありません．発育により骨格的な下顎の側方偏位は増大します．とくに片側性の臼歯部交叉咬合は，歯列の変形や顎の不均衡な発育などから顔の変形（非対称）をきたし，将来顎関節症や顎機能異常の原因となる可能性があります．この交叉咬合の例のように乳歯列期は上顎歯列を拡大して正常な顎，歯槽突起─神経筋の成長発育を促す良い時期でもあることは昔から支持されてきました．

マリエデシエ（Marie-Josèphe DESHAYES：仏）らは，顎顔面頭蓋の非対称に対する治療は6歳以下でアタックすべきであると主張しています[3,4]（図4）．

不正咬合の治療への介入時期について，筆者は可能ならば，できるだけ早いほうが良いのではないかと考えています．

▶▶▶ 反対咬合の早期治療チャート

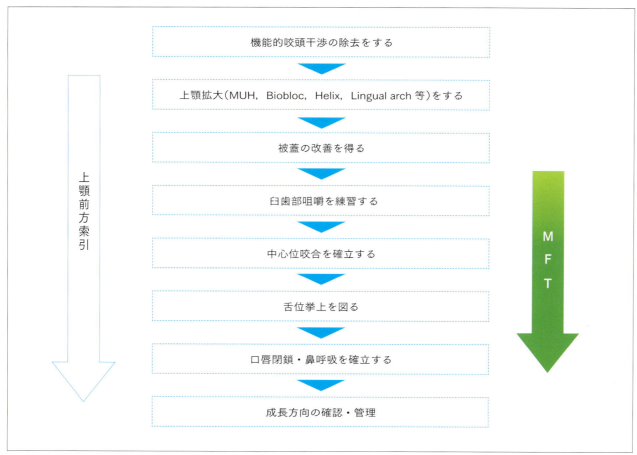

図5 反対咬合の早期治療チャート．筆者はフェイシャルオーソトロピクスの考えに則り，上顎拡大し下顎のアンロックを試み，舌を挙上可能とし，Lip sealの獲得と後方咀嚼，鼻呼吸のポスチャーを維持しながら，成長のコントロールを行っている．

3．早期矯正治療に矯正歯科専門医が積極的でなかった理由

　これまで早期矯正治療に矯正歯科専門医が積極的でなかった理由は，対症療法が大変うまくいったことでしょう．また，早期矯正治療に適したスキルの開発が遅れたことも理由の1つであると思います．対症療法の著しい発展（外科矯正・OAS・その他）はありますが，原因療法を目指すことこそ，医療本来の目的ではないでしょうか．

　早期矯正治療は，発育期に歯列咬合の基礎となる顔面骨格の改善ができ，顎整形効果，発育障害の制御，歯の外傷の減少，包括治療の実現可能，など多くの成果が得られる可能性があります．マルチブラケット装置にて歯列咬合を整える2期治療（対症療法）とは目的効果が異なるのではないでしょうか．

　顎顔面成長の不調和は，遺伝因子や環境因子が原因となり発生します．遺伝因子がかかわっている症例の究極の矯正歯科治療は遺伝子治療なのかもしれませんが，まだ確立されておりません．筆者は顎顔面成長の環境因子にアタックして，より原因療法に近い治療支援をしていきたいと思っています．できるだけ原因療法を目指した治療支援のスキルおよびシステム開発の必要性を痛切に感じています．環境因子にアタックするのであれば，後天的環境因子の計測と因子に対するアタックが必要になってきます．その1つとして，一度，拡大等の治療を行い，その反応を観察測定し，環境因子の再診断を行ってはいかがでしょうか．筆者は多くの症例で一度拡大を試み，その生体反応を見て，その後の治療方針を決定しています（図5）．

第1章 早期治療とは？

▶▶ビデオ撮影の手順と撮影風景

【ビデオ撮影】
①名前と年齢と今日の日付を言ってもらう
②リッパーで唇を引っぱり，噛んだ状態で唾液を飲み込んでもらう（数回）
③コップの水を飲んでもらう（数回）
④発音（別紙）
　正面・斜め
⑤言語スクリーニング（別紙）
　スクリーニング・補助・
　構音サンプル（単語）・構音サンプル（文）・
　五十音（同時運動・継続運動）
　＊青文字は必要な場合のみ
　＊カメラの向きは臨機応変に
⑥クラッカーを食べてもらう
　（正面・斜め）

⑤については必要な場合のみ撮影

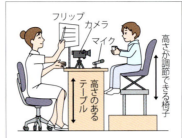
セッティングの仕方

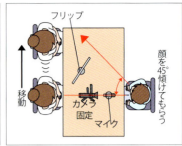
斜め45°からの撮影方法

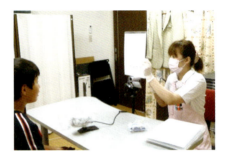
実際の撮影風景

図6　ビデオ撮影．すべての症例において，咀嚼，嚥下，発音，呼吸のビデオ撮影を規格化して収録．診断に利用している．

4．口腔成育的治療支援

　3歳未満の患者については，有田らの唱える「予防矯正」（第1章 ❷参照）に準じて成育的に対応し，3歳からは，咀嚼システムの獲得をめざし治療支援しています．そして必要であれば上顎や下顎の成長促進のために前方牽引装置や機能的矯正装置を使用します．側方歯群の交換を誘導し，永久歯列の完成を待ちます．骨年齢等で，成長を観察し，規格ビデオ撮影を利用して咀嚼・嚥下・発音・呼吸・習癖等の4D診断と機能訓練を支援しています[5]（図6）．

　治療スタイルは，患者のヘルスプロモーションを支援していく手法をとり，医療面接と資料採得，分析を通して患者（患者の主訴）について認知し理解を深め，情報の共有を図ります．EBM（エビデンスに基づく医療）思考だけでなくNBM（物語と対話による医療）にも目を向け，患者の人生に寄り添い，共生し，ともに歩んでいく成育歯科医療を目指しています．治療支援としては，咀嚼・嚥下・発音・呼吸・姿勢に介入し，食育等とあわせて治療システムの構築をしています．

　当医院は言語聴覚士によることばのリハビリ室を併設し，歯科衛生士による機能検査とスクリーニング，機能訓練を行っています．通常の矯正歯科治療に加え，咀嚼・嚥下・発音・呼吸・姿勢のキャッチアップ・リハビリテーションの治療支援をしています．治療目的はハイクオリティな生活の獲得，健康寿命の延伸にあり，「一生美しく，楽しく，美味しく，口から食べて，お話できたらいいね」を治療目標に，自然なリップシールの獲得を目指しています．

　治療システムの特徴として，咀嚼・嚥下・発音・呼吸・姿勢の訓練を矯正歯科治療と併用して行っています．後天的環境因子が関与するであろう口腔機能は，機能母体説を信じていても筋機能のみでコントロールすることには無理があると思います．そして口腔構造の改造確立なしに口腔機能の改善はあり得ないと思います．

　咀嚼訓練は医療用シリコーンチューブを利用した

▶▶当院で使用しているチューブ(左)と咀嚼訓練(右)

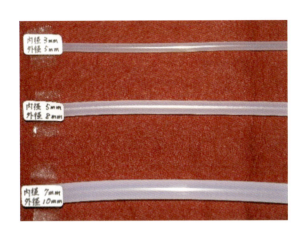
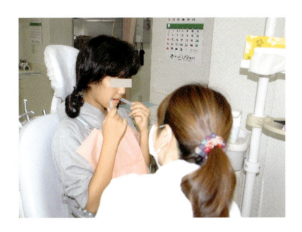

カットしたチューブを，鏡を見ながら30回程度臼歯部で咬んでもらう．
右の写真では，内径5mm，外径8mmのチューブを使用している．

＊年齢や歯の萌出状態，顎関節の状態により，チューブの太さや咬む回数を変える場合もある．

図7　咀嚼訓練風景．

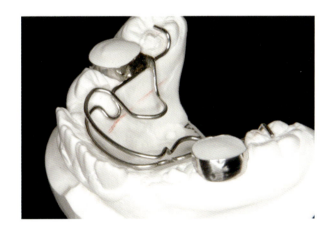

図8　低位舌用リンガルアーチ．低位舌改善用のウェッジプレートの原理をリンガルアーチに応用したもの，Eを固定源を用い，咬合面レストにて大臼歯の圧下をも試みられる．

両側臼歯部咀嚼(図7)，弱い力のチンキャップを装着して口唇閉鎖臼歯部咀嚼，ガム咀嚼を指導しています．嚥下訓練は非飲料摂取食事法を指導しています．機能的顎矯正治療の早期採用により頭蓋の前方成長，反時計回りの成長，側頭筋優勢から咬筋優勢への変化を試みています．また，ヘリックス，ウェッジプレート，低位舌用リンガルアーチ[6](図8)や印象採得の必要ないMUHを用い，MFTと併用し，舌位の挙上，低位舌に対するアタックを試みています．

このように，「口」から育つ子どもの心と身体を目的とする口腔成育的治療支援を早期から矯正歯科治療に取り入れることで，よりいっそう患者のヘルスプロモーションを支援していくことができると考えています．

第**1**章　早期治療とは？

▶▶新しい矯正歯科治療の目的と目標

これまでの矯正歯科治療

● 目的：機能的咬合の獲得→ QOL（クオリティ・オブ・ライフ）の向上

● 目標：アングルⅠ級関係の獲得・オーバージェット・オーバーバイトの改善

WFO 障害の定義の改訂
→機能の改善とは，多因子の関与

新しい矯正歯科治療支援

● 目的：機能的口腔機能の獲得と維持を支援し，健康寿命の延伸を目指すべき

● 目標：咬合の改善＋咀嚼・嚥下・発音・呼吸・姿勢等の改善

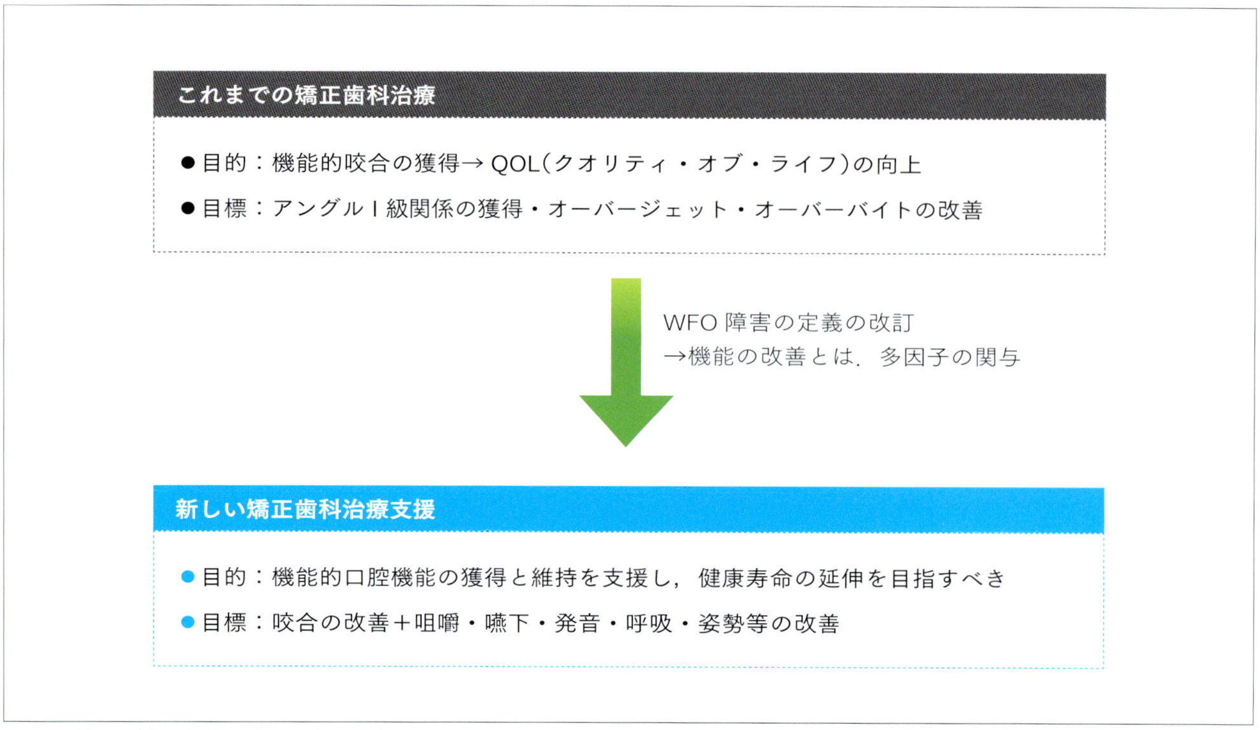

図9　新しい矯正歯科治療の目的と目標．

5．まとめ

　これからの矯正歯科治療は治療から，治療支援という形に変わっていくことが望ましいと思います．

　これまでの矯正歯科治療は，結果の形態にこだわり，アングルⅠ級の獲得・オーバージェット・オーバーバイトの改善を最高の目標に掲げ，アングルⅠ級の獲得が達成されれば，目的としている機能的咬合が獲得でき，ひいては，患者の QOL（クオリティ・オブ・ライフ）の向上に寄与するとされてきました．しかし今日，WFO における障害の定義改訂にみられるように健康の概念自体が変化しており，形態の改善のみで QOL の向上は語れず，機能の改善や患者に関与する社会因子など他因子の関与についてまで考慮し，対応しなければならないとされています．医療者目線ではなく患者の経験（NBM）に則した医療が求められる時代になったのです．治療するのではなく，患者に寄り添い支援していく医療の時代がきているのです．矯正歯科治療も機能的口腔機能（咬合の改善＋咀嚼・嚥下・発音・呼吸・姿勢等の改善）の獲得と維持を目標として，患者の医療支援を行い，国民の健康寿命の延伸の一役を担うように目指すべきだと思います（**図9**）．

参考文献

1. Clark WJ. Twin Block Functional Therapy：Applications in Dentofacial Orthopaedics. 2 nd Edition. St Louis：Mosby, 2002.

2. 佐々木洋，田中英一，菅原準二（編著）．口腔の成育をはかる 3巻 セカンドステージへのステップアップ．東京：医歯薬出版，2004；120‐121.

3. Marie Joséphe DESHAYES. L'art de traiter avant 6. Paris：EDITIONS CRANEXPLO, 2006.

4. Marie Joséphe DESHAYES. RÉPERAGES CRÂNIENS. Paris：EDITIONS CRANEXPLO, 2000.

5. 氷室利彦（編）．機能的矯正療法入門．東京：東京臨床出版，2017；30‐31.

6. 里見優．機能的顎矯正装置の特徴と作用機序．小児歯科臨床 2011；16：20‐33.

第1章　早期治療とは？

2 小児歯科専門医が考える早期治療とは

有田信一

1．小児歯科の現状

　最近の小児歯科医院の特徴として，初診患者の低年齢化を挙げることができます．

　図1は当院の初診患者の年齢と人数を示しています．未成年でもっとも多いのは2歳代，次いで1歳代，3歳の順で，3歳以下が全体の約45％となっています．この初診患者の低年齢化により，多くの小児の乳歯列咬合完成前からの歯列咬合の発達過程をみることができるようになりました．

　咬合の種類では，町田の報告[1,5]と比較すると上顎前突と過蓋咬合が増加している傾向があり（図2），歯列の特徴としては，過去の調査と比較すると有隙型歯列が減少している傾向がうかがえます（図3）[1〜6].

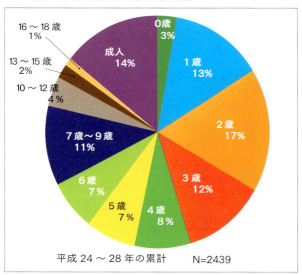

図1　初診患者の年齢の状況（割合）．未成年では2歳代がもっとも多く，次いで1歳代，3歳代の順で，3歳以下が全体の約45％となっている．

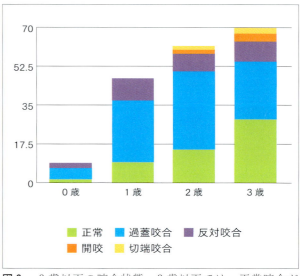

図2　3歳以下の咬合状態．3歳以下では，正常咬合が28.6％で，過蓋咬合（上顎前突）が約49.7％を示しており，町田らの調査[1,5]と比較すると正常咬合者が減少し，過蓋咬合（上顎前突）が増加している．

▶▶歯列の状態

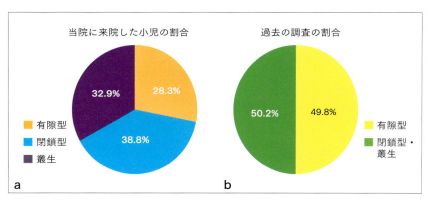

図3 a, b　歯列の状態．当院に来院した小児では，有隙型歯列は28.3％，閉鎖型歯列38.8％，叢生歯列32.9％であった（a）．過去の調査の多くは有隙型と閉鎖型の2つのみに分類されているので（b），叢生歯列を閉鎖型に含めて比較すると有隙型が減少している傾向にある（bは参考文献8より引用改変）．

2．予防を主体とした早期治療

　筆者は乳歯列期の正常咬合の減少の要因の1つを摂食機能，呼吸機能，ポスチャーの学習の機会不足にあると考え，0～3歳までの生活に着目してきました．この時期は無歯期，乳前歯萌出期，乳臼歯萌出期を経て，乳歯列期完成に至る時期で，摂食機能面では舌食べ期，歯肉食べ期，臼歯食べ期の過程を通じて，正常な摂食機能を習得していく時期です．

　同時に，この時期は呼吸機能，構音機能の習得時期で，摂食機能，呼吸機能，構音機能という3つの異なった機能を担う「口腔」の基礎作りにあたる時期です（図4）[9,10]．

　この時期にかかわることで，「小児の口腔器官の正常な育ち」のサポートの充実が図れると考えています．

3．「早期治療」は好ましい機能と形態の獲得過程の支援

　「早期治療」は，2期治療を容易にあるいは効果的に行うための1期治療を指すことが多いと思いますが，筆者が考える早期治療は，小児が顎顔面領域の好ましい機能と形態を獲得していく過程を支援する取り組みを意味します．つまり，「予防」を主体とした取り組みを「早期治療」と呼んでいます．

　そして，その早期治療は小児の心理発達の支援や保護者の生活支援も含むもので，乳歯列完成前の時期，乳歯列期，ⅢA期，混合歯列期，永久歯列期の必要な時期に実施します．それは第1期，第2期，第3期，第4期などのように段階的に分かれるものでなく，連続した流れにあります．なぜなら，機能と形態へ影響を与える要因は乳歯列期から永久歯列期に至るまで，つねに存在しているからです．

　早期治療で重要視していることは「小児の発達過程の個人差への配慮」と「最適期の最大限の活用」です．なお，乳歯列咬合の発達過程の個人差については第3章 3「離乳食から考える早期治療とは」で説明しています．

　乳歯列の成長発達に関してMoyers[10]やGraber[11]の教科書に以下のように記載されています．
① 乳歯列期の歯間空隙は乳歯列が完成した後は明らかな増加は認められない[10]．
② 永久歯が萌出するまで，歯列幅径には比較的変化がない[11]．
③ 5～6歳までの乳切歯が脱落する寸前は，顎骨内に存在する歯がもっとも多い時期で，歯槽突起中にも乳歯列中に十分な場所があることが重要である[12]．

　また，日本においても，町田らが述べている「歯間空隙は乳歯列期に消失，縮小，拡大，新生する」[5]という結論は，筆者の「乳歯列の歯間空隙は小児は個人の生活環境で変化する」という臨床的観察結果[13～15]（図4）と一致しており，乳歯列期の育児環境の重要性を示しています．

▶▶乳歯列の歯間空隙が変化した症例

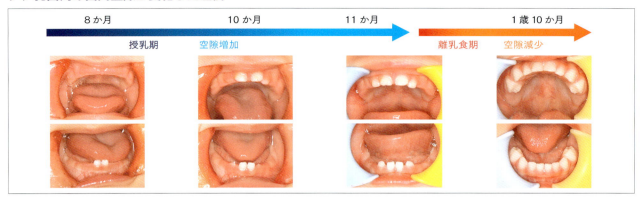

図4　乳歯列の歯間空隙が変化した症例．授乳期には発育空隙が増加してきたが，離乳食期に空隙が減少した．

4．早期治療のプログラム

　早期治療には5つのプログラムがあります（図6）．

（1）プログラム1：育児・生活支援プログラム

　プログラム1は育児と小児の生活に関するアドバイスが主体のプログラムです．

　小児への食事支援（摂食機能と歯列の成長発達に適した食事提供）とポスチャー支援（姿勢保持機能・睡眠態癖改善支援），呼吸機能改善支援，習癖の改善支援および小児と保護者の関係性への心理発達支援で構成されています（図5）．

（2）プログラム2：ホームトレーニング

　プログラム2はホームトレーニングが主体です．内容的には，遊びや生活のなかで実施できる口腔の筋機能習得トレーニングで，正常な口腔機能の習得が達成されていない小児や望ましい軌道から外れ始めている小児が対象となります．

　具体的には，口唇閉鎖不全，舌の挙上不全，習慣性口呼吸の小児が対象で，あいうべ体操，口唇遊び，表情筋遊び，近藤式ガム咀嚼筋訓練，ハミング，うがいなどで口腔機能の再学習を行います．

（3）プログラム3：筋機能訓練

　プログラム3は専門家とともに行う口腔機能療法を指し，教育型筋機能訓練（MFT）とトレーナーなどの器具を使用した筋機能訓練があります．

▶▶乳歯列反対咬合にプログラム1を適応し，良好な反応が得られた症例

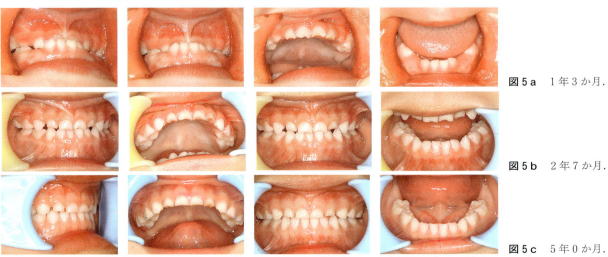

図5a　1年3か月．
図5b　2年7か月．
図5c　5年0か月．

図5a〜c　乳歯列反対咬合にプログラム1を適応し，良好な反応が得られた症例．1歳3か月時より，プログラム1（育児・生活支援プログラム）を適応．

筋機能訓練では，歯列咬合の改善に加え，舌圧，口唇圧，鼻腔抵抗測定，鼻腔音響測定，重心計などを測定し，客観的な口腔機能の評価に努めています．

(4) プログラム4：抑制矯正

プログラム4は抑制矯正とも呼ばれるもので，口腔に関する習癖が原因で生じた不正咬合に対して，舌挙上床やタングクリブなどの装置を使用し，好ましくない習慣や機能を抑制あるいは修正するプログラムです．

口腔に関係する習癖のほとんどが小児の心理面を投影しているため，プログラム4では，装置の適応に先立ち，小児の心理面へのサポート[7, 9]が優先されます．

(5) プログラム5

プログラム5は矯正装置で歯牙移動を行うもので，乳歯列期，永久前歯萌出期（ⅢA期）あるいは混合歯列期に形態的な改善を行い，正常な機能の習得を目指すものです．

▶▶早期治療プログラム

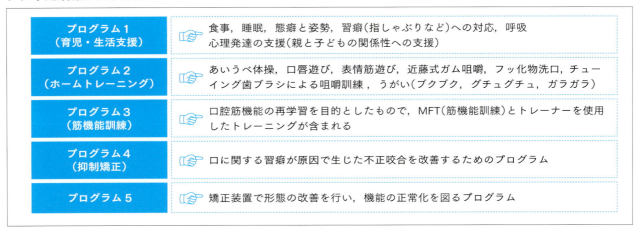

図6 早期治療プログラム．

▶▶早期治療プログラムの進め方

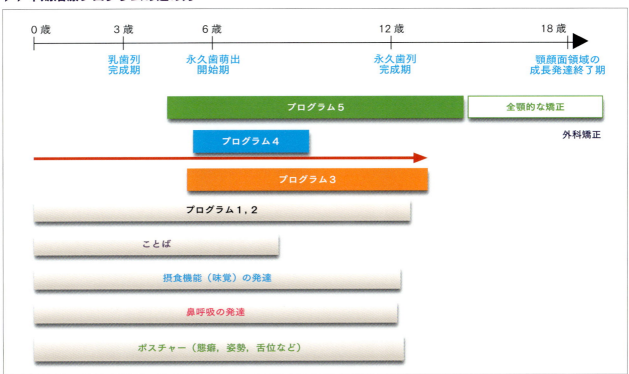

図7 早期治療プログラムの進め方．プログラム1（育児・生活支援）は，子どもの食機能，呼吸機能，ポスチャー（態癖や姿勢など）への支援のほか，出産前の妊婦への心理支援および母（保護者）と子の関係性の支援[9]を含む．

第1章 早期治療とは？

5．早期治療の実際

　一例として，乳歯列反対咬合症例の「早期治療プログラム」を紹介します（図8～15）．
　図7に，一般的なプログラムの内容と適応時期を示します．

（1）1歳7か月・初診・乳歯列反対咬合

　本症例のように，乳歯列に問題がある場合には，プログラム1と2の適応となります（図8a）．
　反対咬合症例の多くには，低位舌を認めますが，この症例でも低位舌が認められたため，食事中の水分の制限，臼歯部での咀嚼の意識づけを行い，舌位の改善（舌の挙上）を目指しました．また，うつぶせ寝が多かったため，仰向け寝の時間の増加を心がけてもらいました．筆者は，うつぶせ寝は上顎の前方発育を抑制し，仰向け寝は，下顎骨の時計回りの回転を生みやすいと考えているからです．このような理由で食事の習慣の改善と睡眠態位の改善で，乳歯列反対咬合の自然治癒率が上がると考えています．ちなみに当院での乳歯列反対咬合の改善率は約33％です（第3章 3 参照）．
　図5にプログラム1で改善した乳歯列反対咬合症例を示します．

（2）3歳0か月

　本症例では前歯部の反対咬合は被蓋は浅くなったものの，反対咬合は改善までは至りませんでした（図8b）．
　プログラム1あるいは2で改善しない場合には，乳歯列反対咬合の矯正治療（プログラム5）の適応を検討します．プログラム5の適応に関しては，本人

▶▶深いオーバーバイトをともなう乳歯列反対咬合症例

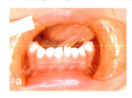
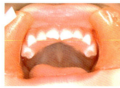
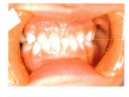

図8a　1歳7か月．

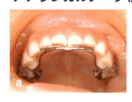
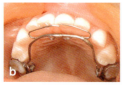
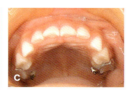
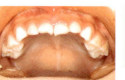
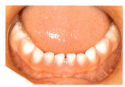

図8b　3歳0か月．

▶▶リンガルアーチ使用中の口腔内

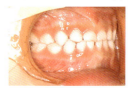
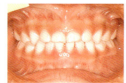
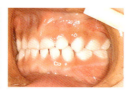

図9a　3歳2か月．
図9b　3歳4か月．
図9c　3歳6か月．

▶▶プログラム5終了時

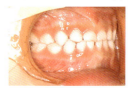
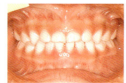
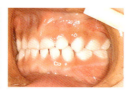
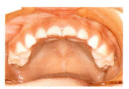
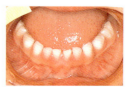

図10　3歳9か月．

▶▶プログラム3開始前とプログラム3終了時のセファロと重ね合わせ

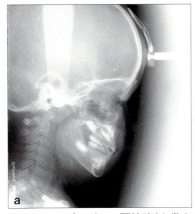 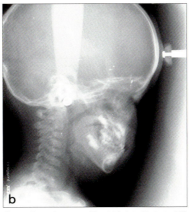 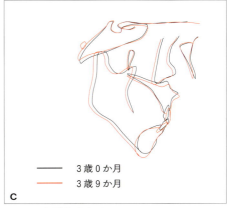

図11a〜c　プログラム開始時（3歳0か月）とプログラム3終了時（3歳9か月）のセファロと重ね合わせ．

と保護者の意向がもっとも重要視されます．

　この症例では，母親が矯正治療を希望したため，矯正装置を用いて，前歯部被蓋の改善（プログラム5）を行うことになりました．

　リンガルアーチを5か月間使用しました（**図9**）（動的期間は3か月）．

（3）3歳9か月

　乳歯列反対咬合が改善しました（**図10**）．

　被蓋が改善した後は，望ましい口腔機能の習得のため，再びプログラム1，2が適応されました．

（4）5歳3か月

　プログラム1，2継続中，前歯部被蓋は安定し，

▶▶プログラム1，2継続中の5歳3か月〜11歳3か月時の口腔内

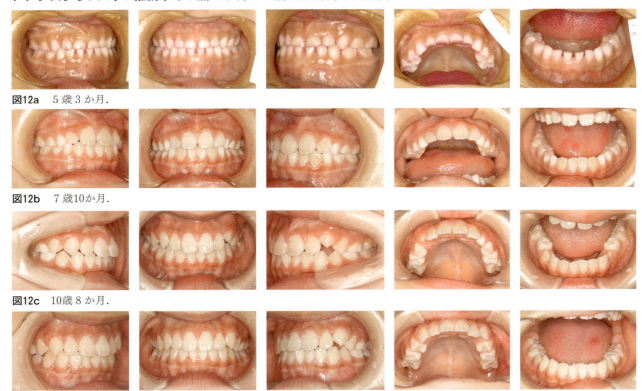

図12a　5歳3か月．

図12b　7歳10か月．

図12c　10歳8か月．

図12d　11歳3か月．

上下乳前歯間の空隙も増加しました(図12a).

(5) 7歳10か月

上下顎の永久前歯が萌出を完了し,被蓋は安定しています(図12b).

(6) 10歳8か月

前歯部の被蓋は安定していますが,側方歯群の交換期を迎え,上下歯列の正中の不一致と|2の軽度の舌側転位と2|1に叢生が認められるようになりました(母親も自覚あり)(図12c).

あいうべ体操で舌位の挙上と睡眠態位の改善を図りました(プログラム2).

(7) 11歳3か月

上下歯列の正中の改善は進みましたが,|2 3の萌出スペースはまだ不足しています(図12d).

(8) 13歳8か月(図13a)

7|7まで萌出が完了し,上下歯列の正中は一致しましたが,|2と下顎前歯部の叢生があり,それを保護者も気にしていました.そのため,トレーナーを使用し,口腔機能の再学習(舌位の改善目的)を開始することとなりました(プログラム3).

(9) 14歳5か月(図13b)

上下前歯部の叢生が改善しました.プログラム3を終了し,再びプログラム2(ホームケアプログラム)に戻りました(図14).

(10) 15歳2か月

7|7の萌出が終了し,永久歯歯列完成期を迎えました(図15).

7|7が萌出し,永久歯列が完成した時点が早期治療の終了時期にあたります.

この時点で,最終的な矯正治療を行うか否かの検討を行い,小児と保護者との相談を行います.

この症例においては,下顎前歯に叢生があるものの,本人と保護者の意思で,この最終的な矯正の段階をスキップすることになりました.

▶▶プログラム3開始時の13歳8か月～14歳5か月の口腔内

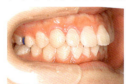 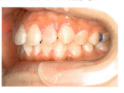 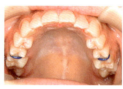 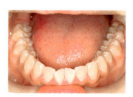

図13a　13歳8か月.

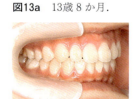 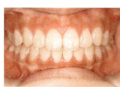 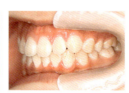 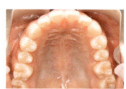 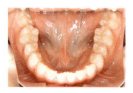

図13b　14歳5か月.

図13a, b　プログラム3開始時の13歳8か月および14歳5か月の口腔内.機能面では「舌の挙上」と「オトガイ部の緊張緩和」,形態的には「上下顎前歯の整列」と「下顎臼歯の整直」を目的として,トレーナーT4A largeを使用を開始した.ちなみに,6|6に装着しているセパレーターは隣接面のう蝕の精査目的のためのものである.舌位の習得とオトガイ部の緊張が緩和され,上顎前歯部の整列と下顎臼歯部の整直がなされたが,下顎前歯にはわずかな叢生が見られる.14歳5か月でプログラム3は終了したが,トレーナー(T4A)は継続的に使用してもらい,3か月ごとの来院としたプログラム2へ移行.

▶▶プログラム3開始時の13歳8か月〜14歳5か月の舌圧と口唇圧と鼻腔通気度

	1か月後	2か月後	4か月後	6か月後
舌圧（kPa）	34.4	41.7	36.6	36.8
口唇圧（N）	13.5	10.0	13.6	14.8
鼻腔通気度	良好	良好	良好	良好

図14 プログラム3開始時の13歳8か月〜14歳5か月の舌圧と口唇圧と鼻腔通気度．この症例では，舌圧と口唇圧は良好な値を示し，力の強化より舌位の習得とオトガイ部の緊張緩和を目的とした．

▶▶早期治療の終了時

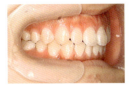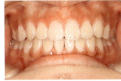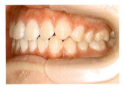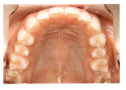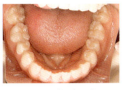

図15 15歳2か月．$\frac{7|7}{7|7}$の萌出が終了し，早期治療の終了時である．この時点で，永久歯列の矯正治療を実施するかの相談を行う．

6. 早期治療症例のまとめ

　図16に1歳7か月から15歳2か月までのプログラムの種類と口腔内の変化を示します．

　紹介した乳歯列反対咬合症例は，残念ながら，育児・生活支援プログラムとホームトレーニング（プログラム1，2）での改善はできませんでしたが，リンガルアーチで前歯部の被蓋を改善することで，永久前歯が萌出した時点でも，正常な被蓋の維持と永久前歯が配列するスペースの確保ができました．また，混合歯列期から永久歯列完成に至る過程において，望ましくない生活因子を取り除くことと装置を使用した筋機能訓練（プログラム3）により，より望ましい歯列咬合を獲得することができました．

　永久歯列咬合が完成した15歳2か月の時点が早期治療の終了時点です．下顎前歯部に叢生を認めますが，この解決は永久歯列完成後の矯正治療に委ねることになります．

　この症例では，永久歯完成後の矯正治療はスキップすることになりました．この症例よりも大きな叢生が存在する場合でも，永久歯列完成後の矯正治療をスキップしても，小児本人が矯正を希望する時点で，問題が複雑化しない状態であれば，良しと考えています．

第1章 早期治療とは？

▶▶早期治療プログラムの例（乳歯列反対咬合症例）

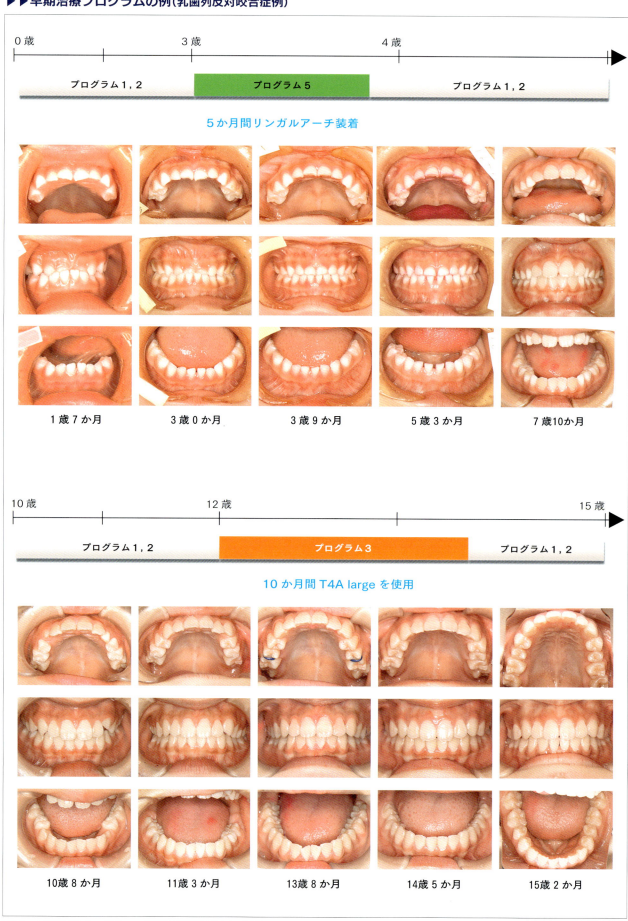

図16　早期治療プログラムの例（乳歯列反対咬合症例）．

7. 子どもの健康をサポートする早期治療を求めて

筆者が考える早期治療の特徴は，以下の5つに集約できます．

①不正咬合の要因を考え，その要因を排除することにより，小児が自らの力で，正常な歯列咬合を育てる．

②乳歯列完成前の時期からかかわり，小児の摂食機能，呼吸機能，ポスチャーの機能の習得過程をサポートする．

③口腔機能の習熟を図るために，個々の小児の発達段階を配慮したプログラムを立案する．

④成長発達期を通じて継続すること．

⑤治療計画の内容，治療開始時期に関しては小児と保護者とともに決定する．

「早期治療」の是非の問題は「早期治療」そのものの是非ではないと考えています．早期治療の意義は新旧の歯科矯正の成書に記述されています．

小児の健康はすべての小児の問題です．しかし，残念ながら，歯列不正に関しては，保護者の認識や経済的な制約を受け，一部の小児のための医療になっています．

早期治療はできるだけ多くの小児へ「矯正歯科」という医療が供給できるシステムづくりだと考えています．

現在，論議されている早期治療の問題は「医療者の医療倫理」「小児のマネジメント力」「成長発達の診断」の問題と思っています．今後も「早期治療」への批判があることも認識しつつ，医療倫理，成長発達の診断力，小児のマネジメント能力を高め，「早期治療」を確立していきたいと思います．

参考文献

1. 平嶺小百合，陽田みゆき，米津卓郎，西條崇子，町田幸雄．1歳6か月から3歳にいたる小児の咬合状態の推移に関する累計的調査．歯科学報 1996；96(8)：837‐843.
2. 日本小児歯科学会．日本人の乳歯歯冠並びに乳歯列弓の大きさ，乳歯列咬合状態に関する調査研究．小児歯誌 1993；31(3)：375‐388.
3. 薬師寺仁，町田幸雄，難波哲夫．乳歯列期における歯間空隙の発現率及び空隙量の経年的変化に関する研究 第1報 上顎について．歯科学報 1984；84：1979‐1990.
4. 薬師寺仁，町田幸雄，難波哲夫．乳歯列期における歯間空隙の発現率及び空隙量の経年的変化に関する研究 第2報 下顎について．歯科学報 1985；85：485‐497.
5. 町田幸雄．乳歯列期から始めよう咬合誘導．東京：一世出版，2012.
6. 山下浩(編)．小児歯科学総論－総論－．東京：医歯薬出版，1981；179.
7. Erikson EH(著)．仁科弥生(訳)．幼児期と社会2．東京：みすず書房，1980.
8. 下岡正八，五十嵐清治，苅部洋行，木本茂成，鈴木康生，大東道治，田村康夫，本川渉(編)．新小児歯科学 第3版．東京：クインテッセンス，2009：79.
9. Mahler MS，Bergman A，Pine F(著)．高橋雅士，浜畑紀，織田正美(訳)．精神医学選書 第3巻 乳幼児の心理的誕生．愛知：黎明書房，2005.
10. Moyers RE(著)．三浦不二夫(監訳)．歯科矯正学ハンドブック 第3版．東京：医歯薬出版，1976.
11. Graber TM. Orthodontics , principles and プログラム actice. 3 rd Edition. Philadelphia：WB Saunders, 1972 .
12. Mills LF. Epidemiologic studies of occlusion. IV. The prevalence of malocclusion in a population of 1,455 school children. J Den Res 1966；45(2)：332‐336.
13. 有田信一．乳幼児(口唇期・肛門期)から始まる子どもの自律支援．In：五十嵐清治，吉田昊哲(編)．世代をつなぐ小児歯科．東京：クインテッセンス出版，2009；20‐23.
14. 有田信一．育児・生活支援型予防矯正の取組みとその評価(乳歯列における歯間空隙について)．長崎県歯科医師会学術雑誌 2015；3：11‐14.
15. 有田信一．乳歯列の歯列咬合への成育的支援．長崎県歯科医師会学術雑誌 2017；3：1‐6.
16. 有田信一．学校歯科検診で何を診査し，診査結果をどのように生かすのか．外来小児誌 2016；20(2)：220‐226.

第1章　早期治療とは？

❸ 一般臨床医が考える早期治療とは

清水清恵

1．はじめに

　通常，一般臨床医（GP）を訪れる患者さんの年齢層，治療内容は多岐にわたっています．当院では院長が歯周病専門医であり，成人の患者さんを担当し，筆者は小児と矯正歯科診療を主に担当していますが，GPなので成人の患者さんを診る機会もあります．年齢でいえば0〜90歳代まで，口腔内状況でいえばカリエスフリーから重度の歯科疾患に罹患している方まで，さまざまな患者さんとのおつきあいがあります．

　小さな頃から予防を主訴として通ってくれている子どもたちへ，歯科疾患で苦労されている患者さんから投げかけられる言葉，「良い子だね，歯は大事だからね，大切にするんだよ」．そして，歯並びが悪い患者さんからの「この子も悪い歯並びになってしまうのですか？　悪くならないために何かできることはないですか？」という訴え．そのような声を聞くうちに，成人の患者さんの治療をしっかりと行うだけではなく，同じ状況に次の世代がならないようにするためにはどうしたらよいのだろうか，と考えるようになりました．

　図1のご家族の口腔内をご覧ください．3人のお子さんたちに早期矯正治療を介入したことで，祖母，両親とは異なり健康な永久歯列に導けていると思います．また，形態と機能の改善のみならず，遺伝や生活背景を考慮し，個別化した保健指導を行ったことで，その子たちの口腔の健康に対する関心は高く，

また，口腔の健康を維持するために必要な知識をもって，今に至っています．この3人が健康な口腔を維持しながら成人期，老齢期を迎えることは間違いないと思われます．

　このようにGPが考える早期治療は，特別な矯正治療というよりは，口腔全体の健康を獲得するためのすべての歯科医療のなかの1つの手段のように思います．それはとりもなおさず，深田の提唱した咬合誘導の概念（図2）[1, 2]に他なりません．広義の意味での咬合誘導を行いながら，それでも歯列不正が生じ器械的な装置が必要になったら，狭義の咬合誘導を最小限の侵襲で済むように口腔全体の健康を築き上げていくことでしょう．家族単位で患者さんを診ているGPは，その子の背景にある遺伝的要素，生活環境を考慮しながら，1人でも多くの子どもたちが機能的にも形態的に問題のない歯列，咬合を獲得することができるように，器械的な装置を使う矯正治療だけではなく歯科診療のすべてをもって個別対応することが重要だと考えています．

　昨今では，耳鼻咽喉疾患の増加[3, 4]や食べ方の悩みの増加（図3）[5]の報告から，生活機能の問題を抱える子が増えている可能性が考えられます．そのような生活機能にも着目し，生涯を通じたメインテナンスのなかで行われる早期治療は，今後，GPが責任をもって取り組むべき重要な治療の1つであると考えています．

▶▶かかりつけ歯科医院に通う家族の一例

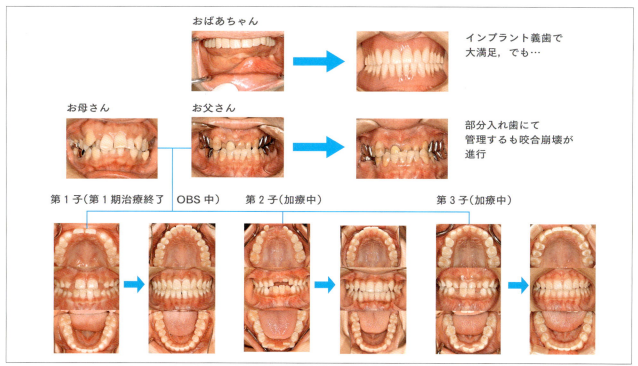

図1 祖母は早くに総義歯になり，顎堤の形態不良から義歯が安定せず，インプラント義歯にしてようやく満足された．左前に顎を出して咀嚼する癖があり，顎堤もそれを物語っている．父親は反対咬合，処置歯多数，母親は叢生，重度歯周疾患を認め，ともに治療に苦労してきた様子がうかがえる．そして今後の管理の難しさも予想される．とくに父親は咬合崩壊が進むと左に偏位した反対咬合はより左方に，より咬合高径は減じ，いずれ彼の母親（祖母）と同じような状況になる可能性は高い．子どもたちは3人とも初診時はプラークコントロール不良，それぞれが特有の口腔筋機能障害を抱えていて，TBI，食べ方指導，習癖指導には多くの時間を費やしたが，幸い永久歯列はカリエスフリーを保っている．反対咬合の改善をした長男は早期治療後，舌癖と前方咀嚼癖を再発したが，注意深い経過観察の下，適宜治療介入により現在は永久歯列期正常咬合を獲得している（症例2）．また，次男と長女も下顎前歯の叢生はシビアなケースであるが，永久歯列期正常咬合を目指し加療中である．

▶▶深田（1963）による咬合誘導の定義

歯牙の形成が始まる胎生35～40日頃から（註），永久歯咬合が完成するまでの長い間，歯，顎，顔はいくたびの変化を重ねつつ発育成長する．その間これらが正しく，あるべき姿にあるか，否かを見守り，またその間に，もしそれらの足並みが少しでも乱れることを発見したら，その因子を追求し，除去に最善の努力を払う．また，時として不幸にも見過ごされたなんらかの原因でその発育の方向に狂いがあったなら，それらを可及的早期に正しい方向に位置付けることをしなくてはならない．

要するに，以上のような努力のすべてをDenture guidanceと定義づけてはどうであろう．
（中略）

あらゆる小児歯科的処置は，正しい咬合への誘導のためであると言ってけっしていいすぎではない．

（註）深田の原著論文では「生後35～40日」と記載されているが「胎生35～40日」の間違いと思われ関崎の判断で修正した．

図2a 咬合誘導とは（深田，1963）．深田による咬合誘導の定義（文献1より引用改変）[2]．

▶▶広義の咬合誘導と狭義の咬合誘導

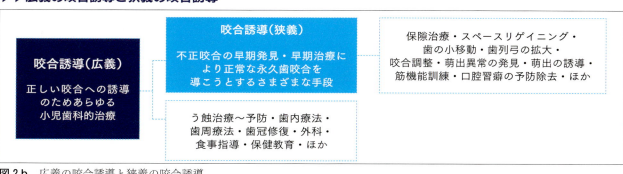

図2b 広義の咬合誘導と狭義の咬合誘導．

第1章　早期治療とは？

▶▶子どもの食事で困っていること

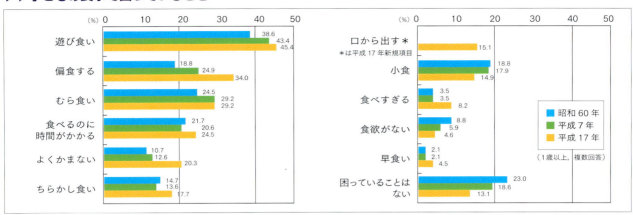

図3　子どもの食事で困っていること（複数回答あり）（厚生労働省．乳幼児栄養調査．昭和60年，平成7年，平成17年の調査より[5]）．昭和60年に比べ，「偏食する」は 18.8% から 34.0% に，「よくかまない」は 10.7% から 20.3% に増加し，「食事で困っていることがある」とする回答は，昭和60年には 77.0% だったのが，平成7年には 81.4%，平成17年には 86.9% と増加している．食べることに関して何らかの悩みをもつ保護者が増えていることがうかがえる．

▶▶症例1：生活機能の支援をしながら広義の咬合誘導を行っている症例

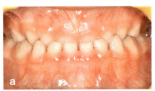
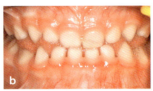

図4a　3歳2か月女児，3歳児健診で反対咬合を指摘されたが矯正治療の希望はなく，う蝕の予防を主訴に来院．食べるのに時間がかかり少食，開口癖が心配と保護者の訴えがあった．舌位や咀嚼嚥下機能に問題が認められたので口腔機能育成プログラムを指導（第2章 4 MFT最前線を参照）．
図4b　構成咬合は可能であった．

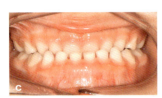
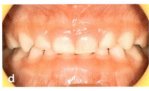

図4c　3歳8か月，咬合に変化が現れたので咀嚼訓練も開始．
図4d　舌位，咀嚼嚥下能改善，食べる量も増えたとのこと．前歯の被蓋も改善．

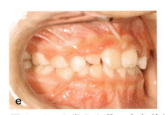
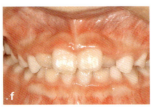

図4e,f　9歳7か月，永久前歯の交換も順調，第一大臼歯の咬合関係も正常となっている．

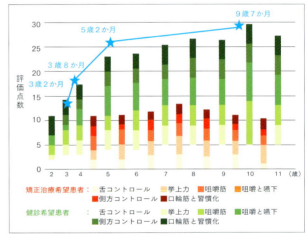

図5a　機能の変化．

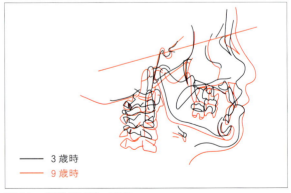

図5b　形態（骨格）の変化．

図5a,b　aは当院で実施している健診希望患者と矯正治療希望患者の機能検査の各年齢での，それぞれの機能評価点数の平均の合計をグラフにしたもの[6]に患児の機能の変化（青）を重ねたものである．この検査はMFTを行う際の機能評価を改変したものを使い，舌機能，咀嚼嚥下機能，口唇閉鎖能に関する機能評価を6項目5段階で行っている．機能が高いほど点数は高く示されるようになっている．健診希望患者（緑）のほうが矯正治療希望患者（赤）より評価点数は高い．患児は育成プログラムを行うことで機能の発達が促され5歳，9歳時点では健診希望患者の平均より高い評価点数となった．また，3歳と9歳時点のセファロの重ね合わせ（b）では上下の顎間関係の改善も認められる．すべての患者がこのような経過を辿るわけではないが，幼児から口腔機能を育むための指導を行いながら広義の咬合誘導をしている一例である．患者の年齢，矯正治療，機能的訓練，保健指導に対するコンプライアンスなど総合的に判断し，最小限の介入で形態的にも機能的にも満足できる結果を得ることができるよう，研鑽を積むことがかかりつけ歯科医には課せられているように思う．

2．誰のための早期治療か？

患者さんが子どもの歯並びに不安を覚えた時，真っ先に相談をするのはかかりつけ歯科医です．信頼を裏切らないためにGPが行うべきことは何でしょうか？　十分に矯正治療のことを勉強していることはもちろんですが，すべての矯正治療をGPが担えるとおごってはいけません．診断や治療の相談，紹介，引き継ぎのできる矯正専門医と連携をしていることは必須です．研修会や勉強会，学会などで人脈を作り，信頼関係を築いておくのがよいでしょう．そして，自身で加療することが可能か否かを適切に判断する力量も必要です．判断の目安として，まず必要な資料採取がきちんとできること，そしてそれらの資料からゴールまでに必要な処置と治療手段が順を追ってイメージできること，また，途中に起こり得るトラブルを予測し準備できること，などが挙げられます．

また，早く始めたほうが早く終わる，お金もかからない，という誤った認識で保護者が治療を希望する場合もあります．早期治療のメリットとデメリット（表1）をきちんとお伝えすることも必要です．早期治療の最大の欠点は治療を受ける子ども自身がその治療が自分にとって必要か，治療を受けたいかどうかの判断が難しい年齢にあるということです．その点において，GPは倫理観をもって，矯正治療で患児の得る利益がもっとも大きいと考えられる治療時期，治療方法を客観的に判断し，保護者と患児へ説明する義務があるでしょう．

早期治療を行う際は「子どもの利益が最優先」であることを忘れてはいけません．

表1　早期治療のメリットとデメリット．

メリット
1. 成長発育を利用できる
2. 負担の少ない装置で治せることが多い
3. 抜歯を避けられる可能性がある
4. 機能的な問題を改善しやすい
5. セルフエスティームに貢献

デメリット
1. 患者本人の治療への意思確認が難しい
2. 治療期間が長期化する
3. 成長発育を予測するのは難しい

コラム　保護者への説明のポイント

早期治療ありきではなく，治療方法が違ってくるが，矯正歯科治療は何歳になってもできること，患児の年齢や顎顔面歯列の状態によっては，外科矯正や抜歯を行ったほうがよりよい結果になる場合もあるなど，患者さんへの情報提供は早期治療に偏らず行うべきでしょう．提示可能なそれぞれの治療法のメリット，デメリットを患者さんにわかりやすく説明するのも私たち歯科医療従事者の務めです．そして，矯正治療のゴールは正常な機能をともなった永久歯列期正常咬合であること，その点についてきちんと触れると，同じゴールに向かって治療に臨むことができるように思います．

コラム　Make a decision！
両親の意見が分かれたディスクレパンシーに基づく不正咬合症例

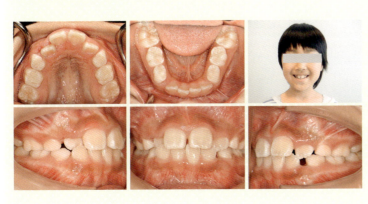

- 患者：8歳6か月，女児．
- 主訴：上下顎前歯の幅径が2SDを超え大きく，Skeletal Class I，Angle Class I，機能的問題は認めない．
- 第1期治療のみで終わらせられないのなら今はすべきでないという父親と，とりあえずの第1期治療を希望する母との間で意見が分かれた．本人は，自分のことで両親が喧嘩をするのは悲しい．自分は矯正治療を今すぐしたいとも，したくないとも思っていないとのこと．先生ならどうしますか？

3．資料採得，診査診断，再評価の必要性

　今さら言及するまでもないかもしれませんが，早期治療は決して簡単な治療ではありません．成長発育をしている子どもたちの顎顔面歯列の形態と機能にアプローチをするのですから，形態の問題を三次元的（前後，左右，高低）に捉えて診断するだけではなく，成長による変化を考慮した時間軸を加えて問題点を捉えながら，治療計画を考えなくてはいけません．そこに機能の発達というさらに複雑な要素が絡んできます．ですから，小児の成長発育の十分な知識と，通常の矯正治療に必要とされる知識をもって治療にあたらなければなりません．

　GPだからこそ，矯正治療に必要な資料は必須です．十分に考慮して治療を開始したとしても，予期しなかった（できなかった）新たな問題点が発生する可能性もあります．治療を開始すると，患者さんの「形態と機能」は加療と成長発育のために大きく変化します．その変化が術者の意図したとおりに進んでいるかどうかは，初診時の資料と比較しなければ判断ができないでしょう．自身の診断と治療に過信することなく，謙虚に再評価を行い治療にフィードバックさせ，よりよい顎顔面歯列の成長に反映できるように努めることが早期治療に携わる医療従事者の責任です．資料をていねいにとり，再評価のごとに患者さんと供覧することで，モチベーションの維持の一助にもなり，意思疎通がより確実になります．初診時に十分説明をしていたとしても，時間の経過とともに患者さんが内容を忘れてしまうことは多々経験します．その都度，治療方針，治療方法，治療継続の意思の確認をすることで，長い早期治療中に起こり得るトラブルの予防にもなります．ご参考までに当院での例を**図6，7**，**表2，3**に提示します．

▶▶**当医院での治療の流れ**

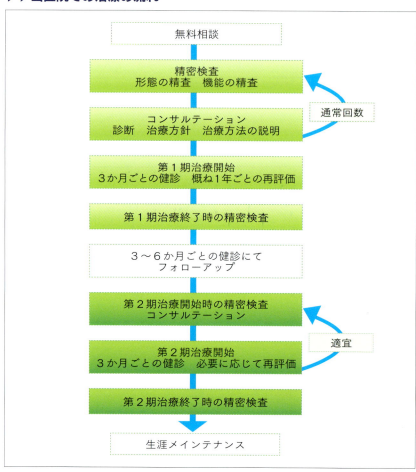

図6　当院での治療の流れ．

表2 当院での検査の一例(形態の検査).

硬組織・形態の診査の一例

- 口腔内写真5面観
- オーバージェット，オーバーバイト2面観
- 顔写真6面観
  （正面，笑顔，左右側，左右45°）
- パノラマエックス線写真
- 頭部エックス線規格写真（正面，側面）
- デンタル，手のエックス線写真（適宜）
- 平行模型
- 全身写真4面観
- 舌，口唇等口元の写真，など

表3 当院での検査の一例(機能，その他の検査).

軟組織・機能の診査の一例

- 問診　視診　触診
- 咀嚼効率検査
- VTR診査
  （発音，飲水，咀嚼嚥下の様子）
- 鼻腔通気度検査
- 口唇圧　舌圧測定
- 唾液検査
- 身長・体重測定，など

▶▶再評価時に供覧している資料の一例

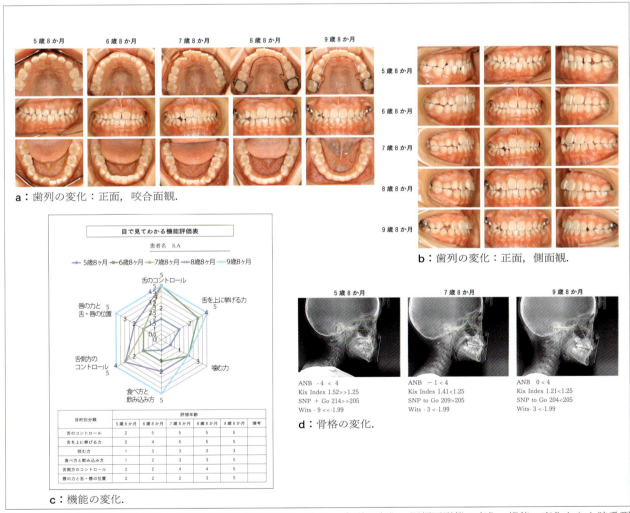

a：歯列の変化：正面，咬合面観．

b：歯列の変化：正面，側面観．

c：機能の変化．

d：骨格の変化．

図7 a〜d　初診断時に行う機能と形態の検査を再評価時にも行い，歯列の変化，顎顔面形態の変化，機能の変化などを時系列でわかるように提示している．患児は遺伝的要因の疑われる骨格性反対咬合と診断したが，機能の正常な獲得を重視し前歯部の被蓋の改善を第1期治療で行っている．しかし，将来，外科的介入が必要になる可能性があるので連携先の矯正専門医へもこれらの資料とともに経過を報告し，情報を共有している．

4. 早期治療で患者さんが得るもの

　早期治療症例における機能的問題点の発現状況[7]と矯正治療希望患者の当医院における機能検査の調査結果（図5）から早期治療の対象となる患者さんの多くが機能的問題を抱えているということは明らかです．これらは学童期以降になると形態の問題だけでなく機能の問題も自然治癒は難しいことを示唆しています．形態的にも機能的にも大きく変化すべき時期にそれを阻む要因を取り除き，本来あるべき姿で成人期を迎えられることが何よりの早期治療のメリットのように思います．実際に乳歯列期や混合歯列期の形態異常がそれ以降の成長発育に影響を及ぼすという研究[8,9]，早期に改善することの有効性を示す論文[10,11]，また機能的問題が成長発育に影響を及ぼすという研究はすでにあります[12〜20]．このことは厚生労働省の歯科口腔保健の推進に関する法律で歯科医師に託された「特に乳幼児期から学齢期にかけて，良好な口腔・顎・顔面の成長発育及び適切な口腔機能を獲得し，成人期・高齢期にかけて口腔機

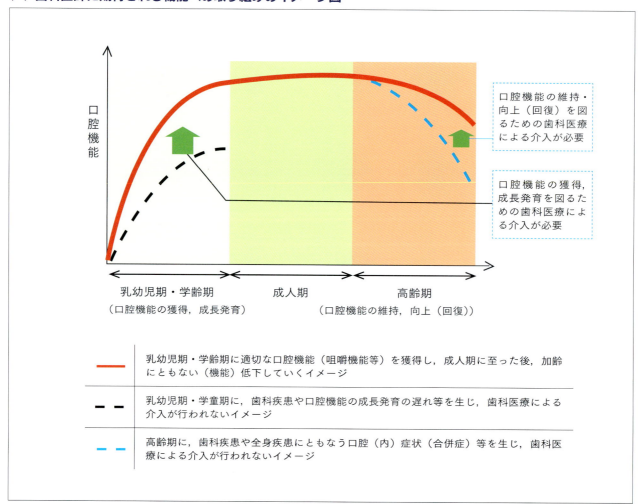

▶▶歯科医師に期待される機能への取り組みのイメージ図

図8　乳児期，学齢期に適切な口腔機能（咀嚼機能など）を獲得し，成人期で維持，加齢にともない機能が緩やかに（機能）が低下していくイメージが赤で示されている．乳幼児期，学齢期に歯科疾患や口腔機能の成長発育が不十分であった場合，低い機能のまま成人期を過ごし，高齢期でさらに機能が低下することが予想される．これを防ぐために乳幼児期，学齢期にかけて良好な口腔，顎，顔面の成長発育，および適切な口腔機能を獲得し，成人，高齢期にかけての口腔機能の維持向上を図っていくことが重要であろう．そして基本的な口腔機能の獲得と習熟は乳幼児期に行われること[23]と，顎顔面骨格のおおよそ80％は6歳までに，90％は12歳までに完成していること[24]を考えると，あるべき成長発育能を最大限に発揮させるためにはいつアプローチすべきか，自ずと答えは出てくるように思う．

▶▶症例 2：父親とは異なる未来を提供できたと思われる Class III 症例

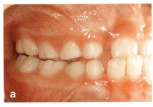 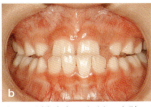 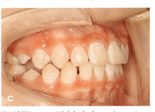 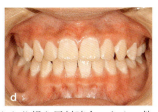

図 9 a, b 初診時 6 歳 9 か月の男児，反対咬合を主訴に来院．乳歯列期から反対咬合であったことと父親も反対咬合のため，他院で治療は成人まで待つことを勧められていた．精査の結果，上顎劣成長と下顎前歯の唇側傾斜をともなう軽度の骨格性の反対咬合であったので，上顎の側方拡大とフェイスマスクによる上顎の前方牽引を 1 年半行い，前歯部の被蓋と第一大臼歯の咬合関係を改善．低位舌と舌突出癖が残っていたため本格的な MFT を 1 年指導．
図 9 c, d 9 歳 0 か月．順調に側方歯列交換期となった．以降，健診にて経過観察となった．

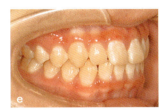 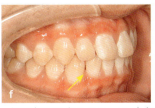 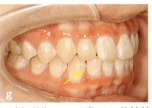 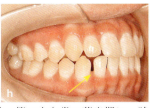

図 9 e～h **e**：13 歳 0 か月，第一大臼歯まで生えそろった時点での側面観．**f**：13 歳 10 か月健診時，第二大臼歯の萌出期に一時的に側切歯と犬歯間に隙間ができたので MFT の再指導．**g**：3 か月後の健診時には隙間は閉じていたので経過観察とした．**h**：受験を控えた 15 歳の健診時に再度，下顎側切歯と犬歯間に空隙ができていたので舌位の注意を促したが，咬合も浅くなってきたため精密検査で状況の確認をする．幸い骨格的な変化ではなく歯性の変化だったが，思春期成長の最中であり年齢的には予断を許さない状況のため，いくつかの治療方針を提示し，本人に選択させた．

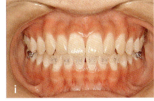 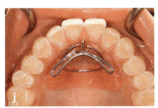 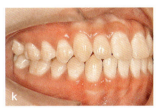 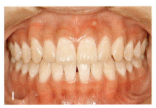

図 9 i～l **i**：歯軸の過度の唇側傾斜に対しては 2×6（6 前歯と左右第一大臼歯へのブラケット付与）で対応．**j**：再 MFT 指導に TTP（タングトレーニングプレート）を併用し早期（約 6 か月）に改善．**k, l**：17 歳 0 か月，前歯部被蓋，咬合は安定．自身で治療方法の選択を行い，よい結果を得たことは貴重な経験になったと思われる．以降，舌癖の再発はない．

能の維持・向上を図っていくことが重要である」との趣旨にも合致しています（**図 8**）[21, 22]．さらに当院にて早期治療を行った患者さんからは，セルフエスティーム，ヘルスリテラシーの確立など健康に生きるための力をもって成人期を迎えられている様子を感じます（**症例 2**）．しかし，その検証は今後の課題です．早期治療のメリットとして長期的な健康に対する効果を客観的に検証することが望まれます．

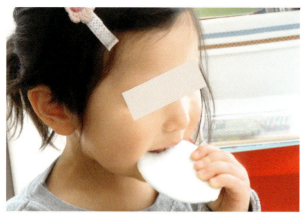

図10 子どもの食べ方に悩みを抱えている場合は食べている様子も見て，保護者の悩みが妥当なのか否かも含めて"その子に必要な食べ方指導"を行う．

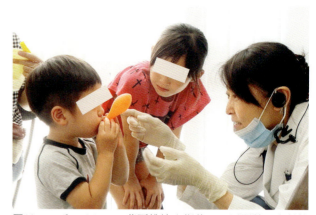

図11 アデノイド，口蓋扁桃摘出術後の口唇閉鎖不全対策として風船トレーニングを行っている様子（第2章 4 MFT最前線参照）．

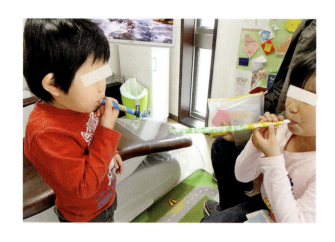

図12 日頃から口周りをたくさん使った遊びを取り入れてもらえるように，チェアサイドには風車，吹き戻し，風船を常備している．

5．早期治療における課題と展望

　早期治療の対象年齢となる子どもたちのほとんどが機能的問題をもっている[7]という事実から，少なくとも質の高い早期治療を行う際には機能的問題への対応が不可欠になります．当院では口腔機能の問題に対してはMFTを併用しますが，その際に困るのは姿勢や呼吸，発音の改善が必要な場合です．MFTの効果を左右する重要な要因であるにもかかわらず，これらに関する裁量権は歯科医師にはありません．他職種と協力しあって，効果を検証しながら治療を進める必要性を感じています．

　一方，たとえば耳鼻咽喉科や小児科，産婦人科と連携がうまく図れると，早期治療が健康にも寄与していることが医学的観点からも検証できるようになります．関連する医科の学会に参加し，共通言語で連携が図れるように研鑽を積むべきでしょう．

　また，早期治療のなかでも予防的な取り組みの場合，保健指導写真（図10～12）がメインになります．食べ方や口唇閉鎖不全などはより患者さんの生活に密着した指導となり，躾との線引きが難しいと思うこともしばしばです．口腔機能育成の重要性は，いまだに科学的には証明されていないので，歯科医師がそれを行うことを疑問視する声も耳にしますが，少なくとも口腔を扱う専門家である歯科医師が口腔機能を診なければ，この領域は他職種との間に据え置かれたまま発展しないでしょう．課題は山積みですが，乳幼児期から歯科がかかわることで，どのような恩恵が機能と形態にもたらされるのかを解明することが必要です．

6．おわりに

　早期治療に従事する者は，治療を介して，子どもたちの生涯にわたる口腔の健康増進に貢献できなければ，長きに及ぶ治療を施す意義はなく，時にはマイナスに働いてしまう危険性があることを心に留め，知識と技術の研鑽を積み慎重に治療を行うべきでしょう．そして，効果を謳う治療方法に対して共通の認識で共有できる指標をもって変化を提示し，その治療が妥当であるかどうかの検証を１つひとつて

いねいに行っていく必要があります．科学的根拠を十分にともなうそれぞれの治療の積み重ねが今後の早期治療の発展につながると信じております．そして，何よりも，早期治療を受けた子どもたちが自分の子どもにも受けさせたいと，そう思えるような次の世代に引き継がれるような治療を，かかりつけ歯科医としては目指したいと思います．

参考文献

1. 深田英朗．咬合誘導(Denture Guidance)の一手段としての小児補綴．小児歯誌 1963；1（1):115‑120.

2. 関崎和夫．GP のための咬合誘導．東京：クインテッセンス，2014；13.

3. 谷口正実．アレルギー疾患対策現状，評価，課題．平成22年12月9日 厚生労働省 アレルギー疾患対策作業班 議事次第 参考資料2　より．

4. 永倉俊和，今井透，大久保公裕．増加する小児花粉症の実態．Q&A でわかるアレルギー疾患 2008；4（5）:470‑484.

5. 厚生労働省．乳幼児栄養調査昭和60年度，平成7年度，平成17年度，平成27年度の調査結果より．

6. 汐川由依奈，矢野麻里奈，寶福静香，清水清恵．健診希望患者と矯正治療希望患者の口腔機能評価の比較．MFT 学会誌 2018；7：45‑46.

7. 髙田彩，茂木悦子，野村真弓，石井武展，堀内彬代，飯島由貴，末石研二．早期矯正治療症例における機能的問題の発現状況．歯科学報 2016；116(2)：109‑114.

8. Primožič J, Richmond S, Kau CH, Zhurov A, Ovsenik M. Three-dimensional evaluation of early crossbite correction：a longitudinal study. Eur J Orthod 2013；35（1）：7‑13.

9. 町田幸雄．乳歯列期から始めよう 咬合誘導．東京：一世出版，2007；67‑76.

10. Franchi L, Pavoni C, Cerroni S, Cozza P. Thin-plate spline analysis of mandibular morphological changes induced by early class III treatment：a long-term evaluation. Eur J Orthod 2014；36（4）：425‑430.

11. Primožič J, Baccetti T, Franchi L, Richmond S, Farčnik F, Ovsenik M. Three-dimensional assessment of palatal change in a controlled study of unilateral posterior crossbite correction in the primary dentition. Eur J Orthod 2013；35(2)：199‑204.

12. Harvold EP, Tomer BS, Vargervik K, Chierici G. Primate experiments on oral respiration. Am J Orthod 1981；79(4)：359‑372.

13. Miller AJ, Vargervik K, Chierici G. Sequential neuromuscular changes in rhesus monkeys during the initial adaptation to oral respiration. Am J Orthod 1982；81(2)：99‑107.

14. Miller AJ, Vargervik K, Chierici G. Experimentally induced neuro-muscular changes during and after nasal airway obstruction. Am J Orthod 1984；85(5)：385‑92.

15. Yamada T, Tanne K, Miyamoto K, Yamauchi K. Influences of nasal respiratory obstruction on craniofacial growth in young Macaca fuscata monkeys. Am J Orthod Dentofacial Orthop 1997；111(1)：38‑43.

16. 宮薗久信，橋本恵司，飯野靖子，伊藤啓介，中島昭彦．口呼吸患者における顎顔面形態－遺伝および環境要因の分析－．日矯歯誌 1999；58：325‑334.

17. Tourne LP. The long face syndrome and impairment of the naso-pharyngeal airway. Angle Orthod 1990；60(3)：167‑176.

18. Solow B, Siersbaek-Nielsen S, Greve E. Airway adequacy, head posture, and craniofacial morphology. Am J Orthod 1984；86(3)：214‑223.

19. McNamara JA. Influence of respiratory pattern on craniofacial growth. Angle Orthod 1981；51(4)：269‑300.

20. 葛西一貴，根岸慎一，他．咀嚼力が正中口蓋縫合の成長に及ぼす力学的影響－3次元有限要素法による解析－．Orthod waves 2013；72(3)：164‑172.

21. 歯科口腔保健の推進に関する法律．平成23年8月10日．法律第95号.

22. 歯科口腔保健の推進に関する基本事項．平成24年7月23日．厚生労働省告示第438号.

23. Morris SE, Klein MD(著)．金子芳洋(訳)．摂食スキルの発達と障害 原著第2版．東京：医歯薬出版，2009；60‑99.

24. 朝田芳信，久保周平，福島俊士，小川匠，重田優子(編著)．4Dカラーアトラス 歯列・咬合の発育．東京：医歯薬出版，2009；4.

第1章　早期治療とは？

4 一般臨床医 & 矯正専門医 連携医院が考える 早期治療とは

町田直樹

1．はじめに

　多くの矯正専門医は，矯正専門の単科の開業医と
して矯正治療を担っているのが現状だと思います．
筆者も父が矯正専門開業医だったこともあり，大学
の医局員時代には将来は当然専門開業するつもりで
いました．しかし，あることをきっかけにその考え
方が大きく変わりました．

　大学で矯正治療に従事しているなか，別の矯正治
療法も見てみたいと考え，友人の勤める一般歯科医
院に矯正治療を見学に行った時のことでした．診療
見学の傍らで一般歯科を担っておられる院長先生
とお話する機会がありました．院長先生のお話で
は，患者さんに予防とメインテナンスを中心とした
診療を受けていただくことで将来の喪失歯数を大き
く減らすことができるとのことでした[1, 2]．それま
での自分は，自身の医療技術を向上させてよりよい
治療を患者さんに提供することだけを目標としてい
ました．しかし，これからの時代における医療とは，
良質な治療の提供だけではなく疾病の予防を患者さ
んに提案し提供していくことが真の患者さんの利益
になると思った瞬間でした[3]．その時に教えていた
だいた Dr. John Brockaway の言葉と Dr. Douglas
Bratthall の言葉は今も筆者の心に深く刻まれていま
す（**P.46：表１，２参照**）[4, 5]．

　この診療見学をきっかけに，自分の専門分野であ

る矯正治療においては不正咬合の改善以前に，「不
正咬合は本当に予防できないのか？」という疑問が
自分の心に生まれました．

　もし矯正専門医として開業したならば，その門を
叩く方たちの多くはすでに不正咬合を指摘された，
あるいは自覚をされた方たちでしょう．その方たち
を対象として不正咬合の予防を効果的に進めていく
ことは難しいでしょう．自分のやりたいことを実現
し抱いた疑問に答えを出すためには，できるだけ早
い段階で不正咬合の徴候を捉え，最小限の指導や処
置で不正咬合を改善し，同時にその予防法を模索し
ていく必要があります．そこで筆者の出した自分の
将来に対する結論は，「不正咬合を自覚していない
方が多く来院される一般歯科に勤務し，そこで不正
咬合の予防にチャレンジしてみよう」というもので
した．

　不正咬合の予防というテーマに取り組み始めた結
果，小児の歯列を含めた口腔のさまざまな変化を観
察していく機会を非常に多く得ることができました．
そこから学ぶことはとても多く，日々新しい発見が
あります．少なくとも筆者自身は，矯正治療のみに
従事している時には得ることのできなかった経験で
す．この経験をいくつか症例を通してご紹介させて
いただこうと思います．

▶▶▶**症例1：下顎前歯舌側転位，上顎側切歯口蓋側転位症例**

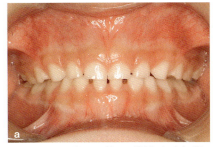 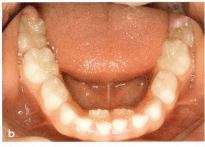 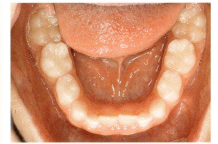

図1a, b 5歳7か月．下顎永久中切歯が下顎乳中切歯の舌側より萌出している．保護者の希望により乳中切歯は抜歯した．

図2 下顎乳中切歯抜歯後1か月．永久中切歯は唇側に自然に移動してきている．

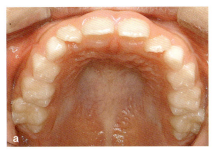 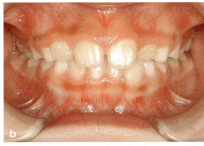 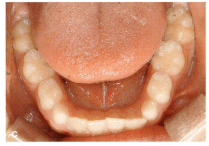

図3a〜c 8歳4か月．上顎両側の側切歯が萌出しており，左側側切歯は下顎前歯の口蓋側に転位している．下顎前歯はわずかな叢生を呈している．

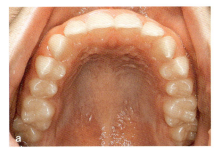 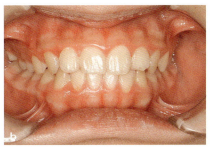 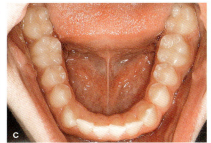

図4a〜c 13歳1か月．上顎左側側切歯の口蓋側転位は自然に改善している．スペースがあれば歯は本来あるべき位置に自然に動こうとする性質を有していることを示している．

2．下顎前歯舌側転位，上顎側切歯口蓋側転位症例（症例1）

　5歳7か月の男児．下顎永久中切歯が下顎乳中切歯の舌側より萌出している．筆者は下顎乳切歯残存による永久切歯の舌側転位は将来的な歯並びには影響しないと考えているが，保護者は抜歯を希望されたため両側の下顎乳中切歯は抜歯した（**図1a, b**）．1か月後には下顎乳中切歯は唇側に移動してきているが，スペースはやや不足している（**図2**）．8歳4か月時には上顎側切歯が萌出した．両側ともに捻転を呈しており，上顎左側側切歯は下顎左側側切歯よりも口蓋側に転位していた．下顎前歯部には若干の捻転を認めたものの，歯列の改善は希望されなかったため注意深く観察していくこととした（**図3a〜c**）．13歳1か月の時点では，上顎側切歯の捻転はある程度の改善を認め，下顎左側側切歯よりも口蓋側に転位していた上顎左側側切歯の被蓋は自然に改善している．下顎前歯部は以前よりも若干叢生が強くなってきているが，経過観察を続けている（**図4a〜c**）．

▶▶症例2：上顎前歯部過剰歯症例

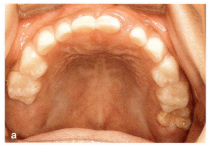
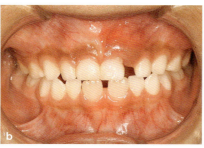
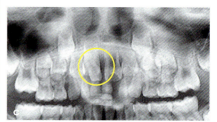

図5 a〜c 6歳8か月．下顎前歯の交換が行われ，上顎前歯の交換が近づいてきている．パノラマエックス線写真では，上顎右側中切歯部に順性の過剰歯を認め，右側中切歯は対側と比較し低位に位置しており萌出障害が疑われる状態である．

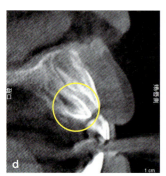
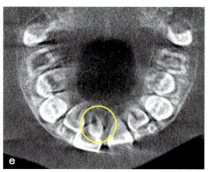

図5 d, e CT像（矢状断と軸位断）．過剰歯は右側中切歯の口蓋側に近接しており，右側中切歯は唇側へ転位している．これでは正常な位置に萌出することはできない．

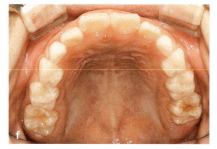
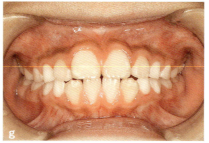
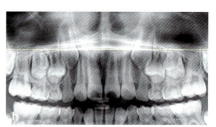

図5 f〜h 9歳2か月．上顎右側中切歯の唇側エナメル質には変色を認める．唇側転位による影響の可能性が高い．しかし萌出位置は正常で，辺縁歯肉の退縮も認められない．歯軸も正常な状態を呈している．

3．上顎前歯部過剰歯症例（症例2）

　6歳8か月の男児．0歳の時からメインテナンスを継続してきた．前歯の交換期となり歯数や萌出方向の確認のためにパノラマエックス線写真を撮影したところ，上顎右側中切歯部に順性の過剰歯を認めた（**図5 a〜c**）．位置関係をさらに詳細に把握するためにCT撮影を行ったところ，過剰歯は上顎右側中切歯の口蓋側に近接しており，中切歯は唇側に転位していた（**図5 d, e**）．まずは病院歯科にて過剰歯の抜歯を行い，経過を観察することにした．その後，左側中切歯の萌出から遅れはしたが，右側中切歯も問題なく萌出した．9歳2か月の時点では右側中切歯の唇側エナメル質に変色を認めるが，位置異常は認められない．また，左側中切歯と比較し歯肉形態の異常も認められない（**図5 f〜h**）．早期に過剰歯の存在を把握し，これを抜歯したことで矯正治療を回避することができた．今後は問題なく歯の交換が行われると思われる．

4 一般臨床医＆矯正専門医連携医院が考える早期治療とは

▶▶症例3：下顎右側大臼歯萌出遅延症例

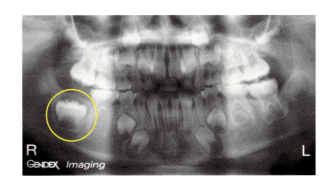

図6a 7歳4か月．上顎右側第一大臼歯が萌出しているにもかかわらず，下顎右側第一大臼歯は萌出していない．萌出までにはまだ数年かかりそうである．対合歯のない上顎右側第一大臼歯は挺出してしまう可能性がある．

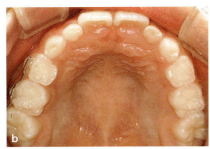 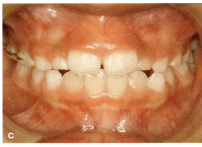 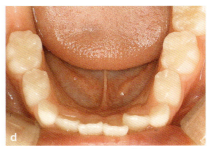

図6b〜d すぐに上顎右側6EDをフレキシブルなツイストワイヤーで固定した．挺出を防止する一方で生理的動揺をできるだけ妨げないように，フレキシブルなワイヤーを選択した．

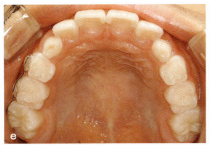 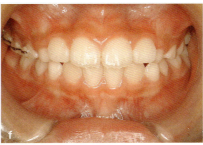 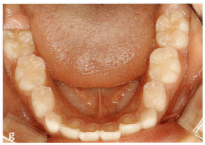

図6e〜g 9歳0か月．下顎右側第一大臼歯が萌出し，上顎第一大臼歯との咬合が得られたため挺出防止のワイヤーを除去することとした．

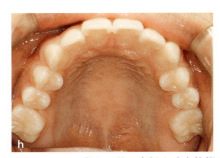 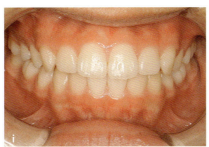 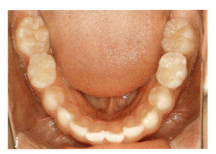

図6h〜j 14歳3か月．良好な咬合状態を維持している．先天欠如部である下顎右側第二乳臼歯はう蝕も動揺もなく現在のところ予知性は高そうである．

4．下顎右側大臼歯萌出遅延症例（症例3）

7歳4か月の女児．前歯部交換期となったため，永久歯数および萌出方向の確認のためパノラマエックス線写真を撮影したところ，下顎右側第一大臼歯の萌出遅延，第二小臼歯および第二大臼歯の欠如，左側第二小臼歯の歯胚形成の遅延を認めた（図6a）．上顎右側第一大臼歯はすでに萌出している．

上顎右側第一大臼歯の対合歯はない状態であった．この状態が継続すると上顎右側第一大臼歯が挺出し

第1章 早期治療とは？

▶▶症例4：上下叢生症例

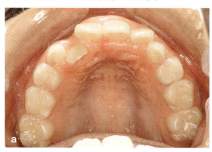
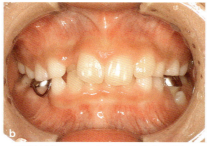
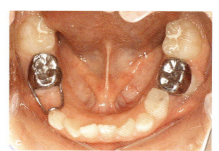

図7 a〜c 9歳8か月．上顎右側側切歯が口蓋側転位しており上下顎叢生を認める．下顎右側第一乳臼歯は早期脱落したのか補隙装置がすでに装着されている．

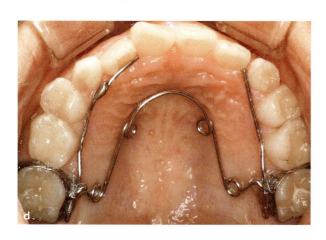

図7 d 上顎は固定式の拡大装置で歯列の拡大を行った．拡大装置の弾線を蝋着により延長させて右側側切歯の口蓋側転位の改善も行った．

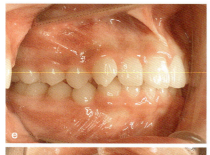
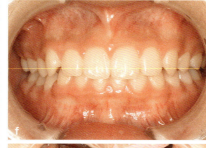
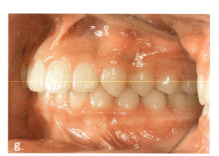
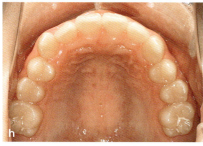
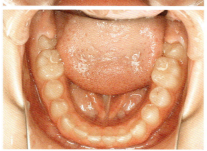

図7 e〜i 12歳11か月．上下歯列の叢生は改善されている．右側の咬合状態はややⅡ級の咬合状態であるが左側の咬合状態は良好である．

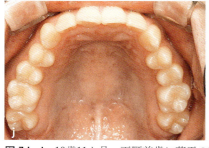
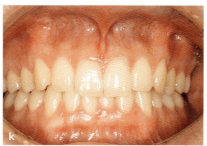
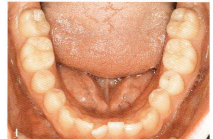

図7 j〜l 19歳11か月．下顎前歯に若干の叢生が生じてきているが，咬合状態は良好に維持されている．

てしまう可能性が高いと判断し，挺出防止のための
ワイヤーを接着することとした（**図6b〜d**）．9歳
0か月時に下顎右側第一大臼歯が萌出したため，挺
出防止のワイヤーを除去することとした（**図6e〜g**）．
14歳3か月の段階で歯列や咬合状態に異常は認めら
れない．先天欠如部である下顎右側第二乳臼歯は，

う蝕も動揺もない状態で維持されている（**図6h〜j**）．
上顎大臼歯の萌出遅延もしばしば認めるが，対合歯
である下顎第一大臼歯は上顎第二乳臼歯と咬合する
ことが多いため挺出することは少ない．萌出遅延が
認められた時には，その対合歯の咬合が確保されて
いるのか確認が必要である．

5．上下叢生症例（症例4）

　9歳8か月の男児．上顎右側側切歯が口蓋側転位
し上下歯列に叢生を認める．歯列の改善を希望され
たため矯正治療を行うこととなった（**図7a〜c**）．下
顎左側第二乳臼歯は抜歯し，右側第二乳臼歯に装着
されていた補隙装置は除去し，上下歯列の拡大を
行った．拡大がある程度進んだところで，上顎拡大

装置に弾線を蝋着し，右側側切歯の口蓋側転位を改
善した（**図7d**）．その後，上下歯列にマルチブラケッ
ト装置を装着し，さらなる排列を行った．12歳11か
月の段階で装置はすべて撤去した（**図7e〜i**）．19歳
11か月の時点では，下顎前歯部に若干の叢生が出現
したが，咬合状態に大きな問題は認めない（**図7j〜l**）．

6．まとめ

　早期治療を行うにあたり大切なことは，異常を把
握することではなく，まずは正常を知ることでしょ
う．ただし，この正常には幅があります．個々の状
態はその正常の幅のなかにあるのか，あるいは外れ
てしまっているのか，その境界にあるのか，それを
見極めることが非常に大切となります．しかし，小
児においては，その正常な状態ですら成長とともに
変化していきます．たとえば舌の運動機能や口腔周
囲筋の機能は発達します．歯槽骨や骨格は発育しま
す．歯もその位置や形成の状態が変化していきます．
そこに個体差が加わります．時代による骨格や歯の
大きさなどの変化が加わる可能性もあります．この
正常というものが捉えにくい状態のなかで行われる
のが早期治療になります．治療の成果を評価しにく
い側面がありますが，同時に大きな可能性を秘めた
治療時期ともいえるでしょう．
　歯はそもそも自然に移動するものです．周囲の環
境に応じ自然に位置を変化させます．**症例1**におい
ては，歯の自然な移動にともない矯正治療なしに良
好な歯列の変化を得ることができました．理想的な

早期治療を行うためには，まずはどのような変化が
起こっているのかをよく観察することから始めるべ
きでしょう．そして，口唇閉鎖機能や正常な嚥下機
能の獲得，舌の脱感作，態癖のコントロールなどを
促していくなかで，今後良好な変化が望めないと判
断される場合に治療を検討すべきでしょう．
　歯の交換期は，歯の萌出障害が生じやすい時期で
もあります．歯の交換に問題が生じる前にまずは一
度エックス線検査をすべきでしょう．過剰歯や歯牙
腫の存在，先天欠如部位の確認，歯胚の位置や萌出
方向の異常について早期に把握しておく必要があり
ます．**症例2**においては，過剰歯の存在とともに萌
出障害が認められました．萌出障害の原因が明らか
な場合は，まずはその原因の除去を行います．原因
の除去のみで歯列不正を予防できる可能性がありま
す．これも早期治療の1つでしょう．
　歯の交換とともに，咬合状態の確認も必要です．
歯列不正を生じる原因としては萌出スペースの不足
の他に，歯胚の位置異常や乳歯の早期脱落や晩期残
存にともなう永久歯の近遠心的，頬舌的な位置異常，

第1章　早期治療とは？

表1　Dr. John Brockaway の言葉.

　最高の歯科医とは，予防を通じて80歳代に達した人たちにも子どもの場合と同様生まれたときからの正常な歯をもてるようにしてあげることができる，との評判を得た人である――そう言える時代がやってくるだろう．そのときが早くくるようにわれわれは努力しなければならない．

John Brockaway 1869

表2　Dr. Douglas Bratthall の言葉.

　歯科大の保存歯科学の臨床実習で，充塡物の切削やクラウンのワックスアップがたいへん上手な学生がいた．確かに，当時はこのような学生がよい歯科医になり，それほど器用ではない者はよい歯科医になれないと考えられていた．

　私自身，充塡やクラウンが必要となったら，そのような技術の確かな歯科医を探すだろう．しかし，よく考えてみると，私はできれば自分の歯に充塡をしてほしくない．だいたい，もともと充塡を必要とするような齲窩があってはいけないのだ！　言い換えれば私は，早期に齲蝕のリスクを見きわめ，齲窩が形成される前に齲蝕を治療し，保存修復処置を不要とする歯科医にかかりたいと思う．こういう人こそが，真の凄腕の専門家なのだ．

Douglas Bratthall 1999

対合歯の喪失や萌出遅延によって生じる垂直的な位置異常などが挙げられます．**症例3**においては，対合関係の喪失による歯の挺出が予想されたため，挺出防止の処置を行いました．歯の位置異常により対合関係が確保されていないと咬合平面の傾斜や顎偏位を招き，改善困難な状況を招く可能性があります．また，対合関係が維持されていた場合であっても，位置異常の改善を後に行うことは術者，患者双方に大きな負担となります．対合関係の確保と大きな位置異常の改善は，早期治療における重要な役割と考えます．

　どれだけ注意深く歯の交換を観察していても，避けられない歯列不正はあるでしょう．その場合には，本格的な矯正治療が必要となります．治療を行う場合には治療目標を設定します．その目標が術者，保護者，患者の3者で共有できた場合に，矯正治療の開始となります．**症例4**の場合には，歯列拡大とともに上下4前歯の排列を治療目標としました．目標を達成した後に改めて患者さんと相談し，乳歯早期脱落部位である右側小臼歯部までを含めた全体的な排列を新たな目標としました．治療の最終的な目標は治療開始前に正確に設定できることが理想ですが，治療に対する歯を含めた口腔周囲組織の反応によっては目標の設定が変わることもあります．当初の目標が妥当なのか，より良い目標設定が可能なのかについて，治療のなかでつねに再評価していくことが重要です．

　早期治療は予測の難しいパラメータを含んだ治療です．治療結果が予測しにくい治療ではありますが，それは予想以上の結果をもたらす可能性のある治療ともいえるでしょう．まずは，歯列不正の予防から始め，確実に歯列不正の改善の見込める治療を行い，さらなる改善の可能性の有無を再評価しながら治療を進めていただきたいと思います．その継続が早期治療における新たな可能性を見いだしてくれると考えています（**表3**）．

表3 早期治療とは.

早期治療とは

・口腔周囲に正常な機能を獲得させること

・萌出の障害をできるだけ早く除去すること

・永久歯をできるだけ正常な位置に萌出させること

・正常な歯列に再評価しながら近づけていくこと

参考文献

1. 熊谷崇. メインテナンス・ルネッサンス 国際水準の歯科医院づくりのために歯科医師・歯科衛生士は今何をすべきか. 歯界展望 2006；107(6)：1042 - 1170.

2. 熊谷崇. メインテナンス・ルネッサンス 国際水準の歯科医院づくりのために歯科医師・歯科衛生士は今何をすべきか 2. 歯界展望 2006；108(1)：38 - 69.

3. 西真紀子, 金谷史夫, 小口道生, 熊谷ふじ子, 熊谷崇. 21世紀型日本の歯科医療モデル考察 (1) 高齢社会での公益的歯科医療のあり方. the Quintessence 2003；22(1)：77 - 85.

4. 坂本征三郎. 他山の石としてのアメリカ歯科医療. 歯界展望 1996；87(1)：59 - 66.

5. Douglas Bratthall. 凄腕の専門家. 歯界展望 1999；93(1)：62 - 63.

第1章　早期治療とは？

5 早期矯正治療に 何が求められるのか： 文献を検証する

髙橋喜見子

1. 早期治療のエビデンス

（1）議論が続く早期治療

　「子どもの歯並びをどこで診てもらえば良いかわからない」という母親の声をときどき耳にします．小児の矯正治療は矯正歯科では早期治療または1期治療，小児歯科では咬合誘導・成育歯科・予防矯正・抑制矯正等と，さまざまな呼称が混在しています．そして臨床的な連携の難しさから専門分野を超える体系化がいまだ行われていないので，早期治療の概念，治療開始の時期や方法についてさまざまな意見が存在します．受診者だけではなく歯科医師にとってもわかりにくいのが，早期治療の現状ではないでしょうか．

　早期治療の医学的根拠を調べると，混合歯列期までに開始する矯正治療の有効性が不正咬合のカテゴリー別に検証されています．たとえば前歯反対咬合では，上顎前方牽引装置の使用による短期的な治療効果が中等度のエビデンスとして報告されています[1, 2]．しかしながら過蓋咬合，開咬，臼歯部交叉咬合の早期治療については有効性が示唆されているもののエビデンスレベルが低く，さらなる検証が望まれています[3〜6]．また，上顎前突では早期治療により切歯の外傷を減少し得ることは明らかであっても，それ以外に早期治療を行うメリットはないと報告されて

います[7]．一方，「11歳以下での矯正治療はエビデンスに基づいているのか」という論文の結論に，「早期治療は後から始める場合に比べて有益であるという確証はないが，早期治療が無効であることを意味するものではない」と記されています[8]．

　このように明確なエビデンスがないことから，早期治療に対しては是非が問われ続けています．2002年以降，米国矯正歯科学会で早期治療について討論が行われ，その後も論議は続いています[9]．その主な論点は「確実で精度の高い治療効果および治療結果の予知性と安定性」，「治療期間の短縮」，「患者に強いる協力と費用負担の最小化」であり治療論としての評価になりますが，これを早期治療に当てはめると，治療の開始が早いほど予後の予知性は難しく，治療結果の安定をみるまでには長期を要し，さらにこれにともなう患者協力や費用負担も大きくなりがちであることは否めません[10]．

　また，近年一般臨床家による不適切な早期治療が問題となっていることから，2016年に日本の矯正専門医の1グループが「上顎前歯が前突した小児（7歳〜11歳）に対し，早期矯正治療を行わないことを強く推奨する」というガイドラインを策定し一般社会に向けて発信しました[11]．注意事項として心理的・機能的な問題がある場合は早期矯正治療を否定

するものではないとされていますが，このような独断的なメッセージが一般社会の誤解を招き，早期治療がいっそうわかりにくくなることを危惧せざるをえません．矯正治療は特殊なオーダーメイド型の治療であり，製薬のような大規模調査が困難であること，個体差や治療の多様性などさまざまな条件が絡むことを考えれば，強いエビデンスを求めること自体が難しく，エビデンスのみによって是非を結論付けるのは妥当とは言えないように思われます．エビデンスを活かすには受診者の利益につながる個別の判断が不可欠であり，その判断にこそ専門性が求められるのではないかと考えられます．

（2）歯科はすでに予防の時代

矯正専門分野で治療論に終始する一方，歯科全般はすでに予防の時代となっています．原因論に根ざし早期から口腔内環境を整えてう蝕を未然に防ぐことが可能になり，その結果として平成29年度学校保健統計では12歳での永久歯の一人あたり平均う歯数は0.82本と過去最少になりました．一方，歯列咬合についても学校健診でチェックされるようになりましたが，費用負担に配慮すると対応の難しさが感じられます．

（3）不正咬合の予防・軽減に向けて

そもそも不正咬合はどのように発症するのでしょうか．スウェーデンで行われた乳歯列から永久歯列（3歳〜11.5歳，最終調査時277名）にかけて行われ

た縦断的研究において，全期間での不正咬合有病率，自然治癒率，新たな不正咬合の発現率と矯正治療の必要度を追跡すると同時に，問診によって習癖，呼吸障害，アレルギーの有無，そして，外傷歯の調査が併せて行われました[12]．その結果，乳歯列から永久歯列の移行期には多くの自然治癒と新たな不正咬合の発現が認められ，前歯開咬，前後的不正咬合，片側性交叉咬合は自然治癒率が高く，過蓋咬合は自然治癒しにくいこと，3歳時にみられた機能的な問題（習癖，呼吸障害，アレルギー）と11歳時での不正咬合に関連が認められなかったこと，そして口唇閉鎖不全をともなう上顎前歯前突では外傷の受傷率が高かったことが報告されました（ただし機能的な問題については見解の異なる報告も多いと付記されています）．

一方，乳歯列の不正咬合（開咬，交叉咬合，乳犬歯の位置不正）の経過を追ったオーストラリアのコホート研究では，乳歯列で認められた不正咬合は永久歯列における矯正治療のリスク要因になると述べ[13]，小児期に不正咬合が認められた場合には定期的な観察が行われるべきで，保護者は矯正治療について準備することが必要であるとしています．

このように，不正咬合を予防・軽減するためには乳歯列期からの継続的なケアが必要であり，課題であると考えられます．そこで原因論に基づいた予防的な観点での早期矯正治療に関連する文献を検索し，小児期に必要な不正咬合の予防・軽減のためのアプローチを検討して考察を加えたいと思います．

2．不正咬合の原因論

不正咬合の原因には先天的要因と後天的要因が存在します．古くから骨格性下顎前突と開咬について，遺伝との関連が示唆されていましたが，近年の研究の進歩によって，先天異常症候群をはじめとする多くの頭蓋顔面の形成異常や成長発育の特徴が，遺伝子の解析によって説明されるようになりました[14, 15]．また，上顎骨低形成，歯数，歯の形態や大きさの異常など，種々の遺伝子と不正咬合の原因との関与が特定されつつあり，今後の研究によりいっそう明ら

かになるものと考えられています[16]．

一方，Mossは「骨格の原型は疑いなく内在的（遺伝的）要素によって決まるが，その後のすべての三次元的な成長すなわち位置の変化，大きさ，形態は機能母体をなす外的（環境的）要素によって決まる」と述べ，これが機能母体説（functional matrix theory）として知られるようになりました[17,18]．その後も多数の論文で仮説を追究し，「頭蓋骨の成長は関連する非骨格的な細胞・組織・器官・可動容積の需要に

▶▶▶機能の発達と咬合系の発育

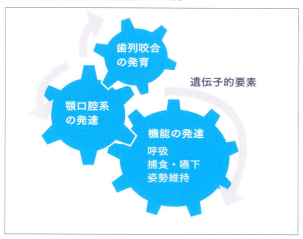

図1　私たちが目にする歯列咬合の異常の背景には，まず先天的要因として種々の遺伝子的な要素が存在することが，近年の研究により明らかになっている．そして先天的条件の下，生後から小児期にかけて発達する機能が，顎口腔系の成長発育と歯列咬合の形成に影響を与えることが報告されている．この機序を知るならば，歯列咬合の異常を防ぐために，まず小児期における機能の発達に目を向けることが必要であると考えられる．

応じた二次的，代償的，機械的，受動的な反応として大きさと形の変化を生じる」すなわち，形態は機能に追従して変化することを唱えました[19]．

そして，歯列咬合に関与する環境要因についてのもう1つの仮説として，Weinsteinが唱えた平衡説（Equilibrium Theory）があります[20]．平衡説とは，歯の位置はそれに加わる生理的な圧力，すなわち，①口唇・頬・舌など周囲筋の圧，②咬合力，③歯根膜から発生する力（萌出力），④習癖や矯正治療などで加えられる外力，これら4つの圧力の平衡状態によって決定されるという理論です．Proffitはこの理論に基づいて不正咬合の原因を解説し，子細な検討を加えています[21]．

この2つの仮説は顎顔面の成長発育には正常な機能と均衡のとれた筋活動が必須であることを著しています．言い換えると，小児期に発現する口腔周囲の機能（呼吸，咀嚼，筋バランス）の異常が頭蓋顔面の成長発育に悪影響をもたらし不正咬合を誘発することを示しています（図1）．近年，機能異常と不正咬合の関連について多くの具体的な研究が行われ，2つの理論が裏付けられています．

3．機能異常と不正咬合

（1）呼吸障害

呼吸と顎顔面形態の関連については，1900年代の初期から矯正の文献で繰り返し論述されています[21]．小児期の呼吸障害は上気道閉塞の原因となるアデノイドや扁桃の肥大，鼻疾患，アレルギー疾患に関連が深く，有病率も高いことが知られています．とくにアデノイド口蓋扁桃肥大症では顎顔面形態に影響を与えることが示されています[22]．口蓋扁桃の肥大度と模型計測値の関連を調査した研究では，口蓋の深さと肥大度に有意の正の相関がみられ，上顎歯列弓幅径（犬歯間，小臼歯間，大臼歯間）に有意の負の相関がみられたと報告されています[22]．肥大度グレード4ではⅡ級臼歯関係と機能的な下顎の側方偏位による臼歯部交叉咬合との強い関連性が認められています．

以下に，呼吸障害がどのように顎顔面形態に影響を及ぼすのかについて文献から引用します．

1）口呼吸

鼻呼吸が困難になると生理的な適応として口呼吸が生じ，前方頭位・下顎の低位・舌の前方低位，長顔を生じるといわれています[21]．また口呼吸と咀嚼効率についての研究から，口呼吸は咀嚼活動を阻害するため日常的な咀嚼効率の低下が報告されています[24]．そして口呼吸を行っている8～12歳の学童を調査した報告では，口呼吸により解剖学的生理学的な適応が生じ，姿勢とバランスが影響を受けるとし

5 早期矯正治療に何が求められるのか：文献を検証する

▶▶アデノイド増殖口蓋扁桃肥大症に起因する小児睡眠時無呼吸症と考えられた症例

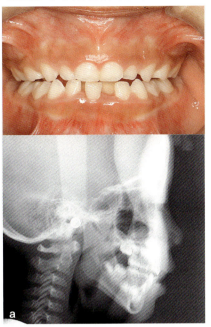 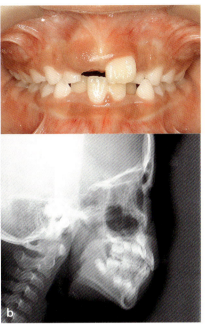

図2a 6歳10か月，女児．叢生を主訴に受診した．初診時資料と保護者への問診から小児睡眠時無呼吸症であると考えられた．口呼吸が常態化しており，側面セファロではアデノイドと口蓋扁桃（丸印）による気道の閉塞が認められる．耳鼻科医へ紹介し，7歳時にアデノイド・口蓋扁桃摘出術を受けた．

図2b 8歳2か月時の資料．矯正治療を行っていないにもかかわらず下顎の前方回転が認められ，ANBは7.1°から6.5°，FMAは36.2°から32.6°に減少した．口腔内写真においても咬合の緊密さに違いが認められる．

ています．口呼吸者ではとくに左側面観からの膝の位置に変化がみられると同時に，身体バランスの障害がみられたことを報告しています[25]．狭小な鼻咽頭・気道と下顎角の開大および前方頭位に相関が認められていることから[26]，鼻呼吸障害は不正咬合発現の要素になると考えられます．

2）睡眠呼吸障害

睡眠時に気道の閉塞による呼吸障害を生じる病態が閉塞性睡眠時無呼吸（OSA）として知られています．まず，OSAを有する小児のセファロ的特徴のシステマティックレビュー論文によると，罹患群においては下顎平面角が急峻でオトガイが後退する典型的なアデノイド顔貌と関連付けられました[27]．とくに有意な相関を示した計測値はSN-MP（＋），SNB（－）とANB（＋）で，これはOSA患者で下顎が後方回転し後退していることを意味します．さらにOSA群では前頭蓋基底長を示すSNの距離が短い傾向にあることが報告されており，そのため下顎後退があってもSNA・SNB・ANBが正常値として認められる可能性があるとしています．このような傾向だけでOSAと特定することはできませんが，1つの指標として捉えて全身的既往歴を調べる必要があると述べています．また睡眠時呼吸障害と歯列との関連はオーバージェットの増加，オーバーバイトの減少，上顎の狭窄，下顎歯列弓長の減少が報告されています[28]．この調査では咬合関係はⅡ級または臼歯関係の左右差が増加し，OSAでは前歯部開咬が多く，上下顎の叢生の増加が認められ，AHI（無呼吸指数）は下顎叢生と開咬に有意な相関があり，AHIが高くなるとオーバージェットがより増加する傾向が見られました．

これらの文献から，OSAでは下顎が後方回転して被蓋が浅くなり，オーバージェットが大きないわゆる骨格性Ⅱ級パターンとなること，狭窄して短小化された歯列弓，すなわちディスクレパンシーを誘発する傾向が示されたと考えられます．このような下顎下縁平面が開大し被蓋が浅く叢生が強い下顎後退型の上顎前突症例は，矯正では治療難易度が高いカテゴリーとされており，その原因が早期に改善されれば不正咬合の重症化を防ぐために大きなメリットがあると考えてよいでしょう．

上気道呼吸障害の原因となるアデノイドや扁桃を切除することが小児OSA治療の第一選択とされています[29]．平均年齢が5.6歳のOSAをもつ小児の咽頭・口蓋扁桃切除術の5年経過後を追跡した研究では，当初OSAを有する小児の顎顔面形態は対照群に比べて下顎の後方回転と上顎の前方回転，前下顔面高・後下顔面高において有意差が見られていましたが，扁桃摘出5年後のセファロ評価では対照群（非罹患群）との差がみられなかったことを報告し，こ

の結果は呼吸パターンの正常化が顎顔面の成長に好ましい効果を与えることを示したと述べています[30]. 症例によってはアデノイド・扁桃摘出術が奏功しない場合もあることも忘れてはなりませんが, 顎顔面形態が正常化される機会があれば, 不正咬合の重症化に対する予防的なアプローチとして大きく評価されるべきでしょう(図2). この報告にある「OSAを持つ小児は早期に医科と顎顔面の双方の観点から評価・診断されることが重要であり, それには, 小児科医, 耳鼻咽喉科医, 矯正歯科医, 小児歯科医の緊密な協力が必要である」という一節には, 早期治療全般における重要なポイントが示されているように思われます.

また, 上気道の抵抗を減じる手段としての上顎急速側方拡大(RME)の効果についての報告も多くみられます. RMEは中顔面の構造的, 機能的な問題を解消するために有効であるとされますが, RMEによる気道変化の長期的な安定性についての情報はまだ限られるため, 今後の学際的な検討が必要な課題であると述べられています[31].

(2)習癖

前述の平衡説のなかで, 歯は口唇・頬筋と舌の間に位置するとされており, これらの問題が歯列に異常を生じる原因となるといわれています. 1950年代にStraubが, 異常嚥下癖にともなう舌の突出が開咬と前歯の前突の主因であると指摘して注目されましたが, これに対してProffitは文献中で反論し, 咀嚼・会話・嚥下などごく短時間の筋活動による力に対して咀嚼器官は安定したものであり, 平衡の要素としては安静時の圧のみを考慮すべきであることを説き, 子どもの吸啜癖が前歯部開咬と強く関連していることは明らかであっても, 舌突出癖に関しては原因というよりはむしろ結果のようであるとしています[21]. 歯の移動と同様に, 習癖においても力が加わる時間と期間が長いほど歯に及ぼす影響が大きいと述べていますが, これを裏付けるように5歳まで吸啜癖が続いた場合は12歳時の不正咬合の重篤度に関連がみられたという報告があります[32].

また, 習癖に対する対処は簡単ではないことも知られていますが, ブラジルのある州立大学で不正咬合予防計画の一環として, 3歳以上の小児の保護者に対して吸啜癖(哺乳瓶, おしゃぶり, 指など)への注意を促す集会を催すとともに患者の記録を追跡評価しました. その結果, この計画が吸啜癖に対する知識を保護者に広め, 有害な習癖をやめさせることに大きく貢献したと報告しています[32]. ここでは3歳以後の吸啜癖の継続はストレスや不安に対処できないことや, 赤ちゃん返りに関連する心理的障害の兆候であるため, 3歳時に吸啜癖をやめることが期待されると記載されています. 小児の口腔保健計画におけるこのような教育活動が, 行動変容, 健康的な習慣の推進, それによる不正咬合の予防の基盤となると述べられていますが, 組織的な計画ではなくても, 日常臨床の場で保護者に対して適切なアドバイスを与えることが, 不良習癖による不正咬合の予防に通じると考えてよいでしょう.

(3)咬合力

口唇や舌などに比較して, 咬合力はかなりの大きな力が発生することは周知のとおりです. 歯の垂直的な位置は咬合力と萌出力のバランスにより決まりますが, 歯の挺出や萌出は筋活動を適応させ, 下顎の垂直的位置を変化させます. 萌出力は通常2～10gの間で報告されていますが, 作用時間は大変に長いと考えられ, この力は舌や口唇の不均衡があっても歯の位置を維持する要素になっています[21].

咬合力と咬合, 頭蓋顔面の位置, 頭位との関係を調べるために7～13歳88名に対して行ったデンマークでの調査では, 最大咬合力は女子では年齢とともに, 男子では歯の咬合接触とともに増加し, 男女とも萌出した歯数に応じて増加したことがわかりました. また, 男子において咬合力と垂直的顎関係との明らかな関連が認められました. この研究での男女による結果の違いは, 調査した集団の年齢における思春期性成長の性差によるもので, 男子では成長が緩やかな時期にあるため, 咀嚼と呼吸による顎顔面形態への影響がより大きくみられたと考えられています. なお, 咬合力とアングル分類, 頭位との関連は認められませんでした[33].

また, 咬筋機能と骨格性不正咬合の関連についての研究で, 下顎切除術の際に採取した咬筋のサンプルを対象として, 咬筋線維のタイプと不正咬合の関連について分析・検討されています[34]. その結果,

▶▶姿勢・頭位による顎顔面形態への影響

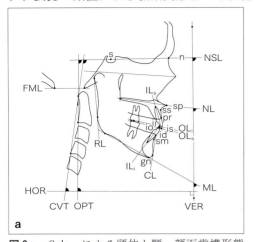

図3a　Solowによる頭位と顎・顔面歯槽形態の関係の調査に使用したセファロ分析(参考文献35より引用).

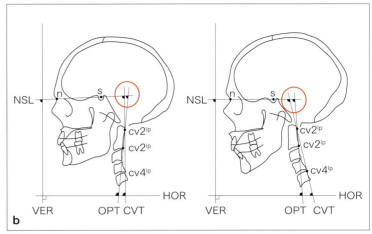

図3b　頭位が前方に位置するとcraniofacial angle(丸印)が増大する．前方頭位はTMDのリスク要因として考えられており，craniofacial angleはTMDと頭位の関連を調べる研究でも評価方法として用いられている(参考文献36より引用).

顔面高の増加に相関してタイプⅡ線維(速筋)の大きさと割合が減少することがわかりました．顔面の垂直的高さと筋線維のタイプの構成に相関があり，過蓋咬合の症例ではタイプⅡ線維が多く認められ，下顎骨非対称症例では，偏位側(骨長が短い側)により多くのタイプⅡ線維が認められました．性別によっても咬筋線維の大きさに違いがみられましたが，前後的な顎関係とは関連がありませんでした．筋の太さと性差でインシュリン様成長因子とミオスタチン(骨格筋増殖抑制因子)の違いが現れたとあり，このような筋の強さと骨の大きさは顔面の成長において遺伝子的に決定されると述べています．

(4) 姿勢，頭位

Solowらは1970年代に，成人120名のデンマーク人について頭蓋と頸椎の角度と顔面高，歯槽との関係を調査し，首に対して頭が前方にあるほど前顔面高は長く後顔面高は短くなり，頭蓋顔面の前後的な距離は短くなること，前頭蓋基底に対する下顎傾斜角が大きくなり，鼻咽頭空隙が小さくなることを報告しています(図3)[35]．歯槽の高さと咬合平面の傾斜は頭蓋と頸椎がなす角度と正の相関を示し，頭位に対する垂直的な顎関係の変化に対応する歯槽性の補償であることを示しています．すなわち頭位は，下顎の傾斜(顔面高)と密接に関係するといえるでしょう．この報告から約40年後のシステマティックレビュー論文において，頭位と顎顔面形態は有意な相関関係があるが，相互関係による影響を考慮して述べるべきと記されています．そして顎顔面形態に関与する頭位支持のメカニズムおよび頸椎湾曲との関連はまだ明らかではないとされています[36]．また図3bに示されるように前方頭位によって頭蓋と頸椎の角度(craniocervical angle)が大きくなりますが[37]，12～18歳55名の矯正経験がない永久歯列の被検者について頭位と下顎歯列の関連を調べた報告によると，2mm以上叢生がある者はそうでない者に比して頭蓋と頸椎の角度が有意に大きかったとされています[38]．これらの報告から頭位は顎顔面形態に影響を与えること，歯槽系によってこれらが補償されるというパターンが示唆されています．

4．早期治療の予後と意義

早期矯正治療を社会保障制度によって行っているフィンランドで実施された同年齢89名の集団を8歳～20歳(20歳時，68名)まで追跡し，小児期に行われた治療の安定性についての調査が報告されました．

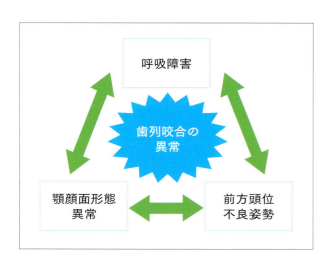

図4 機能の問題が形態に影響を与え，形態の問題が機能の問題を増悪する．成長発育が進むと，それぞれの要素によって生じる相互的な補償作用が現れ状況がより複雑になる．呼吸機能と関連が深い鼻上顎複合体の発育期に機能と形態の悪循環を断ち切ることが，不正咬合の重症化を予防する原因療法としての早期治療の意義であると考えられる．

8，10，12，15歳時に模型と中心咬合位での咬合を採得，不正咬合があるものは治療が行われました．治療を受けた被験者の82％は20歳時に保定終了後平均6.9年経過し，その時点での上下前歯の平均叢生スコアは矯正治療の必要がなかった被検者と有意差が見られませんでした．単純な装置を用いた組織的な早期治療によってその後の矯正治療の必要性が大幅に減少したことが示され，早いタイミングでの治療が治療結果の長期的な安定に貢献したと結論付けています[39]．

また，米国で公的保険制度メディケイドの適用によって低所得者世帯の混合歯列前期の170名の子どもに行われた早期治療と本格治療の結果を比較したRCT論文では，早期治療への保険制度の適用は低所得層の子どもの受診を促し，それによってより単純で低コストで多くの矯正医が受け入れやすい治療を行える利点があり，公衆衛生上望ましいことであると述べています[40]．治療後4年経過した時点の矯正治療必要度のスコアにおいて，早期治療群では本格治療群に比べてスコアは高いものの顕著な差ではなかったことから，早期治療はメディケイド患者の本格治療を減少することができたとしています．矯正治療を社会保障制度で行う国では，費用対効果の調査としてこのような研究が行われていると考えられますが，早期治療の有効性を検討するうえでも参考になると考えられます．

5．まとめ

冒頭で現在の早期治療のわかりにくさについて述べましたが，今回の論文検索によって不正咬合を予防する，あるいは重症化を防ぐための早期治療についての系統的な考え方が示されたのではないでしょうか．ここで早期治療の有効性について再考するならば，乳歯列完成までは呼吸・姿勢・咬合・習癖について注意を払いつつ観察を行い，養育者に必要なアドバイスを与え，問題を察知したときに修正を図ることが不正咬合予防への第一歩であることがわかりました．そして顎顔面形態に影響を与える恐れが大きい呼吸障害については，医科との連携も含めて早期に対処を検討することで，その後の成長発育のパターンを改善する可能性があることも明らかになりました．このように予防的な観点で不正咬合への道を回避する早期治療については大きな意義があると考えられます（図4）．

無論，予防だけで医療は成り立ちません．不正咬合には遺伝子的な要因が背景にあることから，環境を整えるだけでは解決しない問題や成長発育とともに発現する問題をつねに意識することも忘れてはならないでしょう．治療技術の進歩と予防の推進が有病率を減少し，健康寿命の延伸に寄与するのです．不正咬合においてもこの両者の追究が叶えば，より多くの人びとがQOLの高い生活を享受するチャン

スに恵まれて，健康な人生を送る権利を得ることができるはずなのです．医療者として正しい知識と判断，愛情に基づいたケアと介入を提供することが，

子どもたちの健やかな育ちを支援することを信じ，本稿がその一助となることを願っています．

参考文献

1. Woon SC, Thiruvenkatachari B. Early orthodontic treatment for Class III malocclusion: A systematic review and meta-analysis. Am J Orthod Dentofacial Orthop 2017；151(1)：28 - 52.

2. Watkinson S, Harrison JE, Furness S, Worthington HV. Orthodontic treatment for prominent lower front teeth (Class III malocclusion) in children. Cochrane Database Syst Rev 2013；(9)：CD003451.

3. Millett DT, Cunningham SJ, O'Brien KD, Benson P, Williams A, de Oliveira CM. Orthodontic treatment for deep bite and retroclined upper front teeth in children Cochrane Database Syst Rev 2006；(4)：CD005972.

4. Thiruvenkatachari B, Harrison JE, Worthington HV, O'Brien KD. Orthodontic treatment for prominent upper front teeth (Class II malocclusion) in children. Cochrane Database Syst Rev 2013；(11)：CD003452.

5. Lentini-Oliveira DA, Carvalho FR, Rodrigues CG, Ye Q, prado LB, prado GF, Hu R. Orthodontic and orthopaedic treatment for anterior open bite in children. Cochrane Database Syst Rev 2014；(9)：CD005515.

6. Petrén S, Bondemark L, Söderfeldt B. A systematic review concerning early orthodontic treatment of unilateral posterior crossbite. Angle Orthod 2003；73(5)：588 - 596.

7. Kalha AS. Early orthodontic treatment reduced incisal trauma in children with class II malocclusions. Evid Based Dent 2014；15(1)：18-20.

8. Sunnak R, Johal A, Fleming PS. Is orthodontics prior to 11 years of age evidence-based? A review and meta-analysis. J Dent 2015；43(5)：477 - 486.

9. Tulloch JF, Proffit WR, Phillips C. Outcomes in a 2 -phase randomized clinical trial of early Class II treatment. Am J Orthod Dentofacial Orthop 2004；125(6)：657 - 667.

10. Proffit WR. The timing of early treatment: an overview. Am J Orthod Dentofacial Orthop 2006；129(4 Suppl)：S47 - 49.

11. 一般社団法人日本歯科矯正専門医学会(JSO)診療ガイドライン統括委員会(編)．上顎前歯が突出した小児に対する早期矯正治療に関する診療ガイドライン．日本歯科矯正専門医学会，2016．

12. Dimberg L, Lennartsson B, Arnrup K, Bondemark L. Prevalence and change of malocclusions from primary to early permanent dentition: a longitudinal study. Angle Orthod 2015；85(5)：728 - 734.

13. Peres KG, Peres MA, Thomson WM, Broadbent J, Hallal PC, Menezes AB. Deciduous-dentition malocclusion predicts orthodontic treatment needs later: findings from a population-based birth cohort study. Am J Orthod Dentofacial Orthop 2015；147(4)：492 - 498.

14. Carlson DS. Theories of Craniofacial Growth in the Postgenomic Era. Seminars in Orthodontics 2005；11(4)：172 - 183.

15. da Fontoura CS, Miller SF, Wehby GL, Amendt BA, Holton NE, Southard TE, Allareddy V, Moreno Uribe LM. Candidate Gene Analyses of Skeletal Variation in Malocclusion. J Dent Res 2015；94(7)：913 - 920.

16. Paixão-Côrtes VR, Braga T, Salzano FM, Mundstock K, Mundstock CA, Bortolini MC. PAX 9 and MSX 1 transcription factor genes in non-syndromic dental agenesis. Arch Oral Biol 2011；56(4)：337 - 344.

17. Moss ML, Greenberg SN. Functional cranial analysis of the human maxillary bone.:I basal bone. Angle orthod. 1967；37(3)：151 - 164.

18. Moss ML, Salentijn L. The primary role of functional matrices in facial growth. Am J Orthod 1969；55(6)：566 - 577.

19. Moss ML. The functional matrix hypothesis revisited. 1. The role of mechanotransduction. Am J Orthod Dentofacial Orthop 1997；112：(1)：8 - 11.

20. Weinstein S, Haack DC, Morris LY, Snyder BB, Attaway HE. On an equilibrium theory of tooth position. Angle Orthod 1963；33(1)：1 - 26.

21. Proffit WR. Equilibrium theory revisited: factors influencing position of the teeth. Angle Orthod 1978；48(3)：175 - 186.

22. Becking BE, Verweij JP, Kalf-Scholte SM, Valkenburg C, Bakker EWP, van Merkesteyn JPR. Impact of adenotonsillectomy on the dentofacial development of obstructed children: a systematic review and meta-analysis. Eur J Orthod 2017；39(5)：509 - 518.

23. Diouf JS, Ngom PI, Sonko O, Diop-Bâ K, Badiane A, Diagne F. Influence of tonsillar grade on the dental arch measurements. Am J Orthod Dentofacial Orthop 2015；147(2)：214 - 220.

24. Nagaiwa M, Gunjigake K, Yamaguchi K. The effect of mouth breathing on chewing efficiency. Angle Orthod 2016；86(2)：227 - 234.

25. Roggia B, Santos VA Filha, Correa B, Rossi ÂG. Posture and body balance of schoolchildren aged 8 to 12 years with and without oral breathing. Codas 2016；28(4)：395 - 402.

26. Ansar J, Maheshwari S, Verma SK, Singh RK, Agarwal DK, Bhattacharya P. Soft tissue airway dimensions and craniocervical posture in subjects with different growth patterns. Angle Orthod 2015；85(4)：604 - 610.

27. Flores-Mir C, Korayem M, Heo G, Witmans M, Major MP, Major PW. Craniofacial morphological characteristics in children with obstructive sleep apnea syndrome: a systematic review and meta-analysis. J Am Dent Assoc 2013；144(3)：269 - 277.

28. Pirilä-Parkkinen K, Pirttiniemi P, Nieminen P, Tolonen U, Pelttari U, Löppönen H. Dental arch morphology in children with sleep-disordered breathing. Eur J Orthod 2009；31(2)：160 - 167.

29. Marcus CL, Moore RH, Rosen CL, Giordani B, Garetz SL, Taylor HG, Mitchell RB, Amin R, Katz ES, Arens R, Paruthi S, Muzumdar H, Gozal D, Thomas NH, Ware J, Beebe D, Snyder K, Elden L, Sprecher RC, Willging P, Jones D, Bent JP, Hoban T, Chervin RD, Ellenberg SS, Redline S; Childhood Adenotonsillectomy Trial (CHAT). A randomized trial of adenotonsillectomy for childhood sleep apnea. N Engl J Med 2013；368(25)：2366 - 2376.

30. Zettergren-Wijk L, Forsberg CM, Linder-Aronson S. Changes in dentofacial morphology after adeno-/tonsillectomy in young children with obstructive sleep apnoea--a 5 -year follow-up study. Eur J Orthod 2006；28(4)：319 - 326.

31. Ovsenik M, Farcnik FM, Korpar M, Verdenik I. Follow-up study of functional and morphological malocclusion trait changes from 3 to 12 years of age. Eur J Orthod 2007；29(5)：523 - 539.

32. Scarpelli BB, Berger SB, Punhagui MF, Oliveira CA, Ferelle A, Oltramari-Navarro PV. Evaluation of a preventive educational program for malocclusions: 7 - year study. Braz Oral Res 2016；30(1)：e119.

33. Sonnesen L, Bakke M. Molar bite force in relation to occlusion, craniofacial dimensions, and head posture in pre-orthodontic children. Eur J Orthod 2005；27(1)：58 - 63.

34. Sciote JJ, Raoul G, Ferri J, Close J, Horton MJ, Rowlerson A. Masseter function and skeletal malocclusion. Rev Stomatol Chir Maxillofac Chir Orale 2013；114(2)：79 - 85.

35. Solow B, Tallgren A. Dentoalveolar morphology in relation to craniocervical posture. Angle Orthod 1977；47(3)：157 - 164.

36. Gomes Lde C, Horta KO, Gonçalves JR, Santos-Pinto AD. Systematic review: craniocervical posture and craniofacial morphology. Eur J Orthod 2014；36(1)：55 - 66.

37. Bevilaqua-Grossi D, Chaves TC. Physiotherapeutic treatment for temporomandibular disorders (TMD). Br J Oral Sci 2004；10(3)：492 - 497.

38. Pachì F, Turlà R, Checchi AP. Head posture and lower arch dental crowding. Angle Orthod 2009；79(5)：873 - 879.

39. Kerosuo H, Heikinheimo K, Nyström M, Väkiparta M. Outcome and long-term stability of an early orthodontic treatment strategy in public health care. Eur J Orthod 2013；35(2)：183 - 189.

40. King GJ, Spiekerman CF, Greenlee GM, Huang GJ. Randomized clinical trial of interceptive and comprehensive orthodontics. J Dent Res 2012；91(7 Suppl)：59S - 64S.

第1章 早期治療とは？

コラム1　歯列，口蓋，歯槽部，咬合の成長発育の研究 1

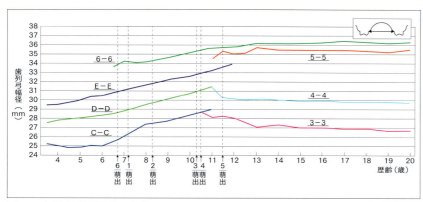

図1　上顎歯列弓幅径の変化.

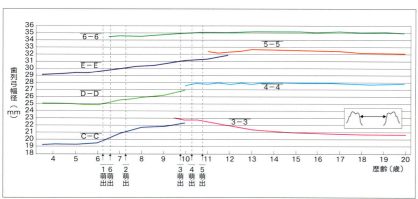

図2　下顎歯列弓幅径の変化.

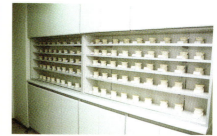

図3　東京歯科大学小児歯科学講座：歯列，口蓋，歯槽部，咬合の成長発育の模型.

　本書でたびたび登場してくる歯列の成長発育のグラフ（図1，2），これらは東京歯科大学小児歯科学講座の町田らによる歯列，口蓋，歯槽部，咬合の成長発育の一連の研究よりピックアップしたデータです．町田らの研究は，同一小児を3歳児から2か月間隔に20歳に至るまで，1回も欠かさず印象採得して得られた口腔内上下顎石膏模型（図3）と，誕生日ごとに得られた1年間隔の側貌頭部エックス線規格写真ならびに歯科用エックス線写真，これらに加え4か月ごとに撮影された口腔内カラー写真を，なんと約100名という症例数を集め研究データとしてまとめています．その約100症例を集めるために，途中脱落し資料を採れなかった研究対象者数を考慮に入れれば，その研究資料収集がどれだけ大変だったか想像できると思います．

　この研究が行われるまでは，このような成長発育研究は，白人の小児による6か月ないし1年間隔で得られた資料で，被験者も非常に少なく，18歳くらいまでの研究のみでした．東京歯科大学小児歯科学講座のデータは被験者数も多いため，データの信頼度は非常に高いものです．現在，規格エックス線写真や口腔内模型など同様な症例数の資料収集が可能かと考えるとほとんど不可能に近く，それゆえこれらの資料は世界に誇れる大変貴重なデータといえます．大学機関の研究世代が変わり，研究課題が変遷し，成長発育の研究が研究課題から外れたとしても，これらの研究資料は大学機関として永久保存し，今後将来の比較人類学的研究に役立ててほしいものです．

（関崎和夫　記）

第2章

全身から考える
早期治療の最前線

▶健康で長生きするため，また平均寿命と健康寿命の乖離を是正するために，口腔機能の維持が大切であることが，注目されてきています．そしてわれわれ歯科医療に携わる者にとって口腔機能発育と維持の支援が重要な時代になってきています．
またこのほど「食べる機能」，「話す機能」，または「呼吸する機能」が十分に発達していないか，正常に機能獲得ができていない状態で，明らかな摂食機能障害の原因疾患を有さず，口腔機能の定型発育において個人因子あるいは環境因子に専門的な関与が必要な状態に対して「口腔機能発達不全症」という病名が認められることになりました．こうした動きは，口腔機能発育と維持の支援を目指すわれわれにとって追い風となるのではないでしょうか．この領域を皆で大切に育てていきたいものです．第2章では専門的関与を考える時，歯科専門職であるわれわれがぜひ知っておきたい項目として OSA，中顔面の発育（副鼻腔），足育，MFT の最新情報をお知らせいたします．

第2章 全身から考える早期治療の最前線

① 閉塞性睡眠時無呼吸（OSA）と早期治療

中島隆敏・菊地紗恵子

1． はじめに

本邦において，2003年2月26日，JR西日本の山陽新幹線で起こった列車緊急停車事故のニュースで大きく扱われてから，睡眠時無呼吸症候群(SAS：Sleep Apnea Syndrome)という言葉が広く知られるようになりました．SASは閉塞性睡眠時無呼吸症候群（OSAS：Obstructive Sleep Apnea Syndrome）と中枢性睡眠時無呼吸症候群(CSAS：Central Sleep Apnea Syndrome)に分類され，OSASでは気道の閉塞により閉塞性睡眠時無呼吸(OSA：Obstructive Sleep Apnea)が起こり，CSASでは呼吸中枢の異常により中枢性睡眠時無呼吸(CSA：Central Sleep Apnea)が起こります．1976年米国スタンフォード大学のDr. Christian GuilleminaultがSASを提唱して以来，治療法として持続陽圧呼吸(CPAP：Continuous Positive Airway Pressure)療法，手術治療(口腔外科領域のMMA：

Maxillo-mandibular Advancement，耳鼻科領域のUPPP：Uvulopalatopharyngoplastyなど)，口腔内装置(OA：Oral Appliance)治療，減量，体位療法などが研究され臨床応用されてきました．

近年，小児OSAの原因の1つに顎顔面形態の異常があると考えられています．よって早期治療によりその異常を改善することが小児OSAの治療になり，さらに成人OSAの予防になるのでは？という考え方が出てきました[1]．この背景には，成人OSAは自然治癒が困難なため，手術・減量以外は対症療法に過ぎず，一生を通して治療が必要ということが挙げられます．

本稿では，歯科医師がかかわることのできる小児OSAに対する早期治療の可能性について解説していきたいと思います．

2． 気道が閉塞する原因

気道が塞がる原因は大きく2つに分けられます．顎が小さい，太っているなどの解剖学的な要因と，覚醒閾値が低いなどの神経学的な要因です．神経学的な要因において，歯科が貢献できる領域として口

腔筋機能療法(MFT: Myofunctional Therapy)が挙げられます．これはOSAの治療に有効だとする報告はありますが，まだまだ数は少なく，これからのさらなる研究に期待がかかるところです．

▶▶▶アナトミカルバランスモデル

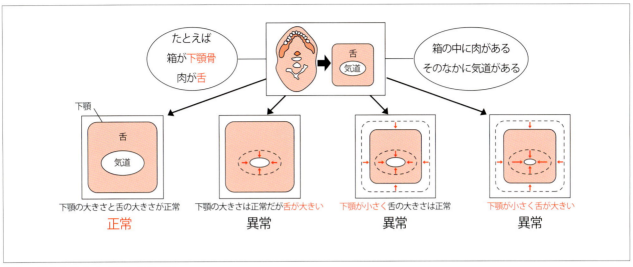

図1　アナトミカルバランスモデル．

　解剖学的な要因は，磯野ら[2]が提唱したアナトミカルバランスモデルを用いるとわかりやすく説明できます．閉塞しやすい咽頭周囲にはさまざまな形状の組織があり，硬組織（下顎骨，上顎骨，頸椎など）を「箱」にたとえて，軟組織（脂肪，舌，口蓋垂など）を「肉」にたとえます．硬組織のなかに軟組織が入っており，そのなかにある空洞が「気道」であるという考え方です．たとえば，箱である硬組織を「下顎骨」，肉である軟組織を「舌」に置き換えると，図1のようになり，下顎骨の大きさと舌の大きさによって4つのパターンに分けることができます．箱である下顎と肉である舌の大きさが正常であれば，そのなかにある気道の広さは正常ですが，下顎骨が小さい，舌が大きい場合は気道が狭くなります．

3．成人OSAと小児OSAの違い

　成人OSAと小児OSAでは多くの面で異なります．
【疫学】成人では男性の4％，女性の2％，小児では1～4％[3]という報告があります．本邦での報告は少なく，滋賀県内の小学1，2年生194名を対象とした調査において，RDI≧1とした診断基準で罹患率が47.1％という北村の報告もあります．呼吸障害指数（RDI：Respiratory Disturbance Index）とは簡易モニター上での指数であり，無呼吸（Apnea）と低呼吸（Hypopnea）の総数を自己申告による推定睡眠時間で除し，1時間あたりに換算したものです．
【定義】ICSD-3では，成人はAHI≧5かつ日中の眠気などの症状の存在，あるいは無症状でもAHI≧15ですが，小児ではAHI≧1，かついびきなどの症状の存在になります．無呼吸低呼吸指数（AHI：Apnea Hypopnea Index）とは睡眠ポリグラフィー（PSG：Polysomnography）上での指数であり，睡眠中の無呼吸と低呼吸の総数を睡眠時間で除し，1時間あたりに換算したものです．
【原因】成人では主に肥満，顎が小さいなどが挙げられますが，小児ではアデノイド増殖口蓋扁桃肥大（ATH：Adenotonsilar Hypertorophy）がほとんどです．
【症状】全身への影響はOSA患者においてはさまざまな症状が観察されますが，小児特有の症状として，学業不良，情緒・行動の問題，成長障害が挙げられます[3]（表1）．
【治療法】ATHがあればアデノイド扁桃摘出術（AT：Adenotonsillectomy）が第一選択ですが，とくに小児では鼻閉が容易にOSAを悪化させるため，投薬などの保存治療が行われます．

第2章　全身から考える早期治療の最前線

夜間	日中
いびき	学業不良
あえぎ呼吸	情緒・行動の問題
呼吸停止	多動・注意力の低下
吸気時の胸の陥凹	攻撃性・頑固さ
異常な体位（頸を反らすなど）	成長障害
体動が多い	眠気・居眠り
多汗	頭痛（とくに朝）
夜間頻尿・夜尿	朝の口内乾燥感

表1　小児の閉塞性睡眠時無呼吸（OSA）の症状[3].

■ 小児特有の症状

4. 成人と小児で治療方法が異なる理由

　一般的に成人の治療である CPAP や OA が小児に適応されることは多くありません．
【CPAP】成人 OSA の第一選択で，装着することができればほとんどのケースで効果があります（図2）．小児で適応されない理由は，陽圧で送り込む空気がマスクから漏れないように顔面にしっかりと固定する必要があり，その固定する力が矯正力となり上顎の劣成長を惹起する可能性があること，そして小児は拘束感のある CPAP を嫌がることの 2 つが挙げられます．8歳から7年間 CPAP を使用したこと

▶▶成人 OSA に関する治療

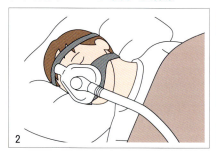
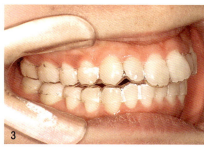

図2　CPAP 療法．気道に持続的に空気を送り込むことで気道を開通させる方法．
図3　OA．下顎を前方位で固定することにより舌根部の気道を拡げることを期待している．同時に軟口蓋後方部も広がることが報告されている．

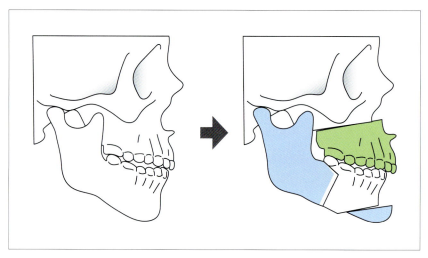

図4　MMA．上下顎骨を離断し前方移動させて固定することにより気道を拡げる方法．

1 閉塞性睡眠時無呼吸（OSA）と早期治療

▶▶小児 OSA に対する矯正治療介入

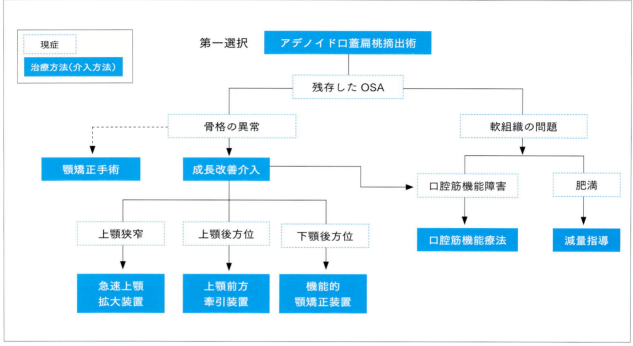

図5 小児 OSA に対する矯正治療介入（Hyo-Won Ahn et al. 2015より改変）．

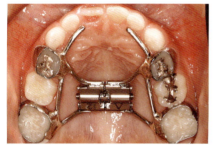

図6 急速上顎拡大装置．

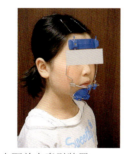

図7 上顎前方牽引装置．

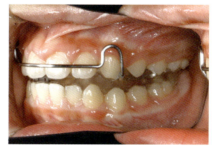

図8 機能的顎矯正装置．

で上顎の劣成長を誘発し，骨格性下顎前突になったという報告もあります[4]．

【OA】下顎を前方に誘導し固定するため，歯の交換と顎骨の成長が盛んな小児では顎骨の成長抑制を生じる可能性があるため，使用されることは多くありません（図3）．

また顎骨の成長が終了した成人でさえ，CPAP，OA ともに骨格や咬合の変化が生じる可能性が示唆されており[5, 6]，成人よりも骨が軟らかく縫合が嵌合していない小児では同様の副作用が容易に想像できます．また，上顎骨の成長を制限するタイプの歯科矯正治療が OSA 予後を悪化させる可能性についても言及されています．

もちろん成人で行われる MMA などの外科治療が顎骨の成長が終わっていない小児で適応されることが少ないのは周知のとおりです（図4）．

筆者らが理想だと考える「小児 OSA に対する矯正治療介入に関するアルゴリズム」を論文より提示します（図5）．

小児 OSA に対して，ATH があれば，第一選択が AT だということは世界的にもコンセンサスの得られていることですが，AT 後も OSA が残存するケースが存在します．これらの患者に対して硬組織と軟組織の評価を行い，骨格に問題があれば精査の後，上顎骨の狭窄に対して急速上顎拡大装置（Rapid palatal expander）（図6），上顎骨の前方への劣成長に対して上顎前方牽引装置（Face mask）（図7），下顎の後退に対して，機能的顎矯正装置（Functional

第2章　全身から考える早期治療の最前線

appliance)（図8）を使った治療を行うというものです．これらはアナトミカルバランスモデルにおける「箱」として考えられるものにアプローチしています．もう1つの「肉」である軟組織に問題があれば精査を行い，機能的な不良習癖に対してMFT，肥満に対して減量指導（Weight loss）を行います．

　上顎の狭窄のある小児OSAに対する治療としてもっとも多く報告されているものが急速上顎拡大（RME：Rapid Maxillary Expansion）です（図6）[7]．

　RMEは正中口蓋縫合を離開するとともに鼻上顎複合体に作用し，鼻腔の容積を増加させて鼻腔抵抗を減少させると同時に，舌のスペースである口腔容積を増加させることがOSAに対する作用機序だと考えられています．

　上顎の前方牽引は，OSAにおける主な閉塞部位の1つである軟口蓋後方部が前方に誘導されること

により，気道の容積を増やすことが作用機序だと考えられています（図7）[8]．

　機能的顎矯正装置は下顎を前方へ成長を促すことにより，成人におけるOAと同じく気道の容積を増やすことが作用機序だと考えられています（図8）．身長・体重が - 2 SDの重症OSAの16歳男子に対して，下顎を前方に誘導する矯正装置を用いることによりOSAが劇的に改善すると同時に3年後に身長体重が平均までキャッチアップした症例報告もあります[9]．筆者らは成人OSAに対するOA製作において，効果予測のために上気道を鼻咽腔ファイバーを用いて評価します．その際，下顎の前方誘導によって舌根部だけでなく軟口蓋後方部も開大するケースを多く経験しますが，機能的顎矯正装置でも同様の効果が期待できるのかもしれません．

5．　小児OSAに対する矯正治療介入（症例）

　小児OSAに対する上顎拡大の効果として，偶然OSA治療中に並行して矯正治療を行った1症例を提示します[10]．

【患者】7歳6か月，男児．5歳0か月時，他科より紹介を受け某大学睡眠センター受診．視診で口蓋扁桃肥大が認められ，PSGの検査結果（AHI=7.4/h）と臨床症状（激しいいびきと無呼吸の目撃）から軽症のOSAと診断し，手術の必要性を説明したが，保護者がそれに対して消極的だったため，変化を注意深く経過観察することとした．5歳7か月時，AHIは5.2／hに改善し保護者が手術の同意に迷いが生じたため，引き続き経過観察とした．同じ頃，歯並びを主訴に歯科を受診し精査の結果，上下顎狭窄をともなう開咬と診断し，急速上顎拡大装置を用いた歯科矯正治療を開始した．上顎の拡大中に保護者によるいびきと無呼吸の目撃が激減し，7歳4か月時のPSG検査では改善傾向がみられた（表2）．

【矯正治療】初診時6歳3か月．上下顎狭窄，前歯部反対咬合，舌突出癖による開咬が認められた（図9，10，表3）．狭窄している上顎に対して急速上顎拡大装置を用いて拡大し，下顎は舌側傾斜している

乳臼歯をリンガルアーチを用いて整直を行うことにより前歯部反対咬合を含む咬合関係を改善した．

【PSG検査】検査時期に関して矯正治療前はAHIが低くなる夏，拡大後はAHIが高くなる春であり，季節変動を考慮する必要があると考えられた．

　AHIは5.2→8.8/hと増加しているが，閉塞性無呼吸は3回→0回，Snoring(%)は11.3→1.2，覚醒指数は11.0→9.1と改善していることが示唆された（表2）．Snoringは，いびきの割合で覚醒指数は1時間あたりの脳波上の覚醒の回数を示す．

【今後の治療方針】現在，OSAは改善傾向にあるが，これは成長によるアデノイド，口蓋扁桃のボリュームの減少（口蓋扁桃：Brodsky 4度→3度）や顎骨の成長による効果なのか，RMEを用いた早期矯正治療による効果なのかは判断が難しいところである．しかしながら，急速拡大中に保護者によるいびきと無呼吸の目撃が激減したことから，RMEによる上顎拡大が有効であった可能性が示唆された．

　学童期の小児は顎骨の成長の盛んな時期であり，とくに下顎骨において顕著である．今後，アナトミカルバランスモデルにおける「箱」が大きくな

1 閉塞性睡眠時無呼吸（OSA）と早期治療

▶▶口腔内

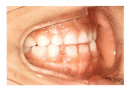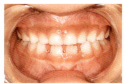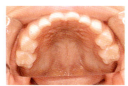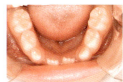

図9a　6歳3か月．初診．

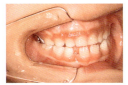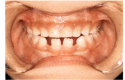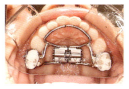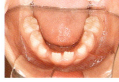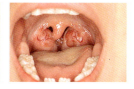

図9b　6歳5か月．拡大前．

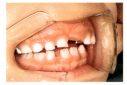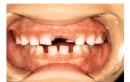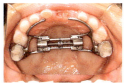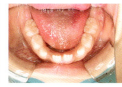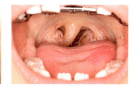

図9c　6歳8か月．拡大後．

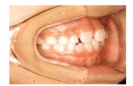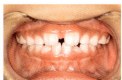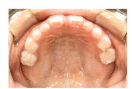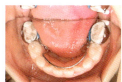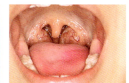

図9d　7歳2か月．装置撤去後．

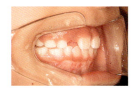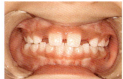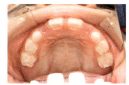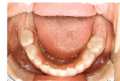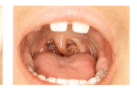

図9e　7歳5か月．経過観察中．

表2　拡大前後のPSG検査結果．

	5歳0か月	5歳7か月 （矯正治療前）	7歳4か月 （拡大後）	
季節	冬	夏	春	
AHII（回／h）	7.4	5.2	8.8	↑
閉鎖型（回）	6	3	0	↓
中枢型（回）	38	29	46	
混合型（回）	0	9	0	
低呼吸（回）	36	11	39	
snoring（％）	18.0	11.3	1.2	↓
覚醒指数	13.3	11.0	9.1	↓
3％ODI	4.4	5.5	7.1	
睡眠時間（分）	638.5	600.0	577.5	

表3　拡大前後の歯列弓幅径（mm）．

上顎	6歳1か月 （拡大前）	7歳6か月 （拡大後保定中）
乳犬歯間幅径（C）	23.31	28.89
第一乳臼歯間幅径（D）	26.28	33.11
第二乳臼歯間幅径（E）	28.63	33.61

下顎	6歳1か月 （拡大前）	7歳6か月 （拡大後保定中）
乳犬歯間幅径（C）	18.59	21.47
第一乳臼歯間幅径（D）	23.07	27.29
第二乳臼歯間幅径（E）	25.90	32.10

第2章　全身から考える早期治療の最前線

▶▶拡大前後の歯列弓幅径

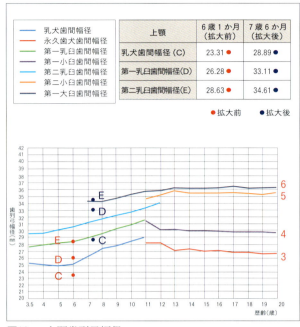

図10a　上顎歯列弓幅径．

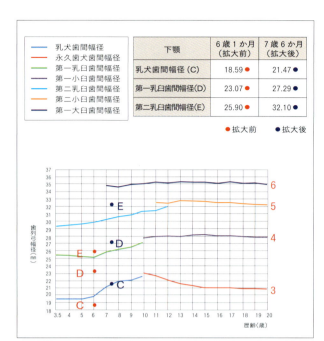

図10b　下顎歯列弓幅径．

り，OSAリスクが軽減していくものと予想されるが，小児でも肥満になれば「肉」が大きくなり，成人と同様，OSAリスクが増加するものと考えられる．

また，学童期の小児は環境の変化（受動喫煙，部屋の環境など）やアレルギー性鼻炎などが原因の鼻閉によりOSAが重症化することがあるため，注意深く経過観察することが重要である．

6．小児OSAの介入時期

　小児OSAの治療開始時期について1つの仮説を紹介します．これは小児OSAに対する治療介入の時期の遅いによって，正常な発育に戻る，発育遅延，発育抑制になるというものです[11]（図11）．この仮説を検証するために「小児OSAが学業成績に影響する」という2つの論文を紹介します．成績が下位10％以内の米国の小学校1年生297名にOSAのスクリーニングを行いOSAが疑われた群のうち，手術（AT）をした群（24名）は1年後の成績が向上したが，非手術群（30名）と非OSA群（243名）は成績に変化がなかったという報告です[12]．これは，前述のとおり小児OSAが学業成績に影響を与えるということを示唆しています．もう1つの論文は，13～14歳の小児，成績上位25％をHP（ハイパフォーマンス群），下位25％をLP（ローパフォーマンス群）として，13～14歳の時点で成績の良い子と悪い子を分けて幼少期にさかのぼってみると，学業成績の良くない子どもは，2～6歳の頃にいびきがひどかったという報告です[13]．

　以上の2つの論文は，先述の仮説のとおり，小児OSAに対してできるだけ早く介入するべきということを示唆しています．

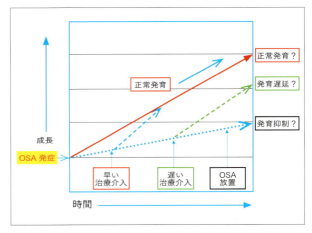

▶▶いつ小児OSAに対して介入すべきか?

図11　OSA治療後の発育軌跡仮説(参考文献11より改変).

7. ATによる効果

では，ここでATの効果に関するCHAT STUDYと呼ばれる研究を紹介します(**表4**).

小児OSA(5～9歳，464名)のうち早期にATを行う群と経過観察を行う群で，フォローできた397名を7か月の時点で比較評価すると，睡眠検査数値の正常化は79%と46%で早期AT群のほうが高かったという報告です．これだけを見る「ATを行うべきである」という結論になりますが，その他に2つの重要な点が読み取れます．つまり「ATを行っても21%のOSAが残存している」と同時に「何も介入しなくても46%が正常化している」とも言えるのです．これが小児OSAに対する早期治療の有効性を論じる時に非常に重要になります．

表4　ATの効果(CHAT STUDY Marcus CL et al. 2013).

	早期にAT (N=194)	経過観察 (N=203)
睡眠検査数値が正常化した割合	79%	46%
睡眠検査数値が正常化しなかった割合	21%	54%

▶▶症例

患者：5歳5か月，男児.
主訴：つねに口が開いていて歯並びが気になる，身長が低く成長障害があるのではないかと心配(**図12**)．耳鼻科に紹介し精査の結果，アデノイドが原因で嚥下障害を起こしていると診断されアデノイド切除術を行った(**図13，図16**)．術後の母親の感想を**図17**に示す．このようなケースでは，まず医科での精査が必要である．

また，このようにATが必要な患児は，上下顎骨の狭小化を生じていることが多いと筆者らは感じている(**図14, 15，表5**)．これは顎顔面形態の異常がATHを生じているのか，ATHによって顎顔面形態の異常を生じているのかは不明だが，両者は互いに影響を与える関係にあると考えている．

▶▶ ATによる効果

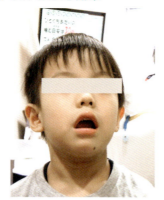

図12 絶えず口が開いている.

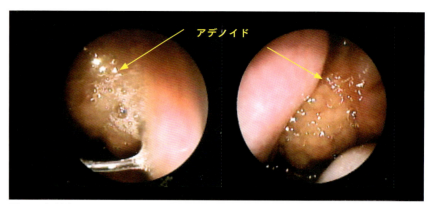

図13 鼻咽腔ファイバー所見. アデノイドが鼻腔を全占拠している.

▶▶ 初診時口腔内

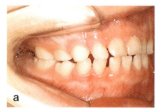
a

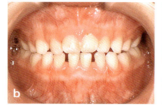
b

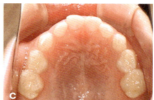
c

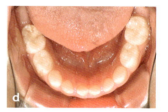
d

図14a〜d　初診時口腔内.

表5　拡大前の歯列弓幅径(mm).

上顎	5歳5か月
乳犬歯間幅径 (C)	21.52
第一乳臼歯間幅径 (D)	23.42
第二乳臼歯間幅径 (E)	26.89

下顎	5歳5か月
乳犬歯間幅径 (C)	20.29
第一乳臼歯間幅径 (D)	23.46
第二乳臼歯間幅径 (E)	28.43

▶▶ 拡大前の歯列弓幅径

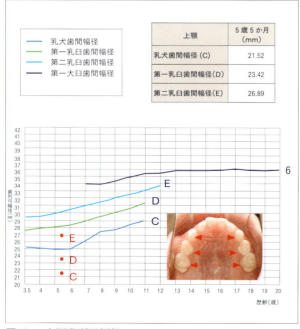

図15a　上顎歯列弓幅径.

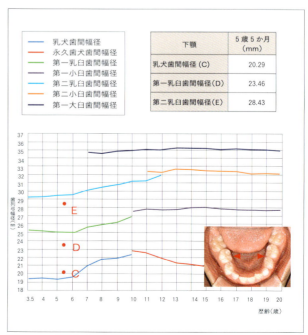

図15b　下顎歯列弓幅径.

▶▶ ATによる効果

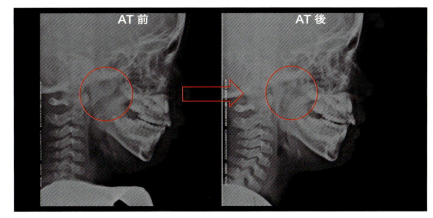

図16　セファロでアデノイドが切除されたように見える．

▶▶母親の感想

オペ直後から

①いびきがなくなった
②朝，自分で起きてくるようになった
③寝汗がなくなった
④食事の量が急激に増えて驚いた
⑤声が高くなった

図17　母親の感想．患児の10歳年上の兄も5歳頃，OSAの診断のもとATを受けて改善しており，今回の手術においても術後の経過に対して母親は非常に満足している．

8．小児OSAに対する臨床的な早期治療の役割

　前述のとおり，ATHがあればATが第一選択です．しかし，実際の臨床では，AT適応だが保護者の承諾が得られず手術に至らないケースもよく遭遇します．このような場合，成長による自然寛解が期待できる時期までのブリッジングセラピーとして，ステロイド点鼻薬やロイコトリエン受容体拮抗薬などの投薬治療や在宅酸素などの保存的治療を行いますが，同様に早期治療が有効だと考えています．ここで重要なことは，矯正治療の適応があるケースに限られることと医科歯科連携が確立していないと実現が難しいということです（図18）．

　筆者らが考えている臨床的な早期治療の役割を図19に示しました．

▶▶小児OSAに対する臨床的な早期治療の役割

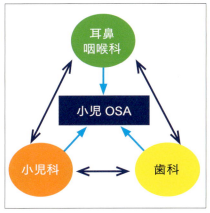

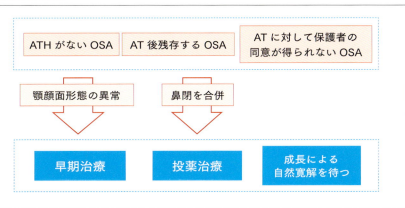

図18　小児OSAに対する医科歯科連携．　図19　小児OSAに対する早期治療の役割（案）．

第2章　全身から考える早期治療の最前線

9．研究デザインの課題

小児 OSA に対する急速上顎拡大装置を含む歯科矯正治療の有効性はまだ確立されていません．筆者らはこの原因として2つの問題があると考えています．1つは前述のとおり，アデノイドや口蓋扁桃のボリュームの増減や顎骨の変化などの成長という因子が加わるため評価が難しいことです．

もう1つは，歯科矯正治療（とくに早期治療）の効果を明らかにするためには，適切にデザインされた前向き検討が必要となりますが，無作為化試験（RCT：Randomized Controlled Trial）など高いレベルの研究デザインが困難です．

たとえば，比較検討するための対照群をつくるために，矯正装置としての効果のない装置を術者や被験者などに伝えることなく，ランダムに選び，長期にわたる矯正治療を行っている間，装着させて比較しなくてはいけませんが，当然ながら倫理的に問題が生じます．まして高次脳機能に影響を与えて，早期の介入が必要と考えられる「小児 OSA」に対して，1人の歯科医師として研究のために治療を行わないことはできません．

以上から「小児 OSA に対する歯科矯正治療の有効性」を「OSA に対する OA」と同様の方法で証明することは難しいかもしれません．これらは，矯正治療をはじめ，外科治療やすべての侵襲のある治療に共通する課題ですが，筆者らはエビデンスレベルの高さと早期治療を含む矯正治療の効果は一致しないと考えています．

また，小児 OSA 治療に関して医科歯科連携が確立されているとは言えないのが現状です．しかしながら，歯科医師，耳鼻科医，小児科医がお互い協力し合えれば，子どもたちにとってより良い未来を提供できる！という共通認識をもった歯科医師，医師が増えてきていると実感しています[14]．

10．おわりに

今回は現時点での筆者らの知見をもとに稿を進めましたが，小児 OSA の研究は日進月歩で進んでおり，小児 OSA における矯正治療の効果についての研究は始まったばかりです．近い将来，小児期に正しい顎顔面形態を作り正しい機能の獲得をすることによって，成人 OSA の予防になることが証明され，患者の QOL を改善し健康寿命を延ばすことに歯科医師が貢献できる時代が来ることを願っています．そのために今後，症例を重ねて小児 OSA に対する歯科矯正治療の有効性を検討し，子どもたちの輝く未来のために緊密な医科歯科連携の一助となるよう努力したいと考えています．

今回の筆者らの知見が少しでも読者の臨床と研究の一助となれば幸いです．

参考文献

1. Nelson Powell. The role of orthodontics and general dentistry in obstructive sleep apnea-hypopnea syndrome(OSAHS). 睡眠時無呼吸治療講演会(2011年10月20日，於：洛和会音羽病院).

2. Isono S, Remmers JE, Tanaka A, Sho Y, Sato J, Nishino T. Anatomy of pharynx in patients with obstructive sleep apnea and in normal subjects. J Appl Physiol(1985) 1997;82(4):1319-1326.

3. 加藤久美. 睡眠呼吸障害. In：谷池雅子(編), 日常臨床における子どもの睡眠障害. 東京：診断と治療社, 2015；29-35.

4. Li KK, Riley RW, Guilleminault C. An unreported risk in the use of home nasal continuous positive airway pressure and home nasal ventilation in children: mid-face hypoplasia. Chest 2000;117(3):916-918.

5. Almeida FR, Lowe AA, Sung JO, Tsuiki S, Otsuka R. Long-term sequellae of oral appliance therapy in obstructive sleep apnea patients: Part 1. Cephalometric analysis. Am J Orthod Dentofacial Orthop 2006;129(2):195-204.

6. Tsuda H, Almeida FR, Tsuda T, Moritsuchi Y, Lowe AA. Craniofacial changes after 2 years of nasal continuous positive airway pressure use in patients with obstructive sleep apnea. Chest 2010;138(4):870-874.

7. Camacho M, Chang ET, Song SA, Abdullatif J, Zaghi S, Pirelli P, Certal V, Guilleminault C. Rapid maxillary expansion for pediatric obstructive sleep apnea: A systematic review and meta-analysis. Laryngoscope 2017;127(7):1712-1719.

8. Kaygisiz E, Tuncer BB, Yüksel S, Tuncer C, Yildiz C. Effects of maxillary protraction and fixed appliance therapy on the pharyngeal airway. Angle Orthod 2009;79(4):660-667.

9. Ito S, Otake H, Tsuiki S, Miyao E, Noda A. Obstructive sleep apnea syndrome in a pubescent boy of short stature was improved with an orthodontic mandibular advancement oral appliance: a case report. J Clin Sleep Med 2015;11(1):75-76.

10. 中島隆敏. 上顎拡大の OSA に対する効果―偶然 OSA 治療中に並行して矯正治療をおこなった 1 症例―. 日本睡眠学会第42回定期学術集会, 2017.

11. Beebe DW. Neurobehavioral morbidity associated with disordered breathing during sleep in children: a comprehensive review. Sleep 2006;29(9):1115-1134.

12. Gozal D. Sleep-disordered breathing and school performance in children. Pediatrics 1998;102(3 Pt 1):616-620.

13. Gozal D, Pope DW Jr. Snoring during early childhood and academic performance at ages thirteen to fourteen years. Pediatrics 2001;107(6):1394-1399.

14. 杉山剛. 歯科から呼吸を考える―口呼吸，閉塞性睡眠時無呼吸症候群(OSAS) に対して歯科が知っておきたいこと. 第 1 回医科から考える呼吸が(小児の)全身に与える影響. 日本歯科評論 2016;76(4):103-111.

第2章　全身から考える早期治療の最前線

2 中顔面の発育を考える：副鼻腔の重要性

三谷　寧

1．歯科における中顔面の成長と副鼻腔

中顔面の劣成長をⅢ級不正咬合の原因として考えている研究者は枚挙にいとまがありません．Mew[1]や三谷[2]はⅠ級叢生やⅡ級に関してもこの領域の劣成長を指摘し，歯列弓の狭窄や歯の萌出スペースを失うばかりか，その特徴として顔面の垂直方向への成長を挙げています．岩崎[3]はⅡ級小児の上気道通気障害が長顔傾向の原因になり得ることを報告しています．この指摘は興味深く，Ⅱ級であっても中顔面の劣成長が存在することが示唆されているとも考えられます．しかしながら，こういった現象が遺伝によるものなのか環境によるのかは，まだ意見が分かれています．

一般的に，上顎の上部構造には鼻腔底を介した上顎洞とさらにその上に眼窩があり，上顎洞がちょうどその中間に位置しています．こういった構造は，当然ながら複合体を形成し連携しているので，ひとつの器官の形態的な偏移や異形は，周辺組織にもその応力が波及するため，骨格はその力に抵抗しながらリモデリングすると考えられます．

なかでも副鼻腔は，袋状の腔を形成するため周りの壁は硬組織ですが，中身は空気で満たされているので，応力変位を受けやすく形状が変化しやすいと考えられます．このことは，周辺組織にとっては緩衝領域として役立っているともいえますが，非生理的な過剰な外からの圧迫は，鼻腔と副鼻腔をつなぐ開口部を押しつぶしてしまうかもしれず，閉塞性慢性疾患の引き金になりかねないとも考えられます．

副鼻腔の役割は，いまだにはっきりとはわかっていませんが，一般的には，吸気の加温・加湿や音声の共鳴作用，換気排泄機能，頭の軽量化，脳頭蓋のダメージの緩衝などさまざまな役割が指摘されています．近年，コンピュータ断層撮影法や(CT)磁気共鳴画像(MRI)などの先端画像技術の発展によって，いままで可視できなかった領域の病態や構造が明らかになり，間接的に顔や口腔領域の骨格構造にかかわっていることが証明されつつあります．副鼻腔は歯科が直接担当しているわけではありませんが，咬合に何らかの影響を与えるものと考えられるため，この領域への理解は今後ますます必要になると思われます．とくに呼吸の問題は，副鼻腔の役割を抜きには論ずることはできません．副鼻腔の閉塞は，口呼吸の小児に多かれ少なかれ認められる現象で，このことが直接，中顔面の劣成長に関連すると考えられ，結果的に歯列弓の狭窄の問題と深く関係し，当然ながら歯の萌出スペースを失うため，不正咬合の温床となっていると思われます．

２．副鼻腔の解剖学的位置

　副鼻腔には上顎洞，篩骨洞，蝶形骨洞，前頭洞の４つの洞があり，内腔の粘膜は線毛上皮によって覆われ，自然孔によって鼻腔と連絡している三叉神経支配の臓器です．

　図1に示されるように[4]，副鼻腔は左図正面で前頭洞を頂点に篩骨洞があり，その下には上顎洞が広範囲に鼻腔全体を覆うように保護しているような形になっています．蝶形骨洞は正面からは確認できず，右図正中矢状面で確認でき下垂体を覆うように位置しています．この部位には脳底静脈叢があり，図2に示される蝶形骨洞の位置はちょうどこの静脈叢と接しているため，この洞を満たす吸気は脳のクーリングに役立つと考えられています[5,6]．

▶▶副鼻腔の解剖学的位置

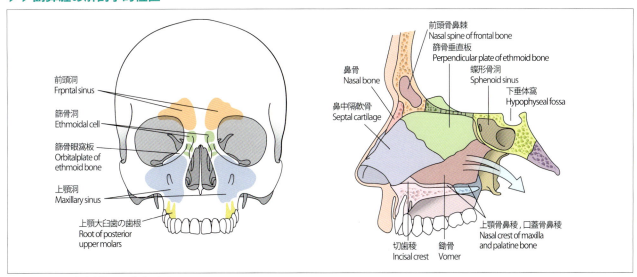

図1　グレイ解剖学より改変引用．

▶▶副鼻腔の矢状断面

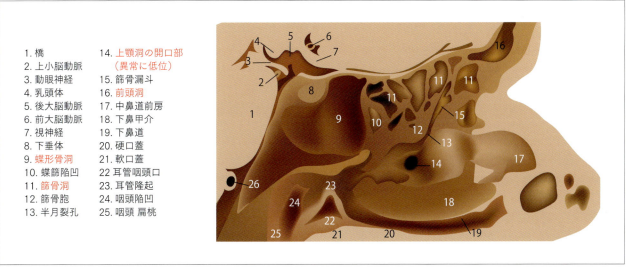

図2　R.M.H. McMinn & R.T. Hutchings 人体解剖アトラスより引用改変．

3. 副鼻腔の閉塞

鼻科と歯科との関係は，鼻腔と口蓋が1枚の板で仕切られているイメージですが，上顎口蓋複合体は，口腔と鼻腔の両方にまたがる組織で，歯科では口蓋となり鼻科では鼻腔底にあたります．この関係は，一方が狭ければもう片方も同様に狭窄する関係であることを意味し，上顎洞底の異形は口蓋に反映され鼻腔にも影響が及びます．

また，鼻腔の狭窄は解剖学的には切歯骨領域に影響が強く出ます．図3は歯科／耳鼻咽喉科の関連図が鼻閉を中心に示されたシェーマです．副鼻腔の閉塞は鼻閉の要因の1つとして考えられていますが，結果的に代償性の口呼吸へとつながり中顔面の劣成長を引き起こし[7,8]，開口は下顎を後方回転させて下顎角部が下咽頭を圧迫するため，頭を前傾させて気道を少しでも開けようとします[9]．こういった現象が自然孔を圧迫して換気排泄機能の低下をまねき，鼻副鼻腔の閉塞疾患の要因のひとつではないかとも考えられ，この一連の流れが骨格構造をリモデリングさせ，その一環に歯列不正の存在があると思われます．そういった意味では，歯科／耳鼻咽喉科の連携は不可欠です．

いったんリモデリングした骨格構造は成長と歩調を合わせて環境に適応し，その実態はさまざまな要因が輻輳し，どこまでが遺伝でどこまでが環境なのかを見極めるのは困難です．しかしながら，問題の一端が鼻副鼻腔にあるのは確かなようです．

▶▶鼻閉と歯科／耳鼻咽喉科との関連図

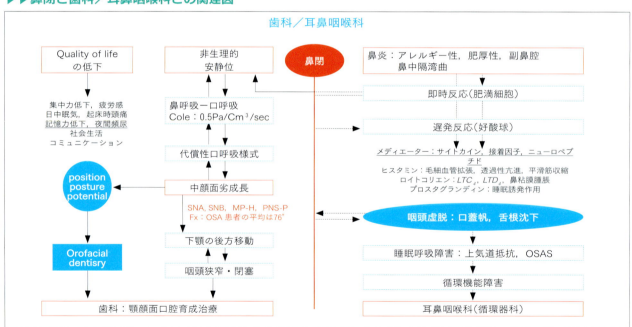

図3　鼻閉と歯科／耳鼻咽頭科との関連図．

4. 歯科に関係の深い副鼻腔の換気排泄機能

副鼻腔の役割のなかで，換気排泄機能はもっとも重要な機能のひとつであると考えられています．間島と坂倉[10]は，鼻腔と副鼻腔の生態防御に関して次のように述べています．

①鼻粘膜の有窓性毛細血管は洞様血管へと移行し，加湿と鼻粘膜の腫脹や収縮に関与．
②鼻腔の粘液線毛輸送機能にとって大切な湿度の維持．

▶▶副鼻腔の換気排泄機能

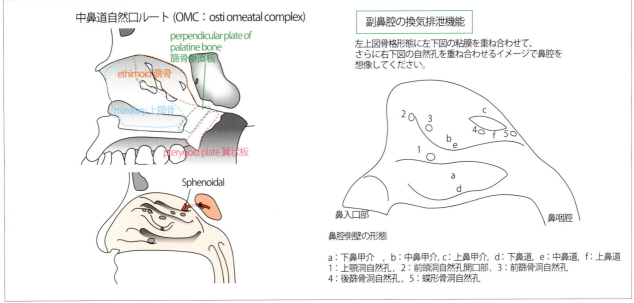

図4　副鼻腔の換気排泄機能（参考文献10より引用改変）．

③高いフィルター効果により鼻腔に沈着した粒子は粘膜層で捕足され，線毛運動によって鼻咽頭に運搬され，嚥下によって処理．

この粘液線毛輸送機能が，換気排泄にもっとも重要な機能と思われます．鼻腔・副鼻腔複合体の中鼻道自然口ルートは，副鼻腔から鼻腔へと連なる経路で前者と後者の間には図4右下で示すように，それぞれの副鼻腔から上顎洞自然孔，前頭洞自然孔，前篩骨洞自然孔，後篩骨洞自然孔，蝶形骨洞自然孔といった多くの自然孔が鼻腔とつながって，それぞれの洞内の不良物質を粘液線毛輸送機能によって自然孔を通じて鼻腔に運搬し処理しています[11]．この一連の機能を考えると，鼻腔・副鼻腔複合体はなくてはならない臓器であるに違いありません．

歯科でなじみの深い副鼻腔は上顎洞ですが，図2で示す上顎洞の開口部にあたる自然孔は，中鼻甲介の内側にある鉤状突起の裏側にあるため，通常はエンドスコープを使っても確認できません．洞内の粘膜線毛上皮は盃細胞から産生される粘液が線毛を覆い，線毛はその下で自然孔に向かう動きによって洞内に貯留している粘膜上の粉塵や腐敗物を自然孔に運搬して鼻腔に排泄しています．したがって，自然孔の閉塞は，鼻・副鼻腔閉塞疾患を考えるうえではきわめて重要であると考えられます．

5．鼻腔・副鼻腔開口部の閉塞と中顔面の前方成長

Enlow[12]は顔の成長について，図5に示すように中顔面を構成する上顎は前下方に成長し，中頭蓋窩の骨の大きさの増大は上顎複合体全体の前下方への著しい転移をもたらすと述べています．Kaseyら[13]は睡眠時無呼吸症候群の白人とアジア人との差について，肥満は白人よりアジア人が少なく，脳頭蓋底角はアジア人のほうが狭窄し低位舌で下顎角はハイアングルであると述べています．こういった骨格差は，中顔面の前方成長が十分でなければ当然のごとく後方にある咽頭領域が圧迫されて気道は浸食されることが考えられます[14]．

日本人に多く，約30〜40％は末期腎不全に至ると言われているIgA腎症について，川村[15]は北米で10％，ヨーロッパで20％，アジア・太平洋地域では30〜40％と報告し，地域的な偏りの原因は明らかではないと述べていますが，短頭型のアジア人にIgA

▶▶顔の成長

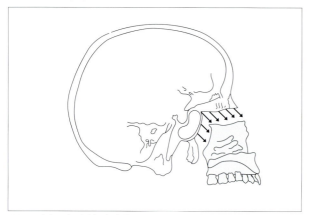

図5　顔の成長(参考文献12より引用).

▶▶白人とアジア人との違い

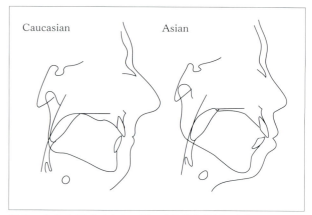

図6　白人とアジア人との違い(参考文献13より).

▶▶咽頭・喉頭構造図

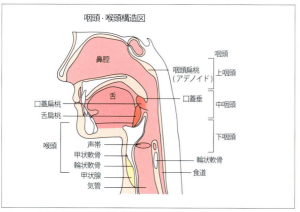

図7　咽頭・喉頭構造図(出典 www.kenko-msnet.jp より).
口(中)咽頭の位置が口腔領域に属することがわかる.

▶▶扁桃病巣感染二次疾患と考えられている疾患

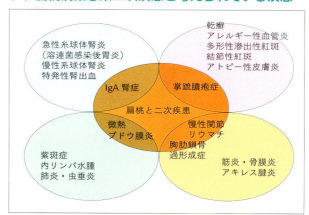

図8　IgA腎症根治治療ネットワークより．外界から生体を守るバリヤーと考えられている扁桃が，持続感染などで病巣と化し，生体の免疫異常を引き起こして，いろいろな症状・疾患の原因となっていることがわかっている．

腎症が多いことに言及しています．このことは頭蓋骨格の違いが関与している可能性があると考えられます．氷見ら[16]はウイルス性上気道炎について言及し，堀田[17]はIgA腎症では扁桃病巣感染を原因のひとつとして挙げ，扁桃摘出術とステロイド投与を組み合わせたステロイドパルス療法により良好な結果を得たと報告しています．**図7**は口(中)咽頭の位置が口腔領域に属することを示しています．

病巣感染の主要な領域が扁桃や鼻腔・副鼻腔，そして歯科疾患であることを考えると，この領域は複合体として相互に関連性を有することは明らかです．**図8**は扁桃病巣感染からの二次疾患と考えられるシェーマです．

Subtelny[18]は開咬の2症例を検討しました(**図9**)．

BはAよりも頭蓋の短縮を認め，結果的に矢状方向で長くなり下顎は後方回転しています．写真の右下に示す上顎模型からは，著しい口蓋の萎縮がみられ，鼻腔の縮小は容易に想像できます．この口蓋の幅径では舌は収まらず，口呼吸であったに違いありません．Lioneら[19]はデジタル上顎模型を使って口呼吸の子どもの口蓋の特徴を調べました．彼らは，歯列弓と犬歯間の幅径の狭窄と第二乳臼歯と第一大臼歯の高径の増大が認められたと述べています(**図10**)．

Soukiら[20]は，混合歯列期の口呼吸と鼻呼吸の子どもでは，前者は後者に比べて下顎の全長と下顎体が短縮され，下顔面高は増大し矢状面で垂直方向の成長が大きかったと述べ，骨格的な有意差を認めて

▶▶ Subtelnyによる開咬の症例の検討

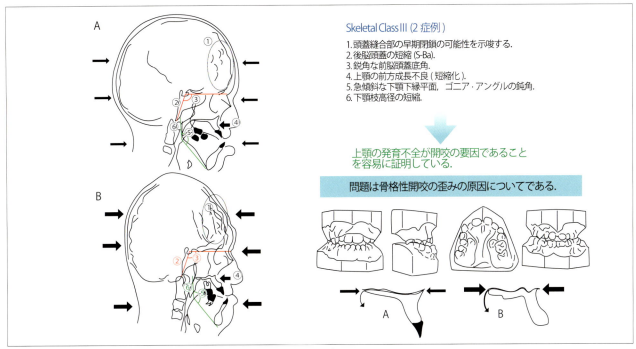

図9　Subtelnyによる開咬の症例の検討より（参考文献18より引用）．

▶▶ 口呼吸の子どもの口蓋

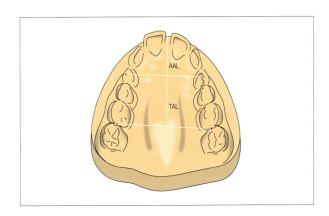

図10　口呼吸の子どもの口蓋（参考文献19より引用改変）．

▶▶ 口呼吸と鼻呼吸

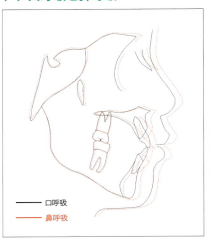

図11　口呼吸と鼻呼吸（参考文献20より引用）．

▶▶ 気道空隙の狭窄は頭頸部伸展によって代償される

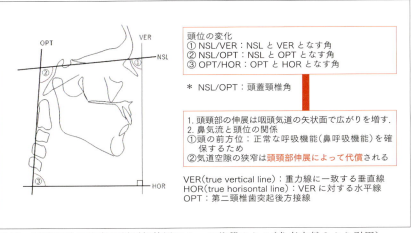

図12　気道空隙の狭窄は頭頸部伸展によって代償される（参考文献9より引用）．

▶▶軟組織ストレッチ仮説

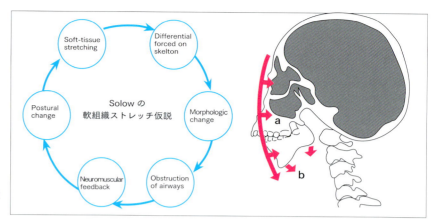

図13 軟組織ストレッチ仮説(参考文献22, 23より引用).

います(図11).

　Huggare[9]は頭を前傾させた頸部の伸展は，気道を開放するための代償性の頭位であることを指摘し(図12)，Tecco[21]は頭蓋頸椎角の大きな患者に口呼吸を認めるものが多いことに言及しています．

　SolowとKreiborg[22]，SolowとTallgren[23]は前方頭位が次々と他に影響を及ぼしていくカスケード効果について説明しています．彼らは顔の表情筋，すなわち軟組織が顔面骨格にどのように影響するかを示しました．はじめに前方頭位によって軟組織が伸張します．この時の表情筋の力のベクトルが図13に示されたaとbです．これらの力は部位によって差動力が生じ，この力が下顎骨を後方回転させながらリモデリングさせます．このとき下顎角は下咽頭を圧迫するために気道が閉塞されます．この状況は神経筋のフィードバック機構によって頭蓋頸椎角を大きくして，前方頭位を強めることで気道を開けようとします．結果的に頭を前のめりにさせた頭位の前傾姿勢が生じます．この一連の動きが時計の歯車が時を刻むように繰り返されますが，時間経過とともにその負荷は積載され，顔面骨格はさらにネガティブなリモデリングを強いられます．こういった現象が狭窄歯列弓の大きな原因のひとつと考えられます．

　こうしてみると中顔面の前方成長を促すには，頭蓋頸椎複合体を視野に入れるべきなのかもしれません．歯科でも鼻腔・副鼻腔閉塞疾患に関しては何らかのアプローチが必要なのは，このような現象を放置すると不正咬合を助長してしまうためと考えられます．

6. 鼻腔・副鼻腔複合体と自然孔の開放を視野に入れた拡大術：RAMPAセラピー

　Kimら[24]は世界を代表する上顎牽引の研究者たちの440の論文の結果を統合したメタアナリシスを実施し，共通した結果として，①SNBの減少あるいはその傾向，②下顎下縁平面角の増大，③下顔面高の増大，④上顎の後方回転(PNSの下方偏移)，⑤下顎の後方回転などを指摘しました．これらの特徴は，既存の上顎牽引術はすべて顔面高が増大するため顔が長くなってしまうことを示していました．図14は Right Angle Maxillary Protraction Appliance (RAMPA)の全体図です[25]．RAMPAセラピーの基本的な牽引ベクトルは，図14で示されるF1，F2のエラスティックで合成されるベクトルFx'とF3で得られるベクトルの総和Fxが牽引方向になります．このシステムは従来の上顎前方牽引とは異なり結果はほとんど逆になります．この装置を使用した場合は，右側貌で上顎は時計回りに回転し，下顎は反時計回りに回転するため，気道は広がる方向に誘導され顔面高は短縮されます．従来のシステムともっと

2 中顔面の発育を考える：副鼻腔の重要性

▶▶ RAMPA スリーヘッドタイプの装着図

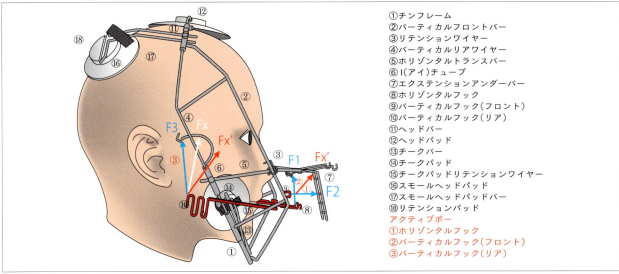

①チンフレーム
②バーティカルフロントバー
③リテンションワイヤー
④バーティカルリアワイヤー
⑤ホリゾンタルトランスバー
⑥I(アイ)チューブ
⑦エクステンションアンダーバー
⑧ホリゾンタルフック
⑨バーティカルフック（フロント）
⑩バーティカルフック（リア）
⑪ヘッドバー
⑫ヘッドパッド
⑬チークバー
⑭チークパッド
⑮チークパッドリテンションワイヤー
⑯スモールヘッドパッド
⑰スモールヘッドパッドバー
⑱リテンションパッド
アクティブボー
①ホリゾンタルフック
②バーティカルフック（フロント）
③バーティカルフック（リア）

図14　RAMPA スリーヘッドタイプの装着図.

▶▶▶ 症例 1：慢性鼻閉をともなう鼻中隔湾曲症

図15a　8歳2か月．初診時．

図15b　10歳3か月．初診時から2年1か月経過した写真．

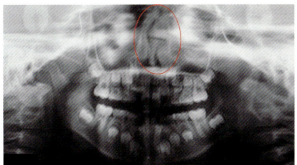

図15c　8歳2か月．幼年期より慢性鼻炎で頻繁に耳鼻科に通っていた患者で，左側への鼻中隔の過度な偏移を認める．

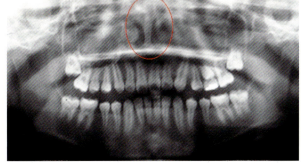

図15d　10歳3か月．拡大後鼻中隔の湾曲は改善している．

も異なる特徴はこの点で，上顎の後鼻棘（PNS）を前上方に持ち上げながら上顎を前方回転（時計回りの回転）させることにあります．さらにわれわれの調査で前脳頭蓋底の12～32％の長径の増大を認めたことは，この方法の優れた一面であると考えられます[26]．

図15a の患者は他院で抜歯を勧められましたが，知人の紹介で当院に8歳2か月で来院した女子です．図15c のパノラマエックス線写真からは，鼻中隔の左側への過度な湾曲が認められます．ご両親は，幼年期から慢性鼻炎がひどく，頻繁に耳鼻科に通院していることを心配なさっていました．鼻中隔湾曲は正常なものでもよく認められますが，患者はかかりつけの耳鼻科医より慢性鼻炎との診断を受けており，その既往歴から治療に踏み切った症例です．こういった症例では，審美的な問題よりも鼻腔閉塞の開放を最優先すべきで，診断に関しては耳鼻科との連

77

第2章 全身から考える早期治療の最前線

▶▶口腔内に装着された主な拡大装置

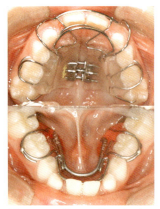
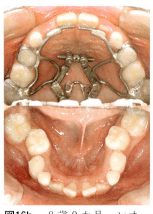
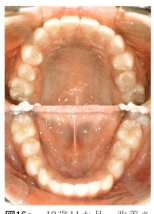
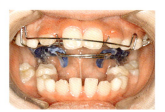

図16a　8歳4か月．上下バイオブロックステージ1．
図16b　8歳9か月．レオーネスパイダー改良型ダブルヒンジ．
図16c　12歳11か月．改善された歯列弓．
図16d　9歳1か月．リップシールを目的としたバイオブロック・ステージ3．

▶▶症例2：慢性副鼻腔炎を認めるⅠ級叢生不正咬合

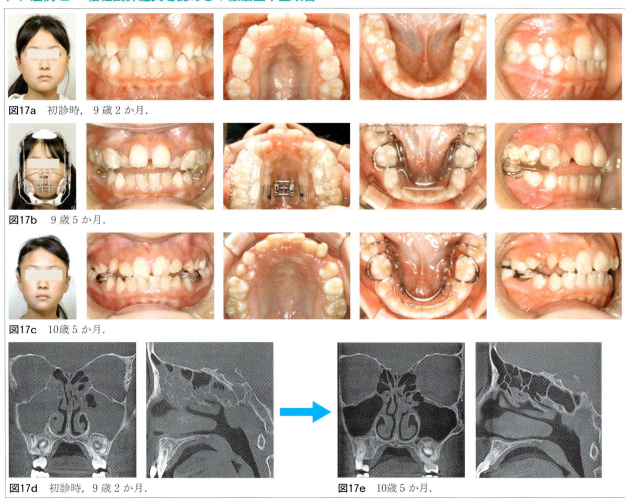

図17a　初診時，9歳2か月．
図17b　9歳5か月．
図17c　10歳5か月．
図17d　初診時，9歳2か月．
図17e　10歳5か月．

図17a〜e　10歳5か月の口腔内写真の歯列はまだ完成していないが，CT画像からは副鼻腔（上顎洞，前・後篩骨洞，蝶形骨洞）全域に認められた不透過像は，透過像へと改善し，この時点で患者とご家族はこの治療に理解を示した．

携が不可欠であることは言うまでもありません．**図15c**の8歳2か月と**図15d**の10歳3か月のパノラマエックス線写真の鼻中隔湾曲の改善に注目してください．この時点で頻繁に通っていた耳鼻科への受診は激減し，鼻閉感はなくなり母子ともに症状の改善を認めています．

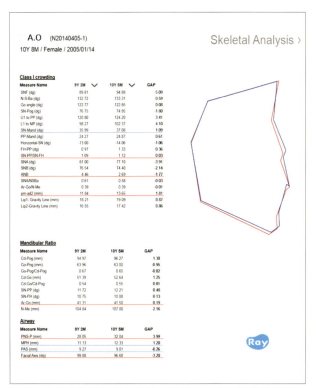

図18　9歳2か月と15か月後の頭部エックス線規格写真での重ね合わせと術前術後のギャップ．

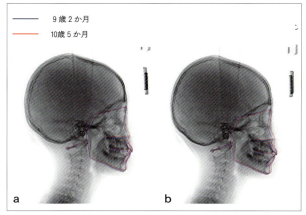

図19a, b　治療前後の側貌頭部エックス線規格写真．a：Sを基準にS-Nの重ね合わせ．b：環椎アトラスの前結節最突出点と後結節最突出点とを結んだ線で重ね合わせ．

　図17aの患者は，かかりつけ耳鼻科医から慢性副鼻腔炎と診断されて，知人の紹介で来院した初診時9歳2か月の女子です．初診時のCT画像では，副鼻腔全域にわたる不透過像が認められますが，RAMPA治療[26]による術後10歳5か月での副鼻腔の不透過像は透過像へと改善し，治療前は就寝時には口を開けていましたが治療後では口を結べるようになったとの母親からの説明を受けました．**図18, 19**の術前術後の頭部エックス線規格写真の分析のギャップでは，気道の幅径の増大が認められると同時に，歯列弓幅径と長径の両方で拡大が認められ中顔面が前方へ誘導されています．**図20**の3Dデータでは，初診時9歳2か月と10歳5か月の気道容積と表面積がそれぞ17720.62mm^{3}と15668.66mm^{2}から48978.53mm^{3}と29919.78mm^{2}に増大し，ボリュームは176％(2.76倍)，面積が91％(1.91倍)に増大したことを示しています．これはRAMPA治療によって自然孔の開放にともなう中鼻道自然ルートの換気排泄機能が向上し，鼻腔・副鼻腔の良好な開通の結果であると考えられます．初診時の状態では鼻呼吸は困難でした．こういった患者の呼吸様式は口呼吸を認めることが多く，結果的に中顔面の正しい成長が阻害されていると考えられます．

　図21の患者は，耳鼻科医より慢性蓄膿症と診断され，つねに舌を上下歯牙間に介在させた突出癖を認めます．治療はRAMPAセラピーによる鼻腔・副鼻腔の開通と不透過像の改善を目的とし，かかりつけの耳鼻科医と連携しながら進めました．初診時8歳5か月の(**図21a**)と治療終了時の11歳7か月(**図21b**)では，明らかに側貌が改善され，初診時にみられた舌突出癖はなくなっています．CT画像ではすべての副鼻腔の不透過像が透過像へと改善し，手術の可能性もあった患者ですが回避することができました．この患者の舌突出癖は蓄膿症が原因であったのかもしれません．こういった訴えをもつ子どもたちは多く，今後ますます歯科の役割が注目されると思われます．

第2章 全身から考える早期治療の最前線

▶▶初診時と治療開始15か月後の顔写真と上顎洞の合成写真

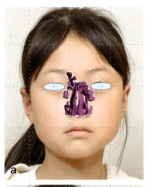
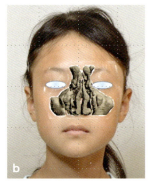
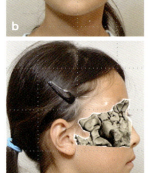
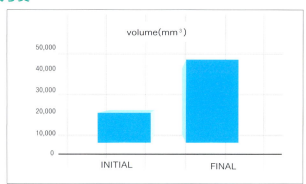
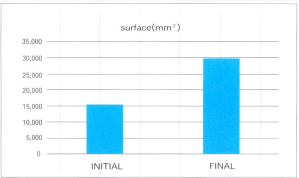

図20　初診時と治療開始15か月後の顔写真と上顎洞の合成写真，副鼻腔のボリュームと面積の増大に注目．

▶▶症例3：慢性蓄膿症

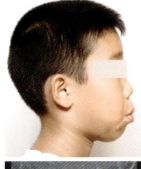
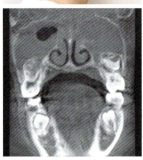
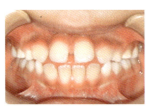
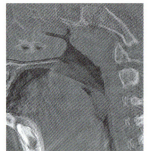
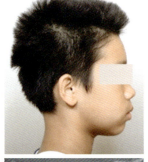
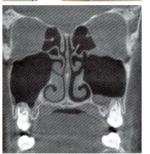
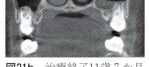
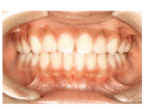
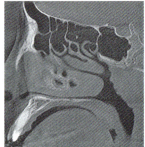

図21a　初診時8歳5か月，耳鼻科より慢性蓄膿症と診断された男子．

図21b　治療終了11歳7か月．

７．歯科における拡大療法

　歯科医師は耳鼻科領域に立ち入ることはできませんが，ヒトの身体は相互に関係しながら成り立っているのも事実です．とくに正しいかみ合わせは，健全な生活にはなくてはなりません．いまや社会問題化しつつある病巣感染の原因と考えられている歯周疾患は，成人のほとんどに蔓延しています．口呼吸が引き起こす不良咬合や不正咬合，そして上気道抵抗症候群は，いまや子どもたちの大半に認められます．こういった現実に歯科医師は，古くから行われている拡大療法を駆使できる立場にあります．拡大自体は賛否両論で多くの研究者が咽頭幅径の増大を報告していますが，反面，後戻りが起きたり代償性の前方頭位が認められることも指摘されています[21]．

　こういった問題が結果的に歯科界全体の論理的な統率力を欠いているのも事実です．しかしながら，臨床は多くの経験を反芻しながら発展するのも事実です．

　多くの子どもたちに見られる「お口ポカン」現象は，今では社会現象で発育空隙・霊長類空隙が認められる子どもたちはほとんどいません．このような子どもたちに蔓延している問題が，口呼吸に代表される鼻腔・副鼻腔・上顎複合体の発育不全による狭窄歯列だと考えられます．こういった子どもたちにとってもっとも求められる治療は，早期治療による後戻りのない生理的な環境を阻害しない拡大療法の確立だと考えられます．

参考文献

1. John Mew. The Cause and Cure of Malocclusion. London: Orthodontic Health Limited, 2013.

2. 三谷寧．連載 小児の顎顔面口腔育成治療 1 ～ 6．小児歯科臨床 2014：18（6 ～11）.

3. 岩崎智重．小児期の上気道通気障害がもたらす顎顔面歯列咬合形態への影響と小児歯科からの睡眠医療への貢献．小児歯科学雑誌 2016：54（1）：1 - 8．

4. Richard L. Drake, A. Wayne Vogl, Adam W. M. Mitchell, Richard M. Tibbitts, Paul E. Richardson（著）．塩田浩平（訳）．グレイ解剖学アトラス．東京：エゼビア・ジャパン，2008．

5. Peter H. Abrahams, Jonathan D. Spratt, Marios Loukas, Albert N. Van Schoor（著）．佐藤達夫（訳）．人体解剖カラーアトラス．東京：南江堂，1993．

6. Gallup AC, Hack GD. Human paranasal sinuses and selective brain cooling: a ventilation system activated by yawning? Med Hypotheses 2011 ; 77(6)：970 - 973.

7. Gungor AY, Turkkahraman H. Effects of airway problems on maxillary growth: a review. Eur J Dent 2009 ; 3 (3)：250 - 254.

8. Lampasso JD, Lampasso JG. Allergy, nasal obstruction, and occlusion. Semin Orthod 2004 ; 10(1)：39 - 44.

9. Huggare JA, Laine-Alava MT. Nasorespiratory function and head posture. Am J Orthod Dentofacial Orthop 1997 ; 112(5)：507 - 511.

10. 間島雄一，坂倉康夫．呼吸器科医師のための鼻腔・副鼻腔の病態生理と慢性副鼻腔炎．2.生体防御における鼻腔・副鼻腔の役割．日胸 1996年11月増刊．

11. 寺田哲也，北川美和，中村雅宏，藤沢俊二，竹中洋．副鼻腔自然口開大処置の重要性—中鼻道開大処置の有用性についての臨床的検討—．日鼻誌 2002；41（2）：132 - 136．

12. Donald Enlow. Handbook of Facial Growth. St. Louis：W B Saunders Co, 1975.

13. Li KK, Powell NB, Kushida C, Riley RW, Adornato B, Guilleminault C. A comparison of Asian and white patients with obstructive sleep apnea syndrome. Laryngoscope 1999 ; 109(12)：1937 - 1940.

14. Opdebeeck H, Bell WH, Eisenfeld J, Mishelevich D. Comparative study between the SFS and LFS rotation as a possible morphogenic mechanism. Am J Orthod 1978 ; 74(5)：509 - 521.

15. 川村哲也．原発性糸球体疾患— IgA 腎症を中心に—．日腎会誌 2002；44（7）：700 - 709．

16. 氷見徹夫，高野賢一，大國毅，小笠原徳子，正木智之，小幡和史，堤裕幸，小島隆，澤田典均，横田伸一．ウイルス性上気道炎での免疫応答と鼻粘膜上皮の役割．耳展 2013；56（4）：162 - 177．

17. 堀田修．IgA 腎症と扁桃摘出：病巣感染のメカニズム．日本脊椎関節炎学会誌 2011；3（1）：69 - 76．

18. Subtelny JD, Sakuda M. Open-bite: Diagnosis and treatment. Am J Orthod. 1964 ; 50(5)：337 - 358.

19. Lione R, Buongiorno M, Franchi L, Cozza P. Evaluation of maxillary arch dimensions and palatal morphology in mouth-breathing children by using digital dental casts. Int J Pediatr Otorhinolaryngol 2014 ; 78(1)：91 - 95.

20. Souki BQ, Lopes PB, Pereira TB, Franco LP, Becker HM, Oliveira DD. Mouth breathing children and cephalometric pattern: does the stage of dental development matter? Int J Pediatr Otorhinolaryngol 2012 ; 76(6)：837 - 841.

21. Tecco S, Caputi S, Festa F. Evaluation of cervical posture following palatal expansion: a 12-month follow-up controlled study. Eur J Orthod 2007 ; 29(1)：45 - 51.

22. Solow B, Kreiborg S. Soft-tissue stretching: a possible control factor in craniofacial morphogenesis. Scand J Dent Res 1977 ; 85(6)：505 - 507.

23. Solow B, Tallgren A. Dentoalveolar morphology in relation to craniocervical posture. Angle Orthod 1977 ; 47(3)：157 - 164.

24. Kim JH, Viana MA, Graber TM, Omerza FF, BeGole EA. The effectiveness of protraction face mask therapy: a meta-analysis. Am J Orthod Dentofacial Orthop 1999 ; 115(6)：675 - 685.

25. 町田幸雄（監）．関崎和夫，里見優（編著）．これでわかる！ 各種矯正装置の特徴と使い方.顎顔面列の成長発育を利用した咬合誘導．東京：ヒョーロン・パブリッシャーズ，2017．

26. Mitani Y, Banabilh SM, Singh GD. Craniofacial changes in patients with Class III malocclusion treated with the RAMPA system. Int J Orthod Milwaukee 2010 ; 21(2)：19 - 25.

第2章　全身から考える早期治療の最前線

3 足育からめざす 口腔機能の育成

西川岳儀・小石　剛

1．はじめに

　口腔と隣接器官の主な機能である呼吸・咀嚼・嚥下は口腔周囲筋の活動の連携によって行われています．複雑に制御された呼吸，摂食・嚥下機能の連携は出生時に備わっているものではなく，出生後に進む運動能力の発達とともに獲得されていくといわれています[1]．すなわち口腔機能と身体機能の発達は密接な関連があると考えられています．

　このような全身の運動機能との相互作用を考えると，近年の子どもの運動機能の低下が口腔機能に与える影響が危惧されます．文部科学省ではこのような子どもの体力低下の原因として，国民意識の問題，子どもの生活全体の変化，生活の利便化による運動の要素の減少，スポーツや外遊びに不可欠な要素の減少を挙げ，意識改革を呼びかけています（文部科学省中央教育審議会）．

　そこで，筆者は口腔機能の発達を支援するための試みとして，全身の筋活動，とくに姿勢に着目して，改善のためのアプローチを実践してきました．本稿では，その理論背景と現状での成果を供覧したいと思います．

2．口腔機能の発達と姿勢

　立位姿勢をとる身体構造がヒト特有の動作の型を生み，姿勢保持の仕方がその後に続く動作と密接に関連していることが指摘されています[2]．立位姿勢の保持に働く筋は抗重力筋と呼ばれ，中枢からのフィードバックにより制御されて動きによる重心のずれをつねに補正しています（**図1**）．

　抗重力筋の体幹を構成する筋は，出生後，睡眠姿勢から歩行へと進む運動機能の発達に従って徐々に鍛えられるといわれています．Ronaら[2]は，「姿勢とは，多くの感覚入力とさまざまなコントロール機構の結果なのである」とし，「姿勢のコントロールシステムは，生後すぐから発達し，生涯持続する．姿勢反応は最初に頭部や頸部で，それから徐々に体幹や下肢に出現し頭-尾方向に発達するようである」と述べています．さらに「姿勢の制御が改善され，頭部・頸部・肩甲帯，体幹・骨盤・股関節の筋群の

▶▶**抗重力筋**

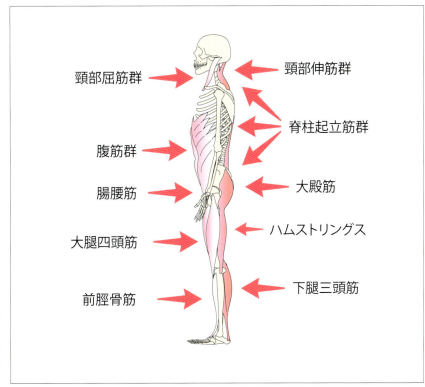

図1 抗重力筋とは地球の重力に対して坐位や立位時に無意識に姿勢を保持・補正する際に働く筋肉のことである．新生児には抗重力筋は発達していないが抗重力的な運動機能の発達とともに呼吸機能の効率的変化が生じる．

活動を得るほど，乳児はよりいっそう活発で協調した顎・舌・口唇運動を背臥位，腹臥位，坐位，立位といった姿勢のなかで経験するようになる」と述べています[2]．基本的な身体機能の段階的な発育が，立位姿勢の確立にとってもっとも重要であると考えられていると同時に，口腔機能の発達も姿勢の確立と密接に関連していることが理解できます．

3．呼吸と姿勢

　生後約1年の間に身体機能と口腔機能の著しい発育が進みますが，呼吸機能もまた身体機能の発達とともに変化することが知られています．新生児では鼻呼吸，腹式呼吸であるのが特徴で，吸気の際は主に横隔膜が使われています．肋骨，胸骨，胸椎からなる胸郭は新生児期には円筒状で上部にありますが，生後3～5か月までに上肢の発達によって腹臥位で頭部を挙上し重心移動を行い，抗重力的な運動が増加することにより，胸郭は劇的に下降して平たい輪郭を示すようになります．

　その後も月齢が進むと，体位の変換が活発になって腹部筋の使用が増して胸郭はより下方に引き伸ばされ，より強い腹腔内圧が生じ，その結果吸息を行う横隔膜の収縮はより効率的になるとされています．これに肋間筋の働きが加わり，より成熟した呼吸パターンとなっていきます[2]．このように呼吸機能の発達は，抗重力筋が賦活されて進む姿勢の発達と密接に関連付けられることがわかります．

第2章　全身から考える早期治療の最前線

▶▶足指の変形と姿勢

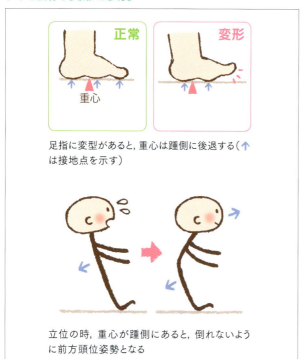

図2　足指の変形が生じていると重心は後退し，後ろへ倒れないように頭を前に出す（前方頭位）姿勢をとる（歯科衛生士2016年11月号P.51より引用）．

図4　左は足指に変形がある状態で，補償作用によって姿勢に傾きを生じている．右は足指の変形を矯正する靴下を履いたことで，姿勢の即時改善がみられている．足指の接地が姿勢と関連があることが推察される．

▶▶前方頭位姿勢と開口筋

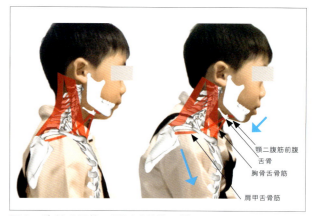

図3　胸骨舌骨筋や肩甲舌骨筋の働きにより舌骨が下方へ引かれると，顎二腹筋前腹の働きにより低位舌や口呼吸が誘発される（歯科衛生士2016年11月号P.51より引用）．

▶▶足底接地と姿勢

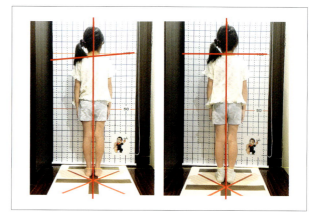

4．足の接地と姿勢

　前に述べたように立位では重い頭部を支えて姿勢を保つために抗重力筋の働きが重要になります[2]．姿勢調節には，迷路性反射，頸反射，および腰反射が重要な働きをなしているといわれています．また，立位姿勢の安定性を規定する大きな要因として，足部における足圧中心位置が挙げられており[3]，足底接地も姿勢の安定性に関連していると考えられています．

　平沢は足圧中心位置と接地足掌面との関連から，楽な立位姿勢では足指が働いていないが，前傾姿勢では足指が姿勢保持に関与するとしており，これらのことから立位姿勢保持のための足部の機能的役割は大きく，足圧中心位置によって立位姿勢の保持機構の作用様式が変化することが理解できるとしています[3]．足指に問題があると足圧中心位置が踵側に後退し，それにより補償作用が生じて前方頭位姿勢となると考えられています（図2）．そして前方頭位姿勢では舌骨下筋（肩甲舌骨筋，胸骨舌骨筋など）の作用により舌骨が下制され低位舌となります（図3）．前方頭位では咬合系に補償作用が生じることが報告されています[4]．姿勢の左右的傾きもまた，足底接地の影響を受けます．片側の足指に変形がある場合には接地に左右差を生じ，肩位置・骨盤の左右差となって現れます．このような場合に足指の変形を矯

▶▶姿勢と呼吸のしやすさ

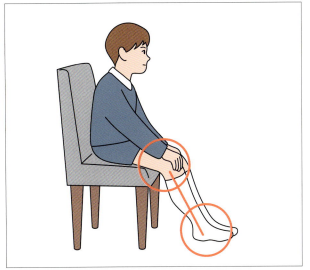

図5a 足を膝より前に出して座ると足底は非接地状態となり，骨盤は倒れ，仙骨で座る姿勢となり顎が上がる．

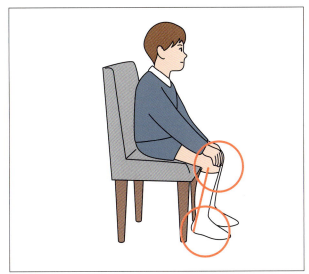

図5b 対照的に体重がしっかり足裏に加わるように足底接地すると自然と骨盤は起き上がり，坐骨で座る姿勢となり顎を引いた姿勢となる．

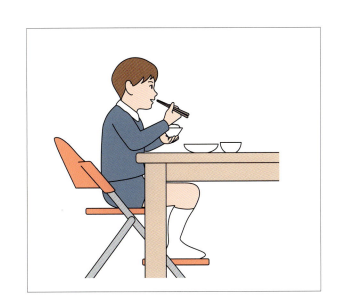

図5c 食事の際の足の接地が頭位，姿勢に影響を与えて咀嚼・嚥下に問題が生じる．小児の食事の環境づくりは重要であり，歯科従事者が指導する必要性がある．

正する靴下を着用すると，姿勢の左右差の即時改善が観察されます（図4）．

また，姿勢の補償作用は坐位であっても生じます．日常生活で坐位で過ごす時間も長いことから，正しく座ることへの意識も重要であると考えられます．

たとえば図5aのように踵が膝より前方に出ると足の接地が不十分となり，胸骨の位置が下がって横隔膜の動きが妨げられて呼吸が浅くなりやすい姿勢になります．同時に胸骨とつながる舌骨下筋も影響を受け，舌骨が下がり下顎が後方に回転する傾向が生じます．

これと比較して図5bのように足底が接地した姿勢では胸骨が上がることにより横隔膜の動きが良くなり，効率の良い呼吸が可能になります．同時に舌骨も挙上されるため舌も挙上しやすくなると考えられます．

また，食事における姿勢が摂食・嚥下に与える影響も大きいと考えられます．小児の場合は成長によって足底接地の状況が変わっていきますので，つねに姿勢の良い状態で食事できるように環境を整えること，すなわち姿勢を安定させるために足底が接地するような配慮が必要であると言えます（図5c）．

第2章 全身から考える早期治療の最前線

▶▶足指のストレッチ

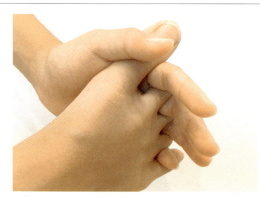
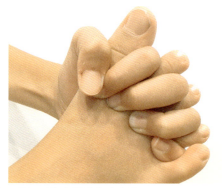

足指の間の根本まで手指を入れ込み，足指の股にあるツボを刺激し，リンパや血流を良くする

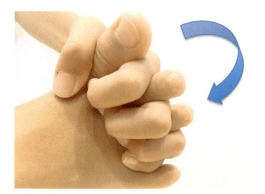
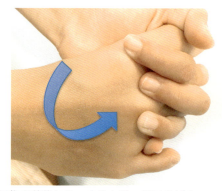

手指で各足指を挟み込むことによって足指の側面までも刺激し，足指を前後にゆっくりと10〜20回曲げる

図6

5．口腔機能の発達支援と足育

　これまでに述べたように，歯科の専門領域である摂食・咀嚼・嚥下といった口腔機能の発育支援を行うにあたって，視野を全身に向けることも必要であると考えています．「木を見て森を見ず」ということばがありますが，筆者は「木を見て森を見る」という視点を心がけています．そのためには，小児期にあってはまず日常生活における姿勢について注意を払い，口腔機能に影響を及ぼすと考えられる不良姿勢については改善指導を行うことも歯科保健指導の一環であると考えてよいのではないかと思っています．

　その1つのアプローチとして足の接地への配慮を筆者は「足育」として提案しています．足底接地に問題を起こす足指の変形に対して，具体的な方法として足指のストレッチ（図6），矯正靴下の着用の指導，靴の履き方の指導を行っています[5]．

　足底接地の状態は肉眼では判断しにくいため，フットプリンター（図7）やピドスコープ（図8）を使用して評価します．ピドスコープでは足踏みのような動作時の足の接地の状態も確認することができます．これらの方法により足底接地の状況を記録して改善のため足指のストレッチを行い，接地状態の変化を比較すると，ストレッチによって足指の接地の改善が行われたことがわかります（図7，8a，b）．

　また，足指ストレッチによる足底接地の改善の前後で鼻腔通気抵抗の測定をアンテリオール法で行い，比較を行いました．その結果，足指のストレッチ後では鼻腔通気度が向上する傾向が認められ，足底接地と呼吸が関連する可能性が推察されました（図8c）[6]．

　それでは，どのような根拠で足底接地と呼吸が関連づけられるのでしょうか．筆者は「アナトミー・トレイン」[7]という概念で説明できるのではないか

▶▶足底接地の評価と推察

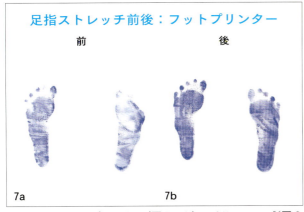

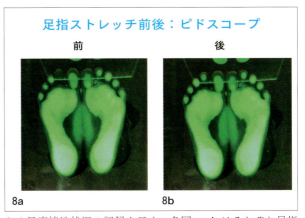

図7, 8 フットプリンター(図7 a, b), ピドスコープ(図8 a, b)による足底接地状況の記録を示す. 各図 a, b はそれぞれ足指ストレッチの前後であり, 双方の記録にてストレッチ前後を比較して足指の接地が改善されていることがわかる.

図8 c 足指のストレッチをして足底接地を改善した状態とそうでない状態の鼻腔通気抵抗を比較した. 7例の被検者に対して行った測定において, すべての被検者でストレッチ後の数値が高くなり, これによって足底接地を改善することによって鼻腔通気度が向上する傾向があるものと推察された.

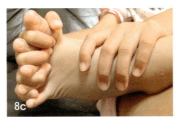
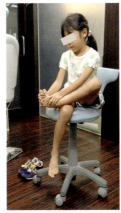
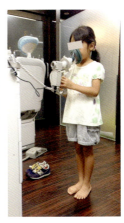

と考えます. この仮説は, 筋それぞれがどのように機能していても, 筋膜網内で機能的に統合された全身の連続体に影響を及ぼすという考え方です. 標準的な解剖学では個々の筋について分離して機能を表すのに対し, この仮説ではすべてが連続しているという考えによって説明されます. この筋筋膜の連続性を経線(line)という言葉で表し, 12の経線が存在しているとされます(以下,「アナトミートレイン」から引用)[7].

6. 足底接地と呼吸

たとえば Superficial Back Line(SBL)は足底から膝裏など下肢後面を仙骨まで上行し, さらに頭蓋後面まで走り, 頭頂を越えて前頭部に達するラインをいいます. よって顎が上がると膝が曲がり足指が曲がる仕組みとなっています(図9). また Superficial Front Line(SFL)は足指の先端から下肢前面まで走り, 体幹を胸骨上端まで上行し, 頸部側面に沿って頭蓋後面に達するラインをいいます. よって足指や膝を伸ばすと頭位が安定する仕組みとなっています(図10).

そして Deep Front Line(DFL)では身体筋膜構成の中心を形成するとされます. 足底深層に起始し, 下腿部後面と膝後部を上行し大腿に入り, 股関節, 骨盤, 腰椎の前面を通過し, 腰筋 - 横隔膜接合部

▶▶矢状方向の姿勢バランス

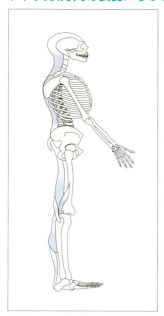

図9 SBLは足底から膝裏，頭頂を越えて前頭部まで続くライン（参考文献7より改変引用）．

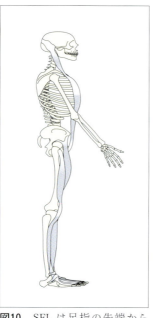

図10 SFLは足指の先端から下肢前面を通り，頸部側面に沿って頭蓋後面まで続くライン（参考文献7より改変引用）．

▶▶DFLを剖出した標本

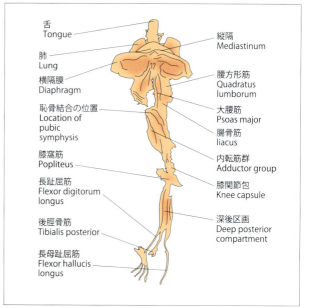

図11 DFLを剖出した標本．足趾から腰筋を通って舌まで続く組織の連続を示す（参考文献7より改変引用）．

から胸郭を上行し，神経頭蓋と顔面頭蓋の下面で終止すると解説されています．このように足底部から頭部に至るまで筋筋膜の連続したネットワークが存在することから，ある部位の筋の作用が離れた部位の筋機能に影響を与えると考えられています（図11）．

足底について見ると，人間の足指は5趾あり，うち第1～3趾は関節数が多く，足首の骨である距骨とつながるため「動きの骨」とされ，第4～5趾は関節数が少なく踵の骨である踵骨とつながるため「支える骨」とされています．足指ストレッチにより足底深部にある第1趾の長母趾屈筋を動かすと第2～5趾の長趾屈筋も動く構造となっており，これらの筋は内顆を通って脛骨・腓骨に沿って膝窩筋膜や膝関節包へとつながるため起始である足指が曲がると膝も曲がります．膝からは前面と後面に二分され，前面は長内転筋や短内転筋を通って恥骨につながり，

背骨と骨盤をつなぐ大腰筋は横隔膜と連結し，胸内筋膜 - 胸骨柄を通って舌骨下筋 - 舌骨 - 下顎骨へとつながります．後面は大内転筋を通って坐骨につながり骨盤底筋群 - 尾骨 - 前縦靱帯を通って後頭骨につながります．

このようにして，足指の問題は筋筋膜の経線を介して姿勢に補償作用を生じると考えられ，さらに姿勢筋の補償作用によって胸郭・横隔膜，さらに舌の機能に影響を与えると考えられます．また，舌が挙上され，上顎前歯背面に位置することにより姿勢の安定性が向上したという報告があり，相互作用を裏付けていると考えられます[8]．

ただし鼻腔通気度の改善に関しては中枢性の要素も関連があるため，決してこの仮説だけで説明はできません．今後さらなる検討が必要であると考えられます．

▶▶生命活動の3S

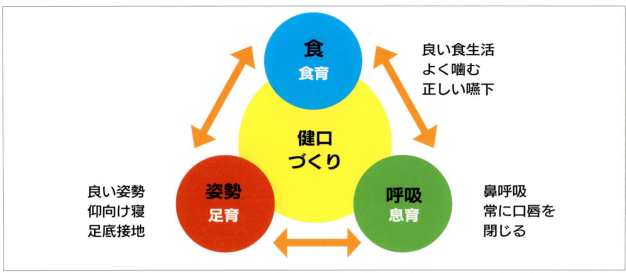

図12 生命活動の3S．正しく咀嚼し嚥下するためには鼻呼吸と頭頸部の安定した良い姿勢が欠かせず，摂食・嚥下機能は呼吸と姿勢の下支えがあって正しく機能する．食育でよく噛み正しく嚥下するとともに呼吸や姿勢を育もう．息育で鼻呼吸とともに食や姿勢を育もう．足育で足底接地とともに食や呼吸を育もう．

7．まとめ：口腔機能の発達を支援するために

　健全な歯列咬合の育成のためには，新生児期からの発達への理解と養育者へのケアが必要であることは明らかです．姿勢や呼吸機能が顎口腔系の成長発育を導く大きな要素であることを考えるならば，私たち歯科専門職にあっても，全身を視野に入れて知識をもち，考え，適切なアドバイスを与えることが支援の1つであると考えられます．

　本稿では口腔機能発育支援の1つのアプローチとして，姿勢改善の必要性と足底接地改善の具体的な方法について筆者の考えを述べました．まだエビデンスの少ない分野であり，検討すべき課題は多いと考えていますが，このような歯科専門職の早期から

の適切な介入が，小児に対して口腔機能のみならず全身の身体機能の発達の向上に貢献することを信じて，生命活動の3S：（食育・息育・足育）として今後も提唱していきたいと思っています（図12）．

　加えて，冒頭で述べたように口腔機能の発達低下に至る背景が生活様式の変化をもたらす社会現象にもあるとすれば，歯科のみのアプローチで改善することは困難です．保護者はもとより，保育士や管理栄養士，教育者など，小児にかかわる地域の多職種とともに力を合わせて，ともに問題を共有し，ともに学び，小児たちの口腔機能の発達支援に取り組むことが必要であると考えています．

参考文献

1. 大河内昌子，向井美惠．乳児期における摂食機能発達に関する検討‐摂食機能と発達年齢との関連について‐．小児歯誌 2003；41(5)：869-879．
2. Rona Alexander, Regi Bohme, Barbara Cupps（編著）．誕生から1歳まで　機能的姿勢‐運動スキルの発達，高橋智宏（監訳）．東京：共同医書出版，1998．
3. 藤原勝夫，池上晴夫．足圧中心位置と立位姿勢の安定性との関係について．体育学研究 1981；26(2)：137-147．
4. Ansar J, Maheshwari S, Verma SK, Singh RK, Agarwal DK, Bhattacharya P. Soft tissue airway dimensions and craniocervical posture in subjects with different growth patterns. Angle Orthod 2015；85(4)：604-610．
5. 西川岳儀（著）．松藤文男，松藤克也（監修）．人生が変わる！足指スローストレッチ．東京：実業乃日本社，2015．
6. 西川岳儀ら．足裏・足指の接地と鼻腔通気度の変化．小児歯誌 2015；53(2)：281．
7. Thomas W.Myers. 板場英行（訳）．アナトミー・トレイン‐徒手運動療法のための筋筋膜経線．第3版．東京：医学書院，2016．
8. Alghadir AH, Zafar H, Iqbal ZA. Effect of tongue position on postural stability during quiet standing in healthy young males. Somatosens Mot Res 2015；32(3)：183-186．

第2章　全身から考える早期治療の最前線

❹ MFT 最前線

清水清恵

1．はじめに

　世界に誇る長寿大国，日本ではありますが昨今の健康ブームの背景には平均寿命と健康寿命の格差に，社会としても個人としてもより大きな不安があるがゆえのことと思います．生涯，食べる喜び，話す楽しみに不自由することなく健康に長生きするためにはどうしたら良いかが社会全体の大きな課題となり，そのためには健全な口腔の形態だけでなく機能の維持も不可欠であることに皆が気付き始め，口腔機能への関心が年々高まってきているように感じます．

　厚生労働省で行っている乳幼児の栄養調査では子どもの食べ方に関する悩みは調査年ごとに増えています[1]．開口癖に関しても "お口ポカン" という言葉がすっかり認知されるくらい一般的になりました．

　口腔筋機能療法（Myofunctional Therapy：MFT）は歯科領域では唯一とも言える機能に対するアプローチ法であり，広範囲な口腔周囲筋群をその対象としているため，さまざまな領域で応用が始まっています．しかし，時折，それは MFT に期待するべき効果かな？　と首を傾げたくなるような事例を耳にすることも増えています．また，適応症でないから効果が出ていないのに，MFT そのものの効果が疑われるという，残念な場面にも遭遇します．

　本稿では，MFT の最前線をお話しするにあたって，まず，MFT の根幹となる「なぜ MFT が開発されたか」，というところから最新情報の解説までさせていただきます．

2．MFT の歴史

　MFT とは「歯列を取り巻く口腔周囲筋の機能を改善する訓練法」として定義されている[2]ように，口腔周囲筋の歯列への悪影響に悩む矯正歯科臨床上のニーズから開発され，発展をしてきました．近代矯正歯科学の父，Edward Angle は舌や口唇の悪い癖は不正咬合の原因の1つであり，また，それらの克

服なしに矯正治療の成功はないと自身の著書で述べています[3]．具体的な訓練法を数多く開発した矯正歯科医の Rogers は矯正装置の使用を最小限にし，筋訓練法[4]を取り入れて筋肉の力を活用することを提唱しました．Rogers の訓練法と "口腔周囲筋の調和が咬合の安定には必要である" という考え方は

90

▶▶ MFTのゴール

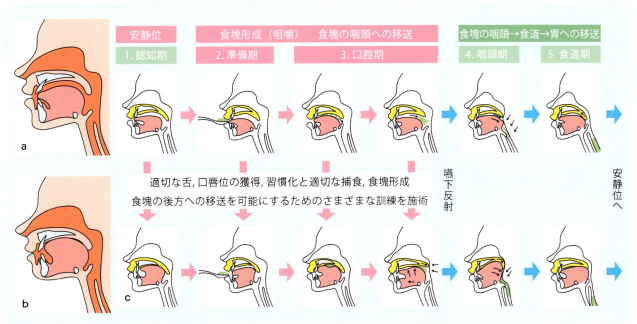

図1a 間違った舌位・口唇位；安静時に舌全体が口蓋についていない（低位舌，歯と歯の間に挟むなど），口唇が離開している．
図1b 正しい舌位・口唇位；安静時に舌全体は口蓋につき，口唇はリラックスし閉鎖．
図1c 摂食嚥下機能にアプローチするMFTにおいては摂食嚥下の5期モデルの理解は欠かせない．MFTが関与できる部分は桃色で示している．MFTでは準備期で適切な捕食と食塊形成を，そして口腔期で舌を口蓋に押し付けて食塊を咽頭部へ移送できるようにし，舌を突出させることなく嚥下する嚥下様式を学習させる．MFTが開発された当初は嚥下様式の改善に重きを置いていたが，現在では安静時の適切な口唇位，舌位を含めたトータルプロセスの改善をゴールとしている[9]．

日本，欧州へも伝わりました．その後，歯列不正のある子どもは，口腔周囲筋を歪ませて異様な食べ方をしていることに気がついた矯正歯科医のTrusdellらが異常な嚥下様式が異常な形態を引き起こす可能性があると，1937年に嚥下様式と不正咬合の関係について言及[5]すると，反射である嚥下が訓練で変えられるかどうかという論争が長く続きます．その一方で，臨床の現場ではこの異常な嚥下様式であるTongue Thrust（異常嚥下癖，舌突出癖とも呼ばれる）を改善するための訓練が実施され，1962年に矯正歯科医のStraubが言語聴覚士のBarrettと共同で開発した現在のMFTの原型である訓練法とそのプログラムを発表しました[6]．さらに1974年にBarrettとUtah大学のHanson教授がOral Myofunctional Disorders[7]を出版し，より近代的な口腔筋機能療法（MFT）が広く普及しました．BarrettはMFTによって障がい児の異常嚥下様式を改善することに成功し，嚥下様式の改善ができることを確認しました．このような過程を経てMFTはTongue Thrust（異常嚥下癖，舌突出癖）の改善に重きを置き行われてきました．しかし近年，安静時における舌や口唇の位置の

ほうが歯列，顎骨形態に与える影響は大きい[8]と言われるようになり，口唇や舌の正しい姿勢位（**図1a, b**）の獲得をゴールとするようになりました．ただし，正しい口唇位や舌位がゴールになったとは言っても，口唇位と舌位の訓練だけで十分というわけではありません．Barrettに師事し，長年日本でMFTの指導に当たった言語聴覚士，筋機能療法士のWilliam E. Zickefooseは「捕食から咀嚼嚥下の理にかなった動作：適切な食べ方（**図1c**）の獲得，そして呼吸，発音，表情まで含めた口腔周囲筋全体の調和を図ることで初めて正しい口唇位や舌位の獲得，習慣化も可能になるのであり，トータルプロセスへのアプローチが必須である」と説いています．そしてMFTの対象も口腔筋機能障害と表現されるようになりました[9]．さらに，機能と形態，年齢には深い関係があり，年齢と形態の状況如何では機能の問題をMFTだけでは改善できずに，形態の改善が必要になることもあります．たとえば**症例1〜3（図2〜4）**のように口唇閉鎖不全ひとつとってもその原因はさまざまで，包括的な診査診断の下で対応することが重要です．

さて，エビデンスに乏しいと言われ続けたMFT

第2章　全身から考える早期治療の最前線

▶▶症例1：耳鼻咽喉科疾患の治療＋反対咬合の治療＋MFT

- **患児**：5歳2か月，男児．
- **主訴**：アデノイド・扁桃肥大（ATH），鼻アレルギーなどの耳鼻咽喉疾患あり，口唇閉鎖不全，Tongue Thrust あり，Skeletal III，前歯部反対咬合，近心階段型咬合．

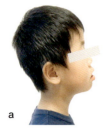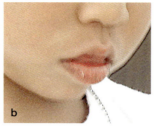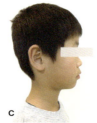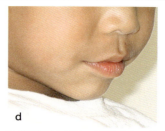

図2a 5歳2か月．つねに顎を上にあげた頭位で開口．
図2b 遊びに集中している際，口唇の間に舌を挟んでいる様子．
図2c,d 7歳0か月．耳鼻咽喉科疾患，反対咬合の治療，MFTにより自然な頭位での口唇閉鎖が可能となっている．遊びに集中している時も口唇閉鎖をしている様子．

▶▶症例2：MFTのみ

- **患児**：7歳2か月，女児．
- **主訴**：耳鼻咽喉科疾患なし，口唇閉鎖不全，Tongue Thrust あり，Skeletal Class I，Angle Class I．

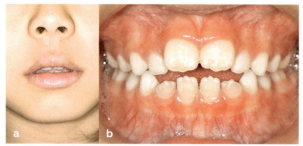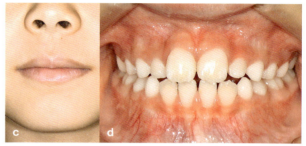

図3a,b 7歳2か月．口唇閉鎖不全，低位舌，前歯部開咬．
図3b,c 7歳8か月．MFTにより嚥下時の舌突出癖，開咬が改善．それにともない口唇閉鎖も可能となった．

▶▶症例3：上顎前突の治療＋MFT

- **患児**：8歳2か月，女児．
- **主訴**：ATHはあるが生理的範囲内としてOBS，口唇閉鎖不全，Tongue Thrust あり．Skeletal Class II，Div II，Angle Class II，上下顎狭窄歯列．

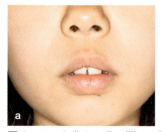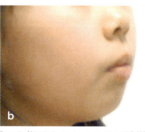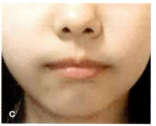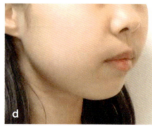

図4a,b 8歳2か月．開口・閉口を指示するとつねに口腔周囲筋に過緊張を認める．
図4c,d 10歳4か月．上顎の側方拡大，下顎歯列のアップライトと下顎前方誘導，MFTを行い自然な口唇閉鎖が可能となっている．

ですが，開咬症例に対する効果を示すグレードの高い論文[10]が2010年に，外科矯正後の長期安定にMFTが有効であることを示す論文[11]が2012年に出され，また著名な臨床家が多くの長期安定症例を提示し[12,13]，MFTの有効性は誰もが認めるところとなりつつあります．いずれもMFTの本質を理解し指導を行った結果です．このように現在，矯正歯科臨床におけるMFTの有効性は，ほぼ確立されたと言ってよいように思います．次の課題は機能そのものを定量的，客観的に評価し，その効果を検証していくことでしょう．

3．日本における MFT 最前線

　MFTが口腔周囲筋全体の調和を図ることを目的として行われるようになり，日本では小児の口腔機能向上，食べ方の改善，ダウン症などの障がい児のよだれや口唇閉鎖機能向上，構音訓練前の準備として，またアンチエイジング，オーラルフレイルの予防，補綴装置や義歯の安定のため，習慣性口呼吸の改善など，矯正歯科臨床以外の歯科医療の現場でのMFTの応用が期待されています[14]．これらは疾患への対応ではなく，生活機能の不都合への対応(**症例4，図5**)なのですが，長い人生を考えると，日々の生活の質にかかわる重要な問題です．そして小児期であれば顎顔面歯列形態の決定にかかわっている可能性も考えられます[15, 16]．小児や高齢者を含め，幅広い層の患者さんの口腔筋機能障害へのアプローチをし始めているのが日本のMFTの新たな動きです．すべての世代にとって大切な口腔の理に適った使い方，その学びの手段であるMFTは，健康寿命の延長を目指すCureからCareへの医療体系のパラダイムシフトには欠かせない手段の1つとなることでしょう．

▶▶**症例4：生活機能の改善をMFTで行った症例**

- **患児**：6歳4か月，男児．
- **主訴**：ATHはあるが生理的範囲内と診断され加療はなし，口唇閉鎖不全，Tongue Thrust，口を開けて食べる，遊んでいる時によだれが出る，締まりのない口元などの改善を主訴にMFTを希望．精査にてSkeletal Class II，遠心階段型咬合，上下顎狭窄歯列弓だが叢生はなく，この時点での矯正治療の希望はなかった．必要であれば矯正治療も検討するとのことだったのでMFTを先行した．重度の口腔筋機能障害のため時間を要したが，8歳9か月時点では適切な食べ方，飲み込み方が身につき，それにともない口唇閉鎖も可能となった．形態に関しては上下顎歯列弓幅径も顎間関係も標準偏差内に収まり，機能とともに経過観察とした．この子の形態の変化は成長にともない，この時期にちょうど改善したのかもしれないが，MFTのみでの変化の1つの事実として提示したい．

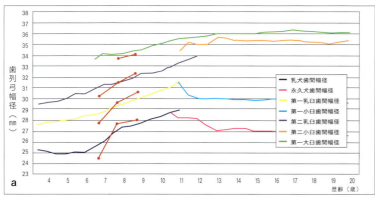

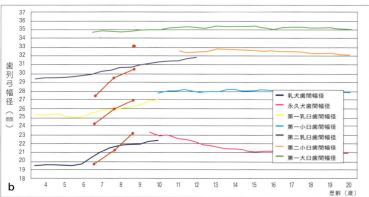

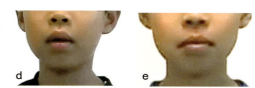

図5c 側方セファロの重ね合わせ．術前は下顎後退位をともなうSkeletal Class IIであったが，術後SNBは大きくなったためANBは年齢相当の標準偏差内に収まり，診断としてはSkeletal Class Iとなった．またリケッツの部位別の分析結果でも下顎骨体部とオトガイ部に平均を上回る成長を認めた[18]．

図5d, e 口元の変化(安静時のビデオより抜粋)．**d**：術前．開口，口唇の翻転が特徴的な口元．**e**：口元が締まり口唇閉鎖が可能になっている．

図5a, b 上下顎CDE6の歯列弓幅径を舌側(口蓋側)歯頸最下点で計測し，町田らの研究[17]に基づく平均成長曲線上で比較したもの．赤のラインが患者の上顎(**a**)，下顎(**b**)歯列弓幅径の変化．MFT指導前は平均値より下回っていた歯列弓幅径は指導後，平均値曲線上，もしくは上回る値に変化した．

４．海外における MFT 最前線

　欧米では MFT を歯科医院で指導することは日本より少なく，通常，連携している筋機能療法士や言語聴覚士に依頼しています．また，病院勤務の言語聴覚士が MFT を行うことも多く，医科との連携の機会に恵まれています．ブラジルでは1990年代から世界に先駆けて閉塞性睡眠時無呼吸症（Obstructive Sleep Apnea：OSA）に対して MFT を応用し始めていました[19]．MFT が睡眠時無呼吸症の症状を軽減するという報告がされています．これは MFT の根幹をなす咀嚼，嚥下機能の改善ではなく，呼吸機能への効果を期待するものです．

　2009年，国際学会誌への MFT の効果を示す報告[20]以降，MFT は睡眠医療の場で注目されるようになり，2015年にはメタ解析[21]まで出されました．それによると成人でも小児でも MFT により OSA の症状を減じる効果が認められ，OSA 治療の補完的なものとして評価はできるとされました．最近では成人，小児ともに MFT 単独での睡眠時の呼吸機能改善の報告がされています[22]．

　しかし，これらの研究で行われている MFT は１日あたりの訓練内容の負担が大きく，短期間での効果判定なので長期予後に関しては今後の報告を待つ段階です．また，著しい不正咬合がある患者は対象外とされていますが，実際の臨床では，OSA と上顎歯列狭窄症や上顎劣成長，下顎後退位との関連性が指摘されていますので[23]不正咬合があった場合の対応には留意すべきです．

　一方，小児 OSA に対しては第一選択であるアデノイド・口蓋扁桃摘出術：AT 後に残存した口唇閉鎖不全や口呼吸への対処法として[24, 25]，また顎顔面の劣成長をともなう場合は AT 後の矯正治療と併行して MFT を行うことが再発予防になる可能性が報告されています[15]．さらに早期に口腔機能の問題を発見し，対応することで小児 OSA と顎顔面の劣成長の予防の可能性を示唆している点で，歯科と目指すところがリンクしています[16]．

　小児 OSA への MFT の効果を示唆する文献を**図6**に示します．さらなる研究が必要な領域ではありますが，今後，医科からの MFT 指導依頼の可能性もあります．医科歯科で連携を図りながら早期の口腔機能の改善が呼吸や顎顔面歯列の成長発育へどう影響するのか，検証が進められることが期待されます．

▶▶小児 OSA に対する MFT の臨床研究

	MFT 実施年齢対象	レッスンの内容・頻度・期間	MFT 効果					
			[*1]AHI	[*2]最低SaO₂	[*3]ODI	舌機能	口唇閉鎖	呼吸
Guilleminault C, et al. 2013[15]	5.1±1.3〜7.3±1.5 AT 後残存 OSA	トラディショナルな MFT 矯正歯科治療と併行して6か月〜	0.4→0.5 VS 0.4→5.3	96 VS 91		改善 セラピストが判定		改善 [*4]PSG の Flow Limitation で判定
Villa MP, et al. 2015[24]	6.0±1.5 AT 後残存 OSA	トラディショナルな MFT に加えて鼻呼吸促進，口唇閉鎖関連多い１日３回／各10〜20回２か月間	4.8→1.8 VS 4.5→4.1				改善 セラピストが判定	改善 [*5]Giatzrl test [*6]Rosenthal test で判定
Lee SY, et al. 2015[25]	6.2±1.3 AT 後１年口呼吸の残存者	トラディショナルな MFT 6か月〜	1.9→1.1 VS 1.9→2.9	96.2 VS 94.5				改善 PSG の Flow Limitation で判定
Villa MP, et al. 2017[22]	6.7±2.3 いびき軽度〜中等度 SDB	トラディショナルな MFT に加えて鼻呼吸促進，口唇閉鎖関連多い１日３回／各10〜20回２か月間	術前 PSG MFT 有群 AHI1.5 MFT 無群 AHI1.8		5.9→3.6 VS 6.3→7.1	改善 舌圧測定器で判定	改善 セラピストが判定	改善 Giatzrl test Rosenthal test で判定

[*1]AHI:apnea hypopnea index；OSA の診断，重症度判定のための指標で大きいほど重症／[*2]最低 SaO₂:動脈血の酸素飽和濃度の最低値／[*3]ODI：Oxygen Desaturation Index；通常３％ ODI と表記され，動脈血の酸素飽和度が３％以上低下し２分以内に元の値まで戻った場合を１回とする指標．大きいほど重症／[*4]Flow limitation:PSG（終夜睡眠ポリグラフ検査）にて口呼吸を示す所見／[*5]Glatzrl test: 鼻息鏡を用いて鼻からの呼気を確認する方法／[*6]Rosenthal test：口唇閉鎖し鼻呼吸を10〜15秒させ心拍数の変化で鼻呼吸が問題なくできているかどうかを判定．

図6　いずれも MFT を行った群のほうが行わなかった群より睡眠時の呼吸機能が改善している．また，なぜ MFT が睡眠時の呼吸機能の改善に効果があるのかを検証するために舌機能との関係を調べる研究もされている．しかし，現時点では呼吸機能改善に対する MFT の作用機序は未知なので今後の課題である．

5．実際の取り組み

最後に当院でのMFTを応用した口腔機能育成の指導内容[26〜28]（図7，8）とその成果を調査した結果（図9），小児OSA再発予防のためにMFTを指導している**症例5**を提示します．

図9からは乳幼児期から機能支援を行ってきた子どもたちの機能評価点数は高く，その効果が示されていると思います．乳幼児期からかかわっている子どもたちが食べ方や呼吸などの生活機能に支障なく，健やかに成長していることを示す結果に喜びを感じます．

また，**症例5**は手術療法（AT）にて改善した小児OSAの予後の安定のために少しでも歯科から支援したいという思いで，健診ごとにMFTを指導し良好な経過を辿っています．深田の提唱する咬合誘導[29]の一環として，呼吸機能も含めて成長発育を見守り，足並みが乱れていれることを発見したなら，その因子を追求し除去に最善の努力を払い，見過ごされて発育の方向に狂いがあったなら可及的早期に正しい方向に位置づけられるように，子どもの健康にかかわる他職種と良好な連携の下で，小児の全身の健やかな成長発育にもわれわれ歯科医師も寄与したいと考えております．

▶▶口腔機能育成のための保健指導の一例：0〜3歳

1. 哺乳指導，卒乳指導
2. 歯の萌出，機能発達に合わせた離乳指導
3. 食べ方指導（発達に合わせた姿勢，食具）（第3章 **2** を参照）
4. 口元のマッサージ
5. 舌機能賦活化の支援：ベロタッチ
6. 口を使った遊びの勧め（第1章 **3** のP38参照）など

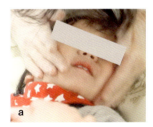
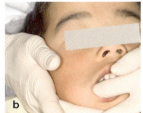
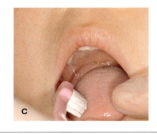
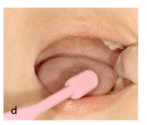

図7a〜d 食の悩みや口腔ケアが苦手な子は舌や口腔周囲筋の過敏や過緊張があることが多い．マッサージやベロタッチで脱感作を行うことを励行．体や頬に触れてから（a），口角から歯肉頬移行部へのマッサージ（b），ベロタッチで舌の先端，側方を数回軽く押して賦活化を促す（c，d）．長期的には食べる機能，言葉の発達への効果が，短期的には下顎臼歯部舌側に歯ブラシが入れやすくなるなどの臨床的効果が報告されている．

▶▶口腔機能育成のための保健指導の一例：3歳〜

1. 食べ方指導（主に本人に啓発）
2. 口元のマッサージ
3. 舌機能賦活化の支援：ベロタッチ
4. 口を使った遊びの勧め
5. 口腔機能育成プログラム[26〜28]
   ①舌機能向上のための訓練
    スキニータング，フルフルスポット，スポットポジション，ポッピングなど
   ②口唇閉鎖能向上のための訓練
    ガーグルストップ，ポスチャーなど
   ③咀嚼，嚥下機能向上のための訓練
    オープンアンドクローズに加えて奥歯をかみ合せて唾液を嚥下する訓練，ガムトレーニングなど

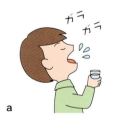
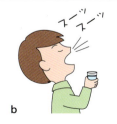

●ガーグルストップ
口の中で水が咽頭部に流れ込まないように舌後方部と軟口蓋の力で水を溜める練習．歯科治療中，水を溜めたまま口を開けていられない，印象採得が苦手な子へも有効．水を溜めている間，鼻呼吸を指示することで鼻呼吸促進のトレーニングにもなる．

図8a 上を向き，口を大きく開けガラガラとうがいをし，水を口に含んだままガラガラと音を立てるのを止める．
図8b その間，鼻呼吸を行う．うがいのたびについでに行える．

第2章 全身から考える早期治療の最前線

▶▶当院での口腔機能育成の効果

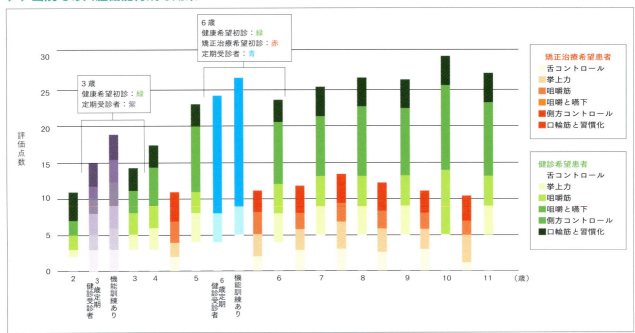

図9 第1章で紹介した健診希望患者と矯正治療希望患者の年齢別の口腔機能の比較を示すグラフに，0歳から定期的に健診に通院し保健指導や口腔機能育成プログラムを受けていた子どもたちの3歳，6歳時点での口腔機能の評価を重ねた．矯正希望患者より明らかに高い点数で，健診希望の患者と比較しても高い評価となっている．このことは0歳児から歯科医院で行う口腔保健指導や簡単なベロタッチやMFTといった口腔機能の訓練が，子どもたちの口腔機能育成に効果があることを示していると考えられる．

▶▶症例5：小児OSA再発予防のためのMFT指導例

- 患児：3歳10か月，男児．健診希望で来院．
- 主訴：口腔機能に関して問診したところ食が細く小柄で，睡眠中のいびきと無呼吸があり保護者が発育を心配していた．睡眠専門医を受診したところ睡眠時の重度の呼吸障害が認められたためAT（アデノイド，口蓋扁桃摘出術）が選択された．術後，当院にて口腔機能育成プログラムを実施した．

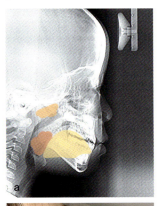
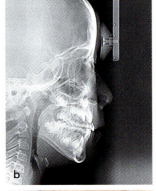

図10a 術前のセファロでは口蓋扁桃肥大（赤）とアデノイド増殖症（橙）を認め，肥大した口蓋扁桃の影響によるものか舌（黄）は低位かつ前方位に，その舌とともに下顎も前方位をとっている様子が認められる[30]．
図10b 7歳3か月，現在．習慣化した口呼吸の改善のためにAT後半年よりMFTを行い定期健診ごとに経過を観察している．いびきや睡眠中の呼吸停止を保護者が見ることはなくなり，医科でのフォローアップも問題ないとのこと．前歯の被蓋，上下乳臼歯の前後関係，舌の位置も改善しているところに着目したい．

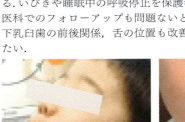
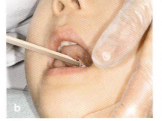
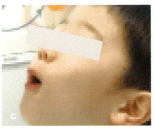
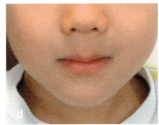

図11a 「息はどこでするもの？」と尋ねると，「口！」と答えた患児に鼻で呼吸ができることを示している様子．
図11b 舌後方の挙上を促しながらポッピング指導をしている様子．
図11c 舌後方と軟口蓋での水の保持が難しかったため，ガーグルストップで練習している様子．
図11d 7歳現在，夜間含め，口唇閉鎖が常時可能となっていて口呼吸の徴候の1つである口唇の荒れなども認められない．

6．おわりに

　口腔の健康と全身の健康の関連性に注目が集まるなか，医科からも口腔機能への関心が高まっています．早期に MFT を行うことが良好な成長発育に効果的とする意見はありますが[15, 16]，その作用機序が不明であること，指導者の技量や患者の協力度によって効果が左右されることなど，今後の課題は山積しております．子どもたちの健やかな未来のために，臨床家だからこそ学術的な研鑽を積み，医療従事者として，Scientist（科学者）であることを忘れずに，Scientific な論理的思考をもって指導にあたり，患者さんの負担はなるべく少なく効果的な MFT を提案する必要があると思います．研究が進み，口腔の健康増進のために，科学的根拠に基づいた患者さんにやさしい MFT が広く普及することを心から希望します．

参考文献

1. 厚生労働省．乳幼児栄養調査．昭和60年度，平成 7 年度，平成17年度，平成27年度の調査結果．

2. 全国歯科衛生士教育協議会（監修）．最新歯科衛生士教本　咀嚼障害・咬合異常 2 歯科矯正．東京：医歯薬出版，2011：173．

3. Edward Angle. Treatment of malocclusion of the teeth. Philadelphia : White Dental Manufacturing Co, 1907.

4. Rogers AP. Muscle training and its relation to orthodontia. Int J Orthod 1918 ; 11(4) : 556 - 577.

5. TRUESDELL B, TRUESDELL FB. Deglutition: With Special Reference to Normal. Function and the Diagnosis, Analysis and Correction of Abnormalities. The Angle Orthodontist 1937 ; 7 ：90 - 99.

6. STRAUB WJ. The etiology of the perverted swallowing habit. Am J Orthod. 1951 ; 37(8) : 603 - 610.

7. Richard H. Barrett, Marvin L. Hanson. Oral Myofunctional Disorders. Mosby, Saint Louis, 1974.

8. William R.Proffit(著)，高田健治(訳)．新版　プロフィットの現代歯科矯正学．東京：クインテッセンス出版，2004．

9. William E Zickefoose, Julie Zickefoose. Techniques of Orofacail Myofunctional Therapy Basic Course Manual. California：O.M.T.Materials, 2002.

10. Smithpeter J, Covell D Jr. Relapse of anterior open bites treated with orthodontic appliances with and without orofacial myofunctional therapy. Am J Orthod Dentofacial Orthop 2010 ; 137(5) : 605 - 614.

11. Gallerano G, Ruoppolo G, Silvestri A. Myofunctional and speech rehabilitation after orthodontic-surgical treatment of dento-maxillofacial dysgnathia. Prog Orthod 2012 ; 13(1) : 57 - 68.

12. 高橋未哉子，高橋治．新版 口腔筋機能療法 MFT の実際 下巻．東京：クインテッセンス出版，2012．

13. 近藤悦子．Q&A でわかる Muscle Wins! の矯正歯科臨床．東京：医歯薬出版，2007．

14. 大野粛英．日本の MFT 導入から将来展望まで．MFT 研会誌 2014 ; 3 (1) : 78 - 83.

15. Guilleminault C, Huang YS, Monteyrol PJ, Sato R, Quo S, Lin CH：Critical role of myofascial reeducation in pediatric sleep-disordered breathing. Sleep Med Rev 2013 ; 14 : 518 - 525.

16. Guilleminault C, Akhtar F. Pediatric sleep-disordered breathing: New evidence on its development. Sleep Med Rev 2015 ; 24 ; 46 - 56.

17. 堀川早苗，町田幸雄．同一小児における側方歯群部の歯列，歯槽部，口蓋の成長発育に関する経年的研究乳歯列期から永久歯列期まで．歯科学報 1992 ; 92(11) : 1409 - 1516.

18. 清水清恵．MFT 指導による顎顔面歯列形態の変化への一考察．日本口腔筋機能療法学会誌 2018 ; 7 (1) : 26 - 28.

19. Guimaraes KC. Soft tissue changes of the oropharynx in patients with obstructive sleep apnea. J Bras Fonoaudiol 1990 ; 1 ：69 - 75.

20. Guimaraes KC, Drager LF, et al. Effects of oropharymgeal exercises on patients with moderate obstructive sleep apnea syndrom, Am J Respir Crit Care zmed 2009 ; 179 : 962 - 966.

21. Camacho M, Certal V, Abdullatif J, Zaghi S, Ruoff CM, Capasso R, Kushida CA.Myofunctional Therapy to Treat Obstructive Sleep Apnea: A Systematic Review and Meta-analysis. Sleep 2015 ; 38(5) : 669 - 675.

22. Villa MP, Evangelisti M, Martella S, Barreto M, Del Pozzo M. Can myofunctional therapy increase tongue tone and reduce symptoms in children with sleep-disordered breathing? Sleep Breath 2017 ; 21(4) : 1025 - 1032.

23. 磯野史朗．閉塞性睡眠時無呼吸症：歯科医師の役割．Dental Medicine Research　2014 ; 34(1) : 2 - 5．

24. Villa MP, Brasili L, Ferretti A, Vitelli O, Rabasco J, Mazzotta AR, Pietropaoli N, Martella S. Oropharyngeal exercises to reduce symptoms of OSA after AT. Sleep Breath 2015 ; 19(1) : 281 - 289.

25. Lee SY, Guilleminault C, Chiu HY, Sullivan SS. Mouth breathing, "nasal disuse," and pediatric sleep-disordered breathing. Sleep Breath 2015 ; 19(4) : 1257 - 1264.

26. 清水清恵．かかりつけ歯科医院における MFT．日本口腔筋機能療法学会誌 2017 ; 6 (1) ; 15-25.

27. 清水清恵．MFT のススメ．子どもたちの口腔機能育成に取り入れよう！　the Quintessence 2015 ; 34(2) : 100 - 114.

28. 清水清恵．未就学児のお口の悩みはこう受け止めよう．歯科衛生士 2016 ; 40(8) : 34 - 47.

29. 深田英朗．咬合誘導(Denture Guidance)の一手段としての小児補綴．小児歯誌 1963 ; 1 (1) : 115 - 120.

30. Iwasaki T, Sato H, Suga H, Takemoto Y, Inada E, Saitoh I, Kakuno E, Kanomi R, Yamasaki Y. Relationships among nasal resistance, adenoids, tonsils, and tongue posture and maxillofacial form in Class II and Class III children. Am J Orthod Dentofacial Orthop 2017 ; 151(5) : 929 - 940.

第**2**章　全身から考える早期治療の最前線

コラム **2**　**歯列，口蓋，歯槽部，咬合の成長発育の研究 2**

　早期矯正治療を行うためには，顎顔面頭蓋歯列の成長発育を知らなくてはなりません．町田ら東京歯科大学小児歯科学講座の歯列，口蓋，歯槽部，咬合の成長発育の研究は非常にすばらしく，その研究からいろいろなことを学ぶことができます．

1．歯列弓幅径

　人間は出生直後から身長の増加がほぼ止まる20歳くらいまでが成長発育期となります．そのため，多くの歯科医師は身長が伸びている間は歯列も成長していると思っているようです．しかし，歯列の成長発育の完了は意外に早く，上顎第一大臼歯間歯列弓幅径を除き，ほとんどの歯は永久歯萌出とともに最大のピークを迎え，現状維持または減少しています．それらを詳しく見ると意外な事実が浮かんできます．

（1）犬歯間歯列弓幅径

　乳犬歯間は3歳以降，上下顎ともほとんど変化せず，永久中切歯が萌出する切歯交換期に直前に，上下顎ともにその乳犬歯間が増加し始めます．その大きな要因として，乳中切歯より歯冠幅の大きい後継永久中切歯が，その萌出力により乳側切歯を圧迫し，幅径を増加させ，乳犬歯間の歯槽部の成長発育を促すためと考えられます．切歯交換期は犬歯間幅径の増加が著しく，とくに永久中切歯萌出時の増加が顕著で，側切歯萌出後はその成長速度を急に緩めます．しかし乳犬歯が脱落し，永久犬歯が萌出すると，上下顎の永久犬歯間幅径は萌出時を最大幅とし，その直後から急激に減少し，その後も緩やかな減少傾向を続けます（**図1，2**）．

　とくに下顎犬歯間歯列弓幅径は下顎中切歯の萌出時から永久犬歯萌出時までは約3.0mm増大しますが，永久犬歯萌出をピークとして20歳までに約2.5mm減少します（**図3，4**）．すなわち，下顎切歯部の発生した軽度の叢生であれば，犬歯萌出までの犬歯間の成長で自然治癒することもあります．しかし，永久犬歯萌出後は犬歯間幅径を減少するため，その時点で存在している切歯部の叢生は，さらに悪くなることがあってもよくなることはないということを意味しています（**図5**）．

（2）乳臼歯・小臼歯間歯列弓幅径

　乳臼歯間幅径においては，上顎第一，第二乳臼歯部および下顎第二乳臼歯間幅径は，3歳以降，側方歯群交換期まで増加傾向が続いています．下顎第一乳臼歯間幅径のみ，3歳以降わずかながらの減少傾向を示しますが，切歯交換期直前より乳犬歯間幅径の増加にともない増加傾向に変わり，側方歯群交換期まで増加傾向が続いています．しかし，後継小臼歯が萌出すると幅径は最大のピークを迎え，その後は現状維持または減少しています（**図1，2**）．

（3）第一大臼歯間歯列弓幅径

　下顎第一大臼歯間歯列弓幅径は萌出後ほとんど変化しません（**図2**）．しかし，上顎第一大臼歯間歯列弓幅径は上顎乳歯列幅径と同じくらいの成長速度を継続します．その増加量は約2.5mmあります．混合歯列期から永久歯列期の上顎拡大治療の論文や症例報告において，第一大臼歯間が3mm程度の拡大量であれば，そのほとんどが単なる成長発育によるものであり，拡大治療が成功しているとは言い切れないことも示唆しています（**図1，3**）．

2．歯列弓長径

（1）乳歯列期

　歯列弓長径は3歳以降，上下顎ともにわずかながらの減少傾向を示します．それらの減少は第一大臼歯萌出にともない，乳歯側方歯間に存在する歯間空隙が縮小，あるいは消失することによります．その後，永久中切歯の萌出直近に，乳中切歯が永久中切歯により前方に押され，長径はやや増加します．

（2）切歯交換期

　永久中切歯が萌出すると，前方方向と傾斜をともない，上下顎ともに急激に長径が増加します．

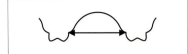
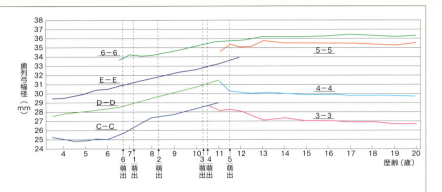

上顎歯列弓幅径は乳歯が残存している時期は成長するが，永久歯列期になるとほとんど成長しないか減少する．永久歯萌出後，歯列弓幅径を増加させているのは，上下顎で上顎第一大臼歯のみである．

図1 上顎歯列弓幅径の変化．

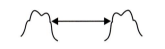
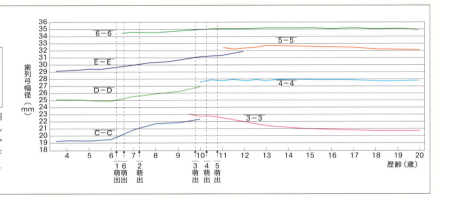

下顎歯列弓幅径も乳歯が残存している時期は成長するが，永久歯列期になるとほとんど成長せず，とくに下顎犬歯間幅径の減少が著しい．そのため，永久犬歯萌出期に下顎切歯部にある叢生は，さらに悪化することがあっても，よくなることはない．

図2 下顎歯列弓幅径の変化．

	萌出時	8歳0か月成長量	14歳0か月成長量	20歳0か月成長量
上顎第一大臼歯間幅径	33.67 (6歳6か月)	34.19 0.52	36.14 2.47	36.25 2.58
上顎第二小臼歯間幅径	(11歳0か月)	34.53	35.43 0.90	35.45 0.92
上顎第一小臼歯間幅径	(11歳0か月)	31.4	29.97 −1.43	29.63 −1.77
上顎永久犬歯間幅径	(10歳4か月)	28.52	27.27 −1.25	26.6 −1.92

図3 上顎歯列弓幅径の変化(mm)．

	萌出時	8歳0か月成長量	14歳0か月成長量	20歳0か月成長量
下顎第一大臼歯間幅径	34.67 (6歳6か月)	34.66 −0.01	35.28 0.61	34.95 0.28
下顎第二小臼歯間幅径	(11歳0か月)	32.56	32.76 0.20	32.18 −0.38
下顎第一小臼歯間幅径	(10歳0か月)	27.71	28.06 0.32	27.82 0.11
下顎永久犬歯間幅径	(9歳8か月)	23.24	21.31 −1.93	20.78 −2.46

図4 下顎歯列弓幅径の変化(mm)．

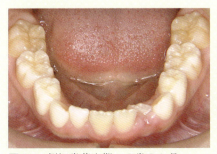
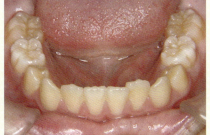
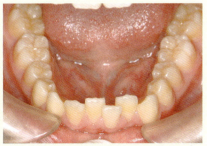

図5a 側切歯萌出期，6歳8か月． **図5b** 犬歯萌出期，10歳8か月． **図5c** 永久歯列完成期，13歳8か月．

図5a〜c 下顎切歯部叢生は乳犬歯が残存している時期であれば叢生が解消することもあるが，永久犬歯萌出後はその叢生がさらに悪くなることがあっても良くなることはない．

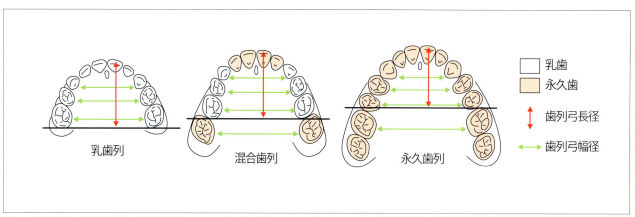

図6 乳歯列，混合歯列，永久歯列における歯列弓長径および歯列弓幅径．

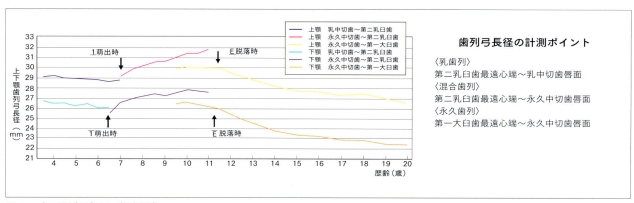

図7 上下顎歯列弓の成長発育．

（3）側方歯群交換期

　長径はその成長を緩め，第二乳臼歯脱落まで緩やかな増加傾向を示します．その後，第二乳臼歯脱落からは増加から急に減少傾向に転じ，脱落後1年半くらい減少します．これらの減少傾向は（乳犬歯＋第一乳臼歯＋第二乳臼歯）－（永久犬歯＋第一小臼歯＋第二小臼歯）＝リーウェイスペースの消失によります．とくに第二乳臼歯の脱落後の長径の減少が顕著なのは，第一大臼歯の近心移動が急速に生じることによります．

（4）永久歯列期

　歯列弓長径は減少傾向にあり，12歳以降，第二大臼歯，第三大臼歯の萌出ともにその傾向は続きます．

　以上のように歯列弓幅径や長径の変化を見ても，切歯交換期から側方歯群交換期は歯列の成長発育のなかで一番大きな変化の出る時期です．また前歯部に反対咬合，叢生，開咬などの不正咬合の出現しやすい時期でもあります．これらの不正咬合を早期に発見し，成長発育を利用し，早期に改善していくためにも，町田らの歯列，口蓋，歯槽部，咬合の成長発育の研究を学び，日々の臨床に役立てていきたいものです．

（関崎和夫　記）

（＊参考文献はコラム3に掲示）

第3章

0歳から考える
小児矯正早期治療の最前線

▶ 20年前ごろから，1歳6か月児の口腔内を観る機会が多くなりました．
この時期の不正咬合の特徴は，小児の全身の機能や口腔機能が色濃く形態に現れていることです．そして，その機能を促している育児や生活習慣を見直し，実行することで形態の改善を見ることも可能です．一方，固定化している生活様式の影響を受け，改善が困難な場合もあります．

成書にも書かれているように，小児の顎顔面の発育は出生後，間近な時期に大きく成長します．予防矯正を考えると，どうしても0歳からという発想につながります．かつての矯正の教科書として使用されていたグレーバーの教科書やモイヤースの教科書には，胎生期から乳幼児の成長発達に関する記述がしっかりと書かれています．いつの間にか，日本の矯正学の教育領域から，この部分が抜け落ちていたようです．

この章では，胎生期から乳幼児期への新しい取り組みを紹介することで，もう一度，胎生期・出生直後からの小児の成長発達に関する研究が進むことを期待したいと思います．

第3章 0歳から考える小児矯正早期治療の最前線

1 赤ちゃん歯科最前線

益子正範・相馬美恵

1．はじめに

　赤ちゃん歯科とは聞きなれない言葉ですがご存じですか？　不正咬合の原因には遺伝的な要因と環境的な要因があり，環境的な要因を追究していくと永久歯列完成期の不正咬合も混合歯列後期（側方歯群交換期）⇒混合歯列前期（切歯交換期）⇒乳歯列期まで遡っていく場合があります．さらにその要因を追い求めていくと，乳児の無歯期における環境，さらに胎生期の母体環境までかかわっている可能性があります．

　不正咬合の原因がすべて胎生期や乳幼児期から生じるわけではありませんが，成人期までの時間軸を見据え，不正咬合となりうる環境的要因を胎生期から乳幼児期に取り除き，健全な永久歯列や顎顔面口腔の成長発育を促し，健康人生の基礎作りの手助けをすることが赤ちゃん歯科の目的です．

2．母親や多職種へのアプローチ

　胎生期から乳幼児期の健全な成長発育には母親の存在が一番大きいことは周知の事実ですが，母親またはその家族に正しい知識や情報が伝わっているのか疑問な点が多々あります．そのため私たちは歯科にかかわる問題を，子どもを授かった時点から，さらには子どもをもつと決めた時点から正しい知識と情報を広く伝える必要があります．それは歯科だけで担い切れるものではありません．多職種のネットワークを築き，これらの問題にアプローチしていくことこそが赤ちゃん歯科の方向性です（図1）．

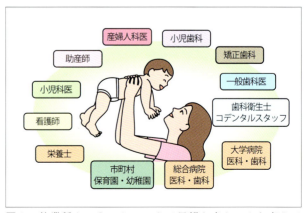

図1　他業種とのネットワークで母親と赤ちゃんを支えていく．

妊娠後期の女性の骨盤形と各年代の割合	細長型	丸型	扁平型
2010〜2012年	47%	45%	8%
1980年	25%	58%	17%
1960年	8%	60%	32%

図2 最近の妊婦の骨盤は，昭和時代の中期に比べ，前後と横の長さが均等に広い「安産型」が減り，前後が長いスリムな「細長型」が増えている(2013年5月9日朝日新聞).

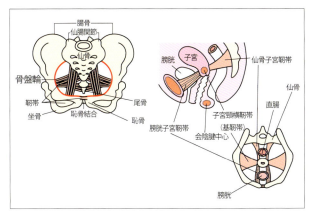

図3 骨盤と子宮を支える靭帯.

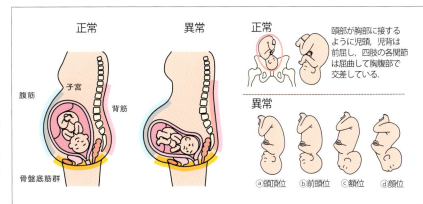

図4 胎内での姿勢．右上：正常子宮が周囲の筋肉群で支えられている．右下：周囲の筋肉群で支えきれず，子宮が下がっている(海野信也．新看護学14．母子看護．東京：医学書院，2002；156．より引用改変).

3．胎生期からのアプローチ

　顎顔面頭蓋骨の非対称性や変形などは，胎児期の母体環境や出生時の産道通過時の影響を受けている可能性があります．胎生期から出生時に起こりうる環境的問題とはどんなことがあるのでしょうか？

(1) 母体の骨盤の変化

　鳴本は女性の骨盤が昭和中期からの50年間で大きく変化し，骨盤の形態を細長型，丸型，扁平型に分けた場合，細長型が増加し，扁平型が減少しており，丸型骨盤より細長型骨盤のほうが帝王切開や吸引分娩，鉗子分娩などの割合が多かったと報告しています[1]（**図2**）．また，鳴本は骨盤の発達が思春期前期と後期に縦径，横径と発達の時期を違えて起こり，骨盤を横に発達させる臀部の筋肉の発達は思春期後期に必要で，それはスポーツなどの強度の運動でなく，歩行などの軽度から中等度の運動を継続的に行っていることが影響していると示唆しています．運動不足で子どもたちの体力低下が著しいといわれて久しく，車社会になりほとんど歩かなくなってきている現代，これらの運動不足や歩行不足が骨盤の形態を変化させてきている可能性があります[1]．

(2) 母体の子宮の変化

　妊娠時，子宮は腹筋・背筋・骨盤底筋群の3つの筋および靭帯に支えられています（**図3，4**）．現代人は体力・筋力の低下傾向にあり，子宮をしっかりと支えられない妊婦が増えてきています．そのため，腹部の内臓や子宮は骨盤のほうに押し下げられ，胎児は狭いスペースで過ごすことになり，胎児の緊張や顎顔面頭蓋骨の非対称性や変形を生じる可能性が高くなってきているようです（**図4**）．また最近では妊娠年齢が年々上昇傾向にあり，体力・筋力の低下

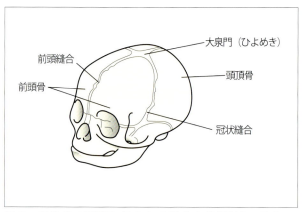

図5 新生児の頭蓋に見られる縫合と泉門（Alice Roberts（著）．斉藤隆央（訳）．生命進化の偉大なる奇跡．第1刷．東京：学研モール，2017．引用改変）．

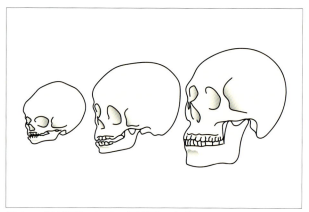

図6 成長過程における頭蓋骨の変化．

などによる子宮の環境の悪化が懸念されています[1]．

(3) 妊娠期からのアプローチ

　妊娠している母親へのアプローチは今までは産婦人科からのアプローチがほとんどでしたが，最近では地方自治体によって妊婦歯科検診を推奨しているところも増えてきました．歯科は歯が生えてからと思っている母親がほとんどですが，妊婦歯科検診はたいへん良い機会です．最近では過度なダイエットによる栄養の偏りや不足も起きており，それらが乳歯の歯胚形成や顎顔面口腔系の発育にどれだけ影響しているかも妊婦歯科検診時に伝えておくと良いでしょう．先に述べた胎生期における子宮内の胎児の緊張や顎顔面頭蓋骨の非対称性や変形を避けるためにも，妊婦歯科検診時に，最近の母体の骨盤や子宮の変化の話を含め，基礎体力づくりの大切さを母親に正しく伝えておくことも大切です．

　また，赤ちゃん歯科ネットワークでは積極的に産科や助産師さんや地方自治体と連携して，この時期の母親で注意すべき点を正しく伝えるようにしています．

4．出産直後〜乳幼児期のアプローチ

　出産直後〜乳幼児期に起こりうる問題とはどんなことがあるのでしょうか？

(1) 出産時の頭部の変形

　出産時，ヒトの産道は新生児の頭よりわずかに大きいだけなので，分娩時には母親の2つの骨盤をつなぐ恥骨結合が軟化して伸びます（図3）．新生児も頭蓋骨間の線維性連結のおかげで出生時に骨どうしがほんの少し重なって（骨重積），産道を抜けやすくなります[2]（図5）．そのため一部の新生児ではかなり変形した頭で生まれてきます．新生児の頭を優しくゆっくり撫でるような気持ちで触っていくと，骨重積や縫合の状態がわかります[3]．生後2〜3日でたいてい骨が所定の位置に戻り，新生児の頭は丸く正常になっていきます[3]．出産直後の変形が大きく長期に残っている場合は要注意です．

(2) 新生児期の頭部の変形

　新生児の脳は成人の3割でしかなく，その脳の成長のために頭蓋骨間の前頭縫合や冠状縫合などの線維性連結が成長発育し，脳の容積増加を確保し，頭蓋全体が成長発育していきます（図5，6）．

　新生児の頭部は非常に柔らかいので変形しやすく，不適切な寝かせ方や極端な寝癖で顎顔面頭蓋が変形していきます（図7〜10）．最近はSIDS（Sudden infant death syndrome：乳幼児突然死症候群）が起き

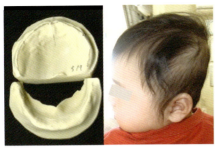
図7, 8 生後5か月の時点で後頭骨に絶壁様形態が認められていた．口腔内模型と比較してみると左右の非対称性が認められる．

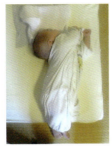
図9 のけぞった寝相の新生児．

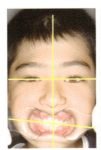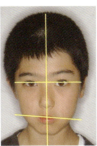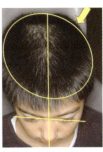
図10 10歳3か月．顎顔面頭蓋に非対称性の変形が認められた男児．母親によると安産だったが，新生時期に左頭部を押し付けるような寝相をしていたとのことだった．

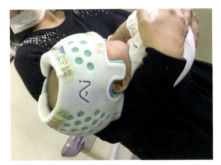
図11 ヘルメットセラピー．

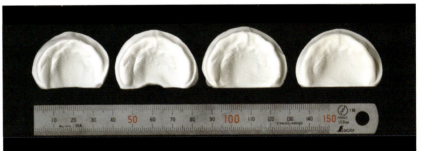
図12 出生後1年間の口蓋の形態変化は生後2か月まで顕著に起こる．新生児の口腔内模型は左右の差（対称性）や歪みなどを観察でき，新生児の顎顔面頭部の変形や向き癖などを推察できる．

やすいということでうつ伏せ寝のブームは去りましたが，流行った時期には元来の偏平型の日本人の顔貌よりアングロサクソン系の細長い顔貌の子どもたちが増えました．このように頭の形は新生児期から乳幼児期の寝かせ方がもっとも影響を受けやすいと考えられているため，左右の横向き寝と仰向け寝を交互に等間隔で変えることが推奨されています[3]．

斜頭など頭の変形を治すためにヘルメットセラピーを行っている報告[4,5]もありますが（**図11**），実際の治療は難しいため，生活指導で改善していくことが多いのが実情です．

(3) 顎および口腔周囲筋へのアプローチ

新生時期～乳幼児期は哺乳行動に始まり，その後の顎や口腔および咀嚼筋や舌など咀嚼器官の発達において大切な時期です．この時期における環境的な大きな要因として母乳と人工乳の違いやその授乳の仕方が挙げられます．

本書において外木は一卵性双生児をもつ母親が真ん中に寝て，一方向を下にして添い乳（添い寝授乳）をしたため，それぞれの児の下にしていた顎がずれて交叉咬合になっている症例を報告し，母乳育児，人工乳育児，いずれにしても正しい姿勢で授乳しなければ，顎，口腔周囲筋や舌の正常な発育は望めないと述べています（詳しくは第3章 **2** をご参照ください）．

石田ら[6]によれば出生後1年間の口蓋の形態変化は生後2か月まで顕著に起こると報告しています（**図12**）．また中田[7]は生後3か月の間に授乳の仕方や哺乳瓶の乳首を変えることで顎の形に変化が見られることを示唆しています．それゆえ口蓋の形態変化が顕著である生後2～3か月に新生児の望ましい成長発育が起こるように，正しい授乳法を母親に伝えておきたいものです．

新生児の口腔内模型を採得することは家族の理解や協力がないと大変難しいことです．しかし，模型があると対称性や歪などを観察できます．そこで赤ちゃん歯科では新生児の口腔内模型を有効に活用して，新生児の顎顔面頭部の変形や向き癖などを推察するのに役立てています（**図12**）．

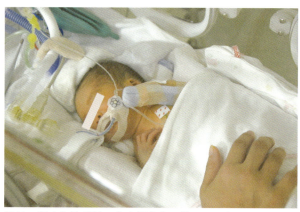

図13 低出生体重児は出生児全体の約10%を占める.

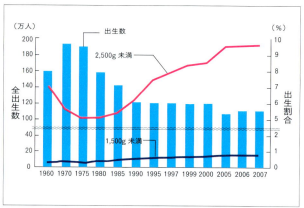

図14 出生数および出生時体重2,500g未満(1,500g未満)の出生割合(公益財団法人母子衛生研究会(編). 母子保健の主なる統計. 2016年 P.42-46. より引用改変).

5．低出生体重児へのアプローチ

　昔は致死率の高かった超低出生体重児(1,000g未満)も，現代は医療技術の進歩により多くの命が助かるようになりました．その反面，いろいろな問題が生じてきているようです[8,9]．

　低出生体重児とは出生体重2,500g未満の新生児をいいますが，さらに1,500g未満を極低出生体重児，1,000g未満を超低出生体重児と呼びます．2,500g以下の新生児は1975年で96,967人，2014年で95,768人でその数はほぼ変わりありませんが，出生数が約半減しているため，その割合は約2倍になっており，出生児全体の約10%を占めています(図14)．

　低出生体重児が生まれる要因としては，女性のやせ願望，妊娠中の体重増加，不妊治療，喫煙などが挙げられています[9]．

　ではどのような問題が発生してきているのでしょうか？　今村ら[8]によると低出生体重児の口腔の特徴として

【乳歯列期】
・歯の萌出する時期が遅い
・歯の萌出する順序が異なる
・エナメル質形成不全が多い
・癒合歯の発現頻度が高い
・先天性欠如の発現頻度が高い
・V字歯列と高口蓋が多い

【混合歯列期・永久歯列期】
・永久歯の歯胚の発育が遅れる
・不正咬合の頻度が高い

　以上のような特徴が認められることが多いようです(図15～18)．

　最近は不正咬合患者が増加しており，乳歯列から叢生や狭窄歯列が多く認められるというような話を聞くことが多くなりましたが，この要因として低出生体重児の割合の増加が関連しているのかもしれません．このように，今まで見落とされていた不正咬合の原因として低出生体重児に関する問題も今後ますますクローズアップされてくると思われます．

　ここで注意すべき点は，低出生体重児それ自体は病気でも障害でもないということです[8]．歯科医師は低出生体重児に関する知識を学ぶ機会が大変少ないため，赤ちゃん歯科ではそれらを学び，それを一般歯科医にも伝え，低出生体重児と母親をサポートしていきたいと考えています．

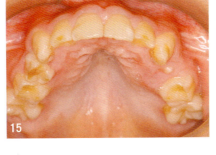
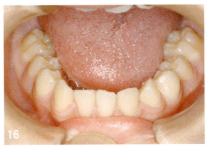
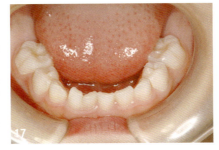
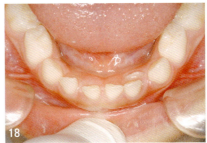

図15 上顎V字狭窄歯列とエナメル質形成不全が多数歯に認められた．出生体重が1,000g未満女児．

図16 下顎狭窄歯列と $\overline{2}$ の先天性欠如が認められた．出生体重が2,150g男児．

図17 $\overline{CB}$ の癒合歯が認められた，出生体重2,500g未満の一卵性双生児女児．極・超低出生体重児では癒合歯が約15%と高率に認められる（一般健常児1〜5%）．

図18 萌出する順番が異なることもある．$\overline{1}$ より先に $\overline{2}$ が萌出．

6．赤ちゃん歯科ネットワークの活動報告

(1) 歯科医師・歯科衛生士・スタッフ

　赤ちゃん歯科ネットワークは，子どもの歯科を診ていくために，その前の赤ちゃんの時代から診ていくことの重要性を感じ，小児歯科医師を中心に2008年に立ち上げた研修会です．赤ちゃん歯科自体，まだどこでも行われていないのが現状で，赤ちゃん歯科ネットワークではお母さんの妊娠中からアプローチを開始します．そして生まれたばかりの赤ちゃんが，どのように注意していったら，う蝕がなく，歯並びも整った元気な子どもに育つのか，実際事例を通して学んでいます．

　そのために小児科医師や産婦人科医師，助産師，栄養士，保健師など多職種の皆さんより学び，ネットワークを広げています（**図1**）．

　そしてそのなかで，赤ちゃん歯科としての役割を見出し，妊娠中のお母さんやこれから赤ちゃんをもちたいと考えている若い世代に伝えていきたいと思っています．

(2) 母親教室の開催

　母親教室を開催するにあたって，赤ちゃん歯科では以下の点に気をつけています．

①その人らしさを大切にして対応する
②3つの視点（母親，赤ちゃん，母子関係）から検討する
③みんなが笑顔になるような仕事を心がける

　生活環境は1人ひとりが異なり，こうすればすべてがうまくいくという方法はありません．また一方的にこちらの意見を押し付けてもいけません．

　さらに，赤ちゃん歯科では以下の点を重要視しています．

①母子ともに体および姿勢
②赤ちゃんの体の対称性を確立する
③発達段階に対応した子育てを支援する

　赤ちゃん歯科の導入には，妊婦健診や出産後の母親教室などを積極的に利用し，いろいろな情報を母子だけでなく家族単位に提供しています．これには歯科医院だけの取り組みだけでは範囲が広すぎてとても担いきれません．そのため，母親および赤ちゃんの身体へのアプローチに対しては助産師と連携して行っています（**図19〜23**）．

(3) 赤ちゃん歯科の将来展望

　赤ちゃん歯科としては，子どもの全身発達を通して良好な顎顔面および口腔形態・機能の発育を獲得

第3章　0歳から考える小児矯正早期治療の最前線

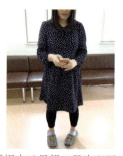

図19　妊娠中は母親の子宮が正しい位置で支えられることを意識づけることが大切．最近はスマホ姿勢といわれるような姿勢の悪い妊婦が多くなった．

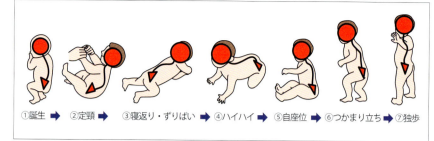

図20　赤ちゃん歯科では①母子ともに体および姿勢が大切，②赤ちゃんの体の対称性を確立する，③発達段階に対応した子育てを支援する．以上の点を重要視している（清水正裕．母乳育児について〜おっぱい教室開校準備勉強会から〜．赤ちゃん歯科ネットワーク会誌 2014：1（1）；37より引用改変）．

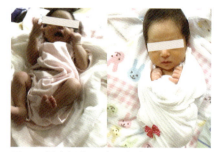

図21　新生児期は良肢位（四肢が立体的なMW形）を保てるよう丸く包むなども指導している．

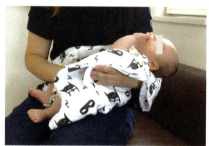
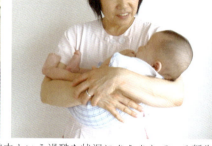

図22,23　胎内という無重力な世界から重力という過酷な状況にさらされている新生児．頭をのけぞらせると体に緊張が起こり，舌骨に付着する筋肉を緊張させ，しっかりとした嚥下や呼吸ができない．舌骨は哺乳行動（吸啜，嚥下，呼吸）の要である．重力から守ってあげるという意識がつねに大切で，体の軸をしっかり整え，緊張感（コリ）を解くように，丸く捻じれのない抱っこの方法を指導することが大切である．

することが望ましい展望といえます．しかしながら，現代社会はかつてのように子どもたちが自由に遊んだり，思いっきり体を動かすことが少なくなっているように感じます．健康的な身体機能や運動能力を高めるためにも，保育という領域との連携も必要になってくると思います．

たとえば内閣府の取り組みの例として，企業主導型保育事業というものがあります（図24）[10]．現在働く女性の推進事業として子どもを預けられる企業を増やすために推進している事業ですが，その目的の1つには企業による特色を生かした保育事業というものがあります．歯科医院のなかには保育士を雇用して積極的に体づくりにアプローチするところも見られるようになってきました[8]．筆者の企業主導型保育園も2017年10月から「さくら保育園」[11]として開園しました（図25）．保育ということはそれ自体で歯科医院の片手間でできるようなものではありません．明確な理念のもと，子どもの生涯マイルストーンとなるような成長の軸になるものを見据えなければな

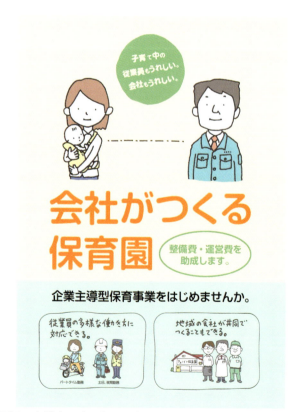

図24　内閣府の取り組みの例として，企業主導型保育事業というものがある．

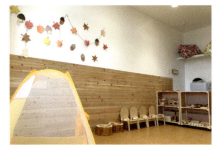
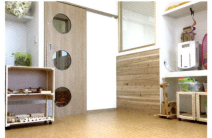
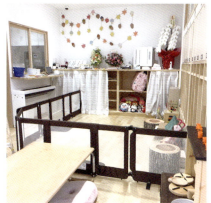

図25 さくら保育園．

らないものです．さくら保育園では身体の発育を通して全身の健康づくりをサポートするという特色があります．一方，口腔の発育は全身の健康なくしてはあり得ませんから，元気な体づくりをして現代の生活で抜けてしまったさまざまな遊びのなかで多くのことを身に付けてもらいたいと考えています．今後，このような歯科と保育のコラボレーションとなるような事例が増えることで，歯科だけではない多くの業種（産婦人科医，小児科医，助産師，保育士，整体師，セラピストなど）とのネットワークが活用できることを期待しています．

7．まとめ

赤ちゃん歯科は，まだ始まったばかりです．胎生期〜乳幼児期のかかわりが，小児期〜成人期への成長発育にどのように影響してくるのか，長期にわたる研究やエビデンスのある文献は大変少なく，何が正しく，何が誤っているのかまだまだ手探りの状態です．現時点で記載した事項も，それが本当に役立つのか現在実証データを集めている段階です．赤ちゃん歯科では，そのなかでも信頼性の高い情報を母親や家族に伝え，少しでも胎児期や乳幼児期からの健康人生の基礎作りの手助けをしていきたいと望んでおります．

参考文献

1. 吉田敦子．お腹の中の環境（お母さんの体の実態）．赤ちゃん歯科ネットワーク会誌 2014；1（1）；17-22．
2. Alice Roberts（著），斉藤隆央（訳）．生命進化の偉大なる奇跡．第1刷．東京：学研プラス，2017．
3. シリーズ座談会 第1回 吉田敦子先生に聞く．出生から首が据わるまで〜赤ちゃんの快が口腔機能を高める原点．赤ちゃん歯科ネットワーク会誌 2014；1（1）；23-35．
4. 矢島由紀，三谷寧．"お口ポカン"が気になる今知りたい 顎の発育不全はなぜ起こる？ 歯科衛生士 2017；41(11)；78-89．
5. Binkiewicz-Glińska A, Mianowska A, Sokołów M, Reńska A, Ruckeman-Dziurdzińska K, Bakuła S, Kozłowska E. Early diagnosis and treatment of children with skull deformations. The challenge of modern medicine. Dev Period Med 2016；20(4)；289-295.
6. Ishida F, Ukai Y, Shimizu T. Palate and alveolar ridge development in predental infants：a longitudinal study. Eur J Paediatr Dent 2016；17(2)：155-163.
7. 中田かず子．歯科医院における赤ちゃん歯科の実践．赤ちゃん歯科ネットワーク会誌 2014；1（1）；45-49．
8. 今村公俊，今村由紀．出生児の10人に1人！ 低出生体重児 何が違う？ どこに気をつける．歯科衛生士 2016；40(5)；72-84．
9. 加藤靜惠．低出生体重児の産直後からの看護とケア．赤ちゃん歯科ネットワーク会誌 2016；2（1）；39-49．
10. http://www.kigyounaihoiku.jp/．企業主導型保育事業．ポータルサイトより．
11. http://sakura-mirai.com/．さくら保育園ホームページ．

第3章　0歳から考える小児矯正早期治療の最前線

② 哺育（哺乳から卒乳）： 哺乳行動の大切さを 再認識する

外木徳子

1．哺乳行動がもたらすもの

　咀嚼器官の発達は，哺乳行動から始まります．哺乳行動は，口唇による乳首への密着「吸着」，「吸啜」と呼ばれる舌運動，および「嚥下」の3つの運動の連携により成立すると一般に言われています[1]．これを哺乳の3原則と言い，これら3つの運動が正しく機能して初めて，適正な哺乳行動が可能になります．哺乳しながら乳児は顎（主に下顎），舌，口腔周囲筋，口唇を使いそれを発達させることで，食べることに

必要な筋肉の発達や咬合力を育んでいます．したがって哺乳時に咀嚼筋を十分に使うかどうかが，その後の顎や口腔の発達に大きく影響してきます．哺乳力をしっかりとつけてから，次の段階である離乳食へと進めることが大切です．さらに適正に行われる哺乳行動は，将来正常な形態と機能を備えた身体と精神の発育へとつながっていくのです．

2．吸啜運動の発達について

　吸啜運動は月齢が進むに従い，変化し発達していきます．二木[1, 2]は，新生児は反射運動として飢餓や空腹の解消のための吸啜〈吸引圧型吸啜〉のみであったのが，生後2，3か月経つと空腹解消に加えて，不安解消のための吸啜（咬合型吸啜）が加わり，2つの哺乳行動が混在した形になるとしています．後者の哺乳行動は感覚刺激に対する乳児の反応の未分化性や遊び飲みという形になって表れるため，この時期の哺乳量は一時的に減少します[3]．その後哺乳行動は安定し哺乳量も増加していきます[4]．最初は単なる反射であった吸啜運動に「意識」が入ること

により，機能形成への能力は飛躍的に発達していきます．それは，指しゃぶりや玩具などのなめまわしという行動となり，環境への認知行動へと発展していくと元開[5]は述べています．
　また二木[1]，元開[5]は，吸引圧型吸啜での舌の動きは，主に舌中央部から奥の部分の上下運動であり，これに対して，咬合圧型吸啜は舌全体を動かして吸啜運動を行ういわゆる蠕動運動で，この舌の前後運動をともなう波状の蠕動運動が離乳初期の舌運動へと連動することから咬合圧型吸啜が発展して咀嚼運動の形成につながっていくとしています．

▶▶哺乳時の吸着状態

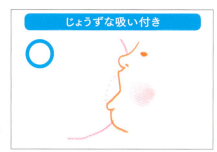
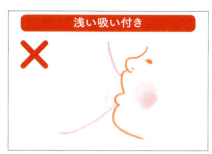

図1 哺乳時の吸着状態（歯科衛生士2016年7月号 P. 65より引用）．

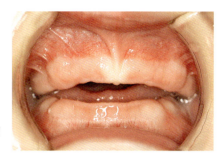
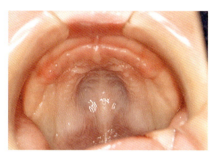

図2a 顎間空隙．生後5か月男児．
図2b 吸啜窩・ビシャの脂肪床・傍歯槽堤．生後2か月男児．

さらに吸啜運動は，超音波による画像診断やビデオ撮影による研究など[6～8]で，"陽圧"と"陰圧"の2つの機能により成り立っていることがわかっています．そして，これらの機能を十分に発揮させるため，新生児および乳児の口腔は哺乳のための特徴的な構造をしています．

哺乳の3原則に沿って，その特徴的構造と機能を説明していきます．

①**吸着**：花びらが開くように，またはラッパの先のように外側に開いて，乳房をしっかりととらえ，乳輪部まで深く密着しています．口唇はまるで吸盤のような役割をします[9]（**図1**）．

②**吸啜**：上下口唇と上下歯槽堤の中央にできた顎間空隙も新生児，乳児に特徴的な構造と言えます（**図2a**）．哺乳時，舌先は下顎歯槽堤より前に出ています．このことは軟らかい舌に乳首が保護され乳首が直接歯槽部に押し付けられて傷つくことを防いでいます．顎間空隙に舌をはさみ，吸啜窩と呼ばれる口蓋のくぼみに乳首を引き込みながら押し付け，固定させます．そして下から舌が乳首を保持することで密閉状態となり陽圧がかかります．効率的な哺乳のためには，このように引き込まれた乳首が口唇，舌その他の口腔軟組織により密閉され，陽圧となることが重要です．この状態を補助する口腔形態として吸啜窩およびビシャの脂肪床があります（**図2b**）．そしてこの状態で舌は蠕動運動をして乳首をしごきながら乳汁を押し出します．この動きは舌前方部から舌奥へと波状に進んでいきます．しかし，新生児には舌の複雑な波状の動きは見られず主に舌中央部から舌奥部の動きが中心となります．生後2～3か月以降になって次第に舌尖部へと発達していきます．なぜなら，機能の発達は中枢から抹消へと広がっていくからです．

③**嚥下**：舌の蠕動運動が奥まで及ぶと舌奥部の舌背が下がり，軟口蓋は挙上し鼻腔を閉鎖します．口蓋との間にできた陰圧により，さらに乳頭は引き寄せられ，乳汁は口蓋から軟口蓋，咽頭へと流れ込み，十分に溜まった乳汁は嚥下されます．これが乳児期に特徴的な一連の動きであり，乳児嚥下と言われるものです．

嚥下に関しては，乳児は乳汁を飲みながら鼻から息ができるという成人では不可能な機能が存在します．しかし近年の研究で，乳児の哺乳運動と呼吸運動は基本的には連続しているものの，嚥下の瞬間呼吸抑制がみられることが判明しています[5, 7]．このことにより，口腔内に送り込まれる乳汁量が多いと，とくに新生児や低体重児においては呼吸抑制が著明になることが確認され，人工乳首の構造や孔の大きさを改良する研究につながりました[10～13]．

第3章　0歳から考える小児矯正早期治療の最前線

▶▶哺乳のメカニズム

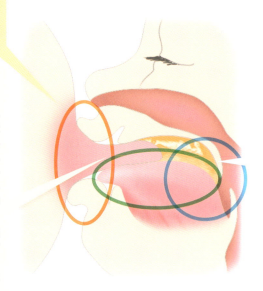

吸着
口唇による乳首への密着→口輪筋を鍛える

　赤ちゃんは，上下の口唇と上下の歯槽堤中央にできた空隙に乳首をはさみ，下から舌尖部によって乳首を保持することで密着性を高めます．

吸啜（きゅうてつ・きゅうせつ）
舌運動→舌筋を鍛え，鼻呼吸を促進

　舌根部は，軟口蓋とつねに接して大きな動きがないことから，この時，口腔は，前方を口唇と舌で，後方は軟口蓋と舌根部で閉ざされた状態になっていると考えられます．その閉鎖された空間で，舌中央部で乳頭を押し付ける動き＋舌奥部での上下運動などによって圧力をかけ，乳汁は口蓋に沿って咽頭へ流れ込みます．この時の舌中央から舌奥部を使った運動は，舌を口蓋に押し上げる運動であり，低位舌になることを防ぎます．
　舌が口蓋に接した正しい位置にあれば自然と鼻呼吸になります（舌をスポットに置いた状態では口呼吸はできません）．また，軟口蓋と舌の密着がしっかりしていれば，鼻閉により鼻腔通気抵抗がある程度上昇しても，鼻呼吸を維持できます．しかし，この密着性が弱いと，口腔内に呼吸路ができて，容易に口呼吸へと移行してしまいます．したがって，正しい哺乳運動の獲得は将来の正常な呼吸にも大きく影響するのです．

嚥下
嚥下運動→鼻呼吸

　乳児には「乳汁を飲みながら鼻から息ができる」という，成人では不可能な機能が存在します（乳児嚥下）．これは，軟口蓋が咽頭蓋に接触していることと，舌で口腔内がいっぱいに満たされていることによって生じるものです．

図3　哺乳のメカニズム（歯科衛生士 2016年7月号 P.64より引用）．

　莇島ら[7]はエックス線によるビデオ撮影にて9か月の乳児の吸啜運動を観察しています．それによると，下顎と舌骨が安定することで可能となる舌前方部の乳首への持続的圧迫は，乳汁を圧搾する作用のほかに舌前方部を固定することで舌中央部の陥凹形成が容易になるとしています．さらにそのことは，閉鎖された口腔内の陰圧形成に効率よく働くと考察しています．このように哺乳行動の発達は，月齢が進むにつれ口腔機能を発達させるために，じつに精密に効率よくなされているのがわかります．哺乳のメカニズムを図3に示します．この正常な発育を阻害する因子の1つとして，授乳の不適正な姿勢が挙げられます．

3．授乳姿勢が口腔機能の発育に与える影響

　哺乳という行為は経口摂取準備期ともいえます．舌運動と口輪筋・咬筋等の筋群および口腔内感覚が大きく関与しています．図4のように正しい姿勢で授乳すること[9]と，しっかり乳首をくわえさせることが大切です．このことは口輪筋や舌筋を鍛えることになるため，低位舌になりにくくなり口呼吸を防ぎ，鼻呼吸を促進させることにつながります．顎が上がった状態になっていると，強く吸えず，浅い吸い付きになります．また，乳児の体勢も重要です．体全体が母親の体と正面に向き合うようにします．首が据わっていない3か月頃までは，背中と首が丸くなるように横抱きにし，首が据わった3か月以降は少しずつ縦抱きにしていくと飲みやすくなります．無理な姿勢ではしっかりとした吸着，吸啜，嚥下ができません．つまり，母乳育児，人工乳育児を問わず，乳児の姿勢や乳首のくわえ方が悪ければ正しい

▶▶授乳姿勢

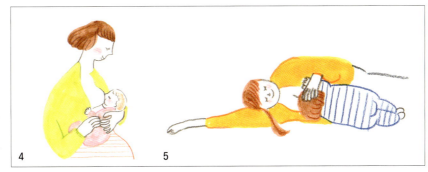

図4 正しい授乳姿勢(歯科衛生士 2016年7月号 P.65より引用).
図5 不適正な授乳姿勢(歯科衛生士 2016年7月号 P.66より引用).

筋機能は育成されないのです[14,15].

近年は子どもの顔を見ずに,携帯やスマートフォンをしながら常時添い乳(添い寝授乳)をしている母親が多くなってきていると聞きます.また,産婦人科の母親への対応も,できるだけ楽な姿勢で授乳するように指導を行っています.母親にとって楽な姿勢はイコール乳児にとっても最良の哺乳状態でなくてはなりません.添い乳は母親の体調が不良な時に行われる一時的な与え方であり,正しい授乳の仕方ではありません.私たち歯科医療従事者は口腔領域を診る専門家として,添い乳の常態化による弊害をもっと知らせるべきであると考えます(図5).

4. 授乳姿勢が歯列・咬合に与える影響

添い乳をした場合,母子ともども横になって寝入ってしまったり,夜間泣くとそのままの姿勢で授乳することも多いと想像されます.

ヒトの頭の重さは体重の約1/8ほどもあります.たとえば体重が10Kgの子どもならば約1.2Kgの重さになります.顔を横にしたままの添い乳の姿勢は,頭の重さのため下にしている側の臼歯部につねに圧力が加わります.そのため片側のみの場合は左右非対称な歯列弓になっていくと考えられます.また,横向きの姿勢は左右臼歯間の幅径を狭くし,それにより舌房が狭くなるため舌位が下がり,低位舌となります.低位舌になると下顎が下方に引っ張られて口が開くため口呼吸になりやすくなり,口呼吸によるさまざまな問題も生じてくると考えられます.また,横臥位,仰臥位での授乳は乳が耳管を経て中耳に入るため,反復性の中耳炎を誘発する原因となると耳鼻科からも警鐘を鳴らしています[16].そして難治性の中耳炎は口呼吸の原因となるため歯列や顎の発育の乱れへとつながっていきます.

片側だけを下にして添い乳を続けた場合の弊害は小児歯科医として,多々遭遇します.図6は常時母親が添い乳をする際に左を下にして授乳していたため,左側のみがう蝕に罹患した症例です.この子の場合,離乳食を食べる際にう蝕による疼痛で片側噛みになっていることに母親が気付き,う蝕治療を希望して来院しました.また,図7～9は,一卵性双生児でともに2歳過ぎまで両側に子どもを寝かせて母親が真中に寝て添い乳を続けていた症例です.それぞれの児が下にしていた側の顎がずれて交叉咬合となっています.授乳姿勢と卒乳の指導をすることで11か月後には咬合が改善しています.狭窄していた歯列も拡大しています.図10～12も同様に腕枕で添い乳をしていたのが原因で咬合がずれたと思われる症例です.これらの症例は,咬合へ影響は種々ありますが,そのなかの1つとして睡眠姿勢の影響も大きく左右していると考えられます.

このように,低年齢児は短期間にさまざまな影響を受けると同時に,正しい方向への指導をすれば短時間で改善することを示唆しています.歯科医療従事者の早期からの正しい介入が,正常な口腔機能,形態の発育誘導に大きく関与することを再認識する必要があります.

第3章　0歳から考える小児矯正早期治療の最前線

▶▶ **不適切な授乳姿勢による弊害**

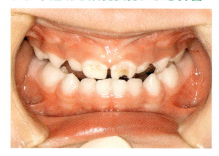
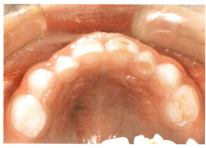

図6　不適切な授乳姿勢による弊害．常時左側を下にして添い乳を継続していたため生じたと思われる．

▶▶ **不適切な授乳姿勢による弊害**（図7〜9）

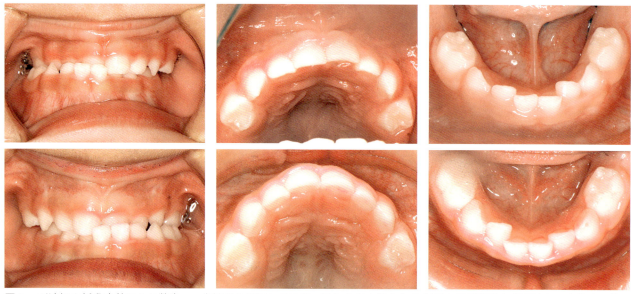

図7　不適切な授乳姿勢による弊害．一卵性双生児における添い乳によると思われる上顎の歯列変形と交叉咬合．2歳0か月，女児．母親を真中にして上段の児はつねに左側を下に，下段の児はつねに右側を下にして添い乳を継続していた．

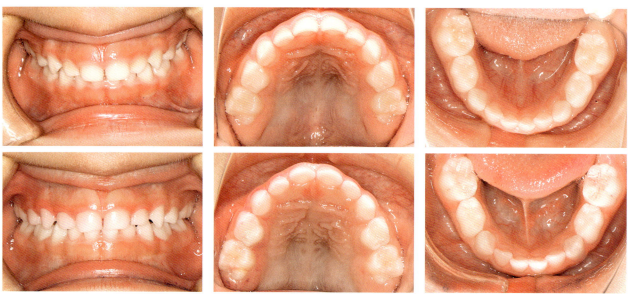

図8　添い乳の中止と睡眠体位の指導を行う．指導後11か月，3歳0か月．両児とも咬合がほぼ改善した．

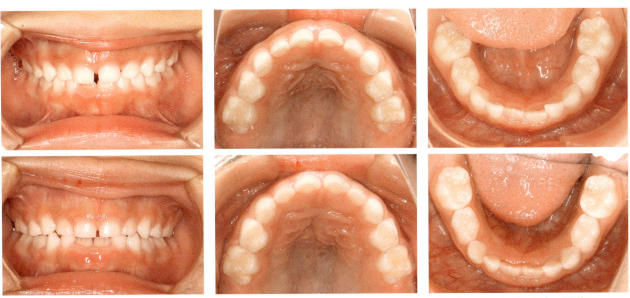

図9 5歳11か月．両児とも上下顎の拡大が見られ，下顎の叢生もかなり改善している．正常な顎，歯列の発育が誘導できた．

▶▶腕枕添い乳によると思われる歯列の変形と切歯部の反対咬合（図10〜12）

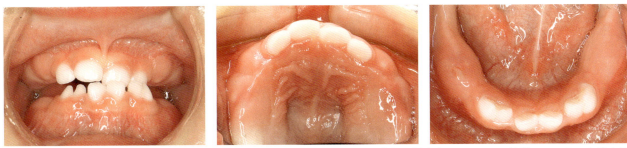

図10 腕枕添い乳によると思われる歯列の変形と切歯部の反対咬合．左側切歯部反対咬合のため，この状態でロックした咬合状態となっている．常時左側を下にして添い乳を継続していた．母親の腕まくらで圧迫されている状態で寝ていた．1歳3か月，女児．

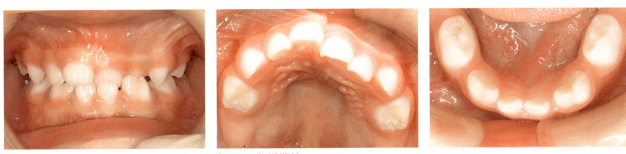

図11 1歳7か月時．上顎の歯列の変形が著明に．指導開始．

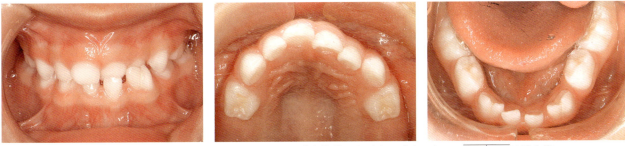

図12 2歳5か月時．歯列の変形にやや改善が見られるが，咬合状態はまだ交叉咬合である．$\overline{CB|BC}$は癒合歯．

5．哺乳による乳児嚥下で獲得する機能

　乳児嚥下により将来必要な舌の動きである，舌中央部から舌奥部にかけての前後運動，波状運動，持ち上げる力が養われます．吸啜により顎（とくに下顎）咬筋，舌筋，舌骨挙上筋が盛んに動くとされており[17,18]，この動きをしっかり育てることは，摂食するために必要な筋肉や咬合力を育むことになります．また，舌骨上筋群の発達は嚥下の際に喉頭を引き上げる力となるため，誤嚥を防ぎます．哺乳期にこれらの咀嚼筋や口腔周囲筋，舌を十分に使えた乳児は，5歳児の咀嚼力に有意な差が見られたと坂下ら[12]は報告しています．哺乳期の適正な舌，口腔周囲筋の発達があってこそ，次の段階である離乳期へと進み咀嚼嚥下を完成させていくことができるのです．

6．卒乳への道のり[19,20]

　赤ちゃんは乳汁を飲みたい時には泣いて知らせ，飲みたいだけの量を飲んだら飲むことを止めるようにプログラミングされているので，その能力を阻害しないことが大切です．時間を決めて行う規則的授乳は赤ちゃんの自律性を阻害することとなります．また，ある一定の体重増加がみられるならば哺乳の量についても心配することはありません（しかし，人工乳首の場合は，体重増加が順調だからと言うだけで安心してはいけません．つまり，前述したように咀嚼筋を中心とした各器官の機能も一緒に育っているかを確認する必要があります．人工乳首の選択については後述します）．

　離乳食が進んでくると，食べ物から栄養を摂取することができるようになります．この時，食べ物は規則正しく与えることが大切です．つまり生活のリズムを子ども中心に整えることです．一般に小児の消化時間は3時間から4時間とされています．空腹時に離乳食を与えれば，偏食も防げます．満腹になれば自然と母乳を飲む回数，量も減ってくるものです．その過程で自然と卒乳できるのが理想です．その時期は子どもによっても異なりますが，大体1歳から1歳半の間くらいが目安となります．哺乳と離乳食の進行は，一時期重なります．離乳食による口腔機能の発達は学習により獲得されるものです．ここが，哺乳と大きく異なる点です．

　哺乳行動は，第一乳臼歯が萌出してくるころには，乳児嚥下から成人嚥下へと移行していくことが大切です．この成人嚥下を習得することが，離乳食の大切な目的の1つです．この時期にストローやマグタイプのものを使用すると，本来のストローの使い方ではなく，口の奥まで入れて飲んでしまうため，せっかく習得されつつある成人嚥下から，乳児嚥下に後戻りする動きをさせることとなります．コップでしっかり飲めるようになれば，上顎切歯と下唇を使って飲むという本来のストローの使用ができるようになります．この順序を指導する必要があります．どうしてもということであれば，ストローの長さを短くして，口の奥に入らないように調整するように指導してください．コップのみをマスターする前の道具のようにして広まっているこれらの商品ですが，これも大人が都合よく便利なことはイコール小児にとっても最適でなくてはならないという基本から外れている間違った常識の1つと言えます．

　また，いつまでも卒乳できないでいると，乳児嚥下の状態での口腔機能の動きとなり，成人嚥下への移行を妨げることになってしまいかねません．乳児嚥下と成人嚥下の違いを**図13**にまとめました．さらに，1歳6か月以降の授乳はう蝕誘発を促進させるという報告が数多く出ています[21~25]．とくに上顎乳切歯のう蝕が好発部位ですが，この部位のう蝕が進むと前歯で捕食し口唇を閉じて咀嚼するという行為がしにくくなると考えられます．それにより，口唇の動き，舌の動きに支障が出てくる可能性があります．これらの器官の不正な発達が，将来の歯列不正

▶▶乳児嚥下と成人嚥下の違い

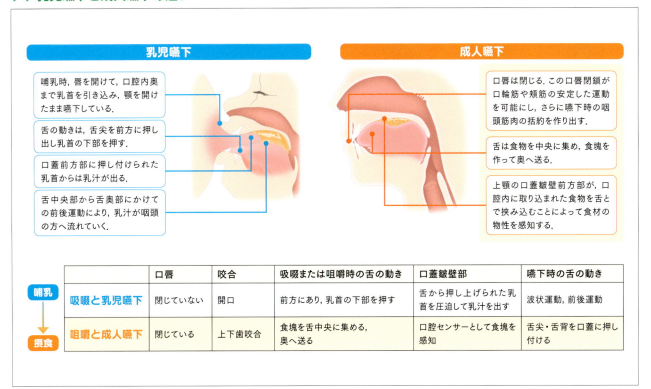

図13 乳児嚥下と成人嚥下の違い（歯科衛生士 2016年7月号 P.69より引用）．

や不正咬合へとつながっていくことは容易に想像できます．

いつ卒乳するかは，母親の考え方や生活環境に大きく影響されますが，個々の立場に寄り添って的確な指導とケアをしていくことが大切です．

7．哺乳状態が口腔機能の発育に与える影響（直母乳首と人工乳首）

母乳の場合は，乳汁を「吸う」というよりは「しごき出す」「絞り込む」という表現がされ，口腔周囲筋の力を使う動きが必要になります[17, 18, 30, 31]．これに対して，人工乳の場合は，一般に仰臥位での哺乳は「吸い込む」「吸う」の作業になりがちです．この場合には授乳が短時間で終わってしまい，口腔周囲筋の発達に遅延を招きかねないとする報告もあります[26〜28]．

実際，直母乳首，咬合型人工乳首と比較して丸穴孔型人工乳首を使用すると，側頭筋，舌骨上筋群の筋活動量が小さかったとしています[29〜33]．一方，両者間で乳歯列期の咬合状態に有意な差は見られなかったとするもの[34]，また米津[35]は上顎歯槽部，口蓋の形態の差が見られたことを報告しています．近年，人工乳首は「吸う」作業ではなく「絞り込む」あるいは「咬合型」と呼ばれる作業をするように改良されてきています．一般的には，赤ちゃんを60°くらいの角度で抱っこした場合，その月齢に必要な授乳量を10〜15分程度で飲ませるような乳首性状・形状のものを選ぶことが推奨されています．しかし，人工乳首を使用している時の筋の動きが，直哺乳の時と同様な筋の動きをしているかどうかまでは言及されていません．坂下[36]によると，人工乳首の穴が口蓋側にあり舌で押し付けることにより，ミルク〈乳汁〉は口蓋皺壁に沿って排出され舌いっぱいに広がった後，嚥下されるという直乳首哺乳時とほぼ同じような口腔周囲筋の動きが促されるものが適正だと報告

第3章 0歳から考える小児矯正早期治療の最前線

▶▶不適切な乳首の使用の弊害と思われる舌突出癖と開咬

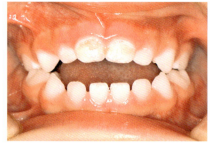
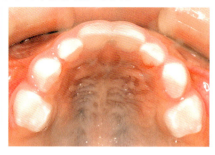

図14　不適切な乳首の使用の弊害と思われる舌突出癖と開咬．2歳0か月，女児．

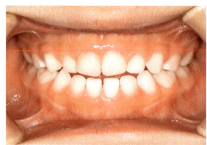
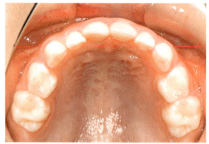
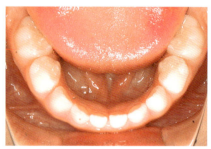

図15　指導後，5歳0か月．一時この時点まで改善したが，切歯交換期に舌突出癖が再開し現在開咬治療中．

しています．

　このような点を踏まえて人工乳首を選択する時，不適正な乳首とは以下の特徴が挙げられます．
①乳首が長すぎる．
②大きな穴が先端にある．
③空気の取り入れ口がある．
④さかさまにするとミルクが出てくる．
⑤乳首先端に柔軟性がなく，固く伸展しない．

　このような状態のものを使用している時の舌の動きは出過ぎるミルクの流出を防ぐために前方に押し付け，ピストン運動をするように前後運動をしています．長期にこの状態が継続すれば，嚥下時の舌突出癖につながります．この不適正な嚥下は，咬筋，口輪筋，オトガイ筋の過緊張として表れてきます．その結果咬合にも影響が生じ，開咬，上顎前突（下顎後退による）などさまざまな不正を生み出していくと考えられます．

　図14は，2歳0か月の女児の咬合状態です．吸指癖，吸唇癖などの習癖はありません．しかし，この時まで丸型孔の人工乳首による哺乳を行っています．丸型孔人工乳首は，吸引型の舌運動でも簡単に哺乳できるものが多く，さまざまな形の人工乳首のなかで，もっとも哺乳量が多くなると報告されています[27]．保護者によると固形物が噛みきれない，うまく食べられないという理由から長期にわたる哺乳瓶による栄養摂取を行っていたということです．舌の動きは不十分で，会話時もつねに舌を前後に突き出す動きが見られます．発音は不鮮明でコミュニケーションがとれません．そのいらだちもあってつねに泣いており，保護者も疲弊している様子でした．哺乳瓶の使用を中止してもらい，前歯でのかじり取り，口唇の閉鎖の指導を根気強く行った結果，図15まで改善できました．ミルクの出過ぎによる舌突出癖は，よく出過ぎる母乳にも言えることですが，乳房と哺乳瓶の違いは乳の出る量がずっと同じか，そうでないかということになります．乳房の場合は蓄乳されていた乳汁がある程度射乳されれば吸啜しなければ吸えない状態になってきます．哺乳している間で，舌や筋肉の使い方をさまざまに調整する必要があるのです．この点が，人工乳首での授乳と直乳首授乳との違いと言えるでしょう．

　しかし再度述べますが，母乳育児，人工乳育児いずれにしても，顎・口腔周囲筋や舌の正常な発育に授乳の姿勢が大きく影響を与えることを認識しておく必要があります．

８．まとめ

　反射から始まる哺乳行動は，やがて「意識」が入ることで形態や機能に驚くべき発達を促していくようになります．この「意識」は，母親をはじめとする多くの人たちの愛により育まれていきます．正常な形態と機能の獲得は，それを可能にする環境が必要で

す．われわれは正しい知識と寄り添う心をもってその環境づくりの手助けをする存在になるべきだと思います．

　大切なことは，早期からの適正な介入が，その子の将来にとって大きなプラスとなることなのです．

参考文献

1. 二木武（編著）．小児の発達栄養行動．東京：医歯薬出版，1995．
2. 二木武，金子保．乳児の吸啜運動に関する研究＜第４報＞．小児保健研究 1973；31（４）：178．
3. 二木武，金子保．乳児の吸啜運動に関する研究＜第５報＞―哺乳量と吸啜運動について―．小児保健研究 1973；31（４）：178．
4. 金子保，日野原正幸，二木武．母乳栄養児の哺乳量と哺乳機構の発達について．小児科臨床 1970；23（９）：57‐62．
5. 元開富士雄．口腔機能を発揮させる機序とは―口腔機能の発達メカニズムに対する考慮事項―．BSC 会誌 2014；24：17‐32．
6. 薦島弘之，薦島桂子，野田忠．吸啜運動時の舌・下顎運動の計測．小児歯誌 1997；35：605‐612．
7. 薦島弘之，薦島桂子，山田好秋，向井美惠，野田忠．エックス線テレビによる９カ月乳児の嚥下動態の観察―乳児嚥下と成人嚥下の比較―．摂食・嚥下リハ学会雑誌 1997；1：33‐44．
8. 髙木伸子，定岡直，牧茂．ビデオ画像解析による正常乳児における吸啜運動の観察．小児歯誌 2013；51：372‐379．
9. 橋本武夫（訳）．UNISEF/WHO 母乳育児支援ガイド．東京：医学書院，1993．
10. 石丸あき，斎藤哲．哺乳時における舌と乳首の形態変化―舌運動のなめらかさについて―チャイルドヘルス 2002；5：53‐58．
11. 林良寛．哺乳行動の発達．小児科臨床 1997；5：735‐741．
12. 坂下玲子．現在の人工乳首事情：ビーンスターク乳首を使って育った子ども達の発育．小児歯科臨床 2011；16（2）：73‐80．
13. 松原まなみ，山本伊佐夫，落合聡，佐伯康広，村上恵美子，西尾弘之．乳首の違いが吸啜運動に及ぼす影響．小児歯誌 2013；51：153．
14. 島袋郁子．赤ちゃんのおっぱい育て，歯育て，食べ育て（第19回）おっぱい飲んだら，歯並びは大丈夫！？　小児歯科臨床 2012；17（11）：75‐79．
15. 巷野悟郎．［母乳］母乳の授乳法．チャイルドヘルス 1999；2（1）：8‐11．
16. 加藤俊徳．反復性中耳炎の危険因子とその対応　授乳児と中耳炎（授乳姿勢を中心として）．小児耳鼻咽喉科 2011；32（3）：248‐253．
17. 青木浩子，岩橋千恵，仲岡佳彦，松原まなみ，田村康夫，吉田定宏．吸啜期から離乳期にかけての口腔周囲筋筋活動量の変化．小児歯誌 1997；35（2）：329．
18. 林努，松下繁，阪本光伸，角健一郎，堀川容子，田村康夫，吉田定宏．母乳吸啜時における口腔周囲筋活動の月齢変化．小児歯誌 1995；33（2）：355．
19. 厚生労働省児童家庭局母子保健課．授乳・離乳の支援ガイド，2007．
20. 小児科と小児歯科の保険検討委員会．子どもの歯と口の健康ガイド．東京：日本小児医事出版，2010．
21. 小鹿裕子，岩田美奈子，浦野絢子，荒井亮，山頭亜里沙，陽田みゆき，辻野啓一郎，櫻井敦朗，大和田由美，新谷誠康，山下修一郎．歯科大病院小児歯科における低年齢児齲蝕の実態調査．小児歯誌 2014；52（1）：54‐61．
22. 桑田和美，野々村ひとみ，大西智之，野々村榮二．母乳の卒乳時期と齲蝕罹患性との関係性について．小児歯科誌 2009；47（1）：101‐110．
23. 島袋郁子．赤ちゃんのおっぱい育て，歯育て［第12回］おっぱい飲んで虫歯になっちゃった（前編）（解説）．小児歯科臨床 2011；16（2）：81‐86．
24. 井手有三，立川義博，西めぐみ，緒方哲朗，福本敏，野中和明．1歳6カ月児歯科健診における授乳状況からみた齲蝕罹患に関する研究．小児歯誌 2005；43（5）：605‐612．
25. 海原康孝，角本法子，番匠谷綾子，光畑智恵子，財賀かおり，鈴木淳司，香西克之．1歳児の口腔内状態および歯科相談の内容に関する調査．小児歯誌 2008；46（4）：455‐462．
26. 金子保，日野原正幸，二木武．人工栄養児の哺乳能力と乳首の孔の状態．小児保健研究 1969；28：51‐54．
27. 松原まなみ，中島謙二，仲岡佳彦．人工乳首の特性に関する実験的研究．小児歯誌 1996；34：201‐207．
28. 中島謙二，青木浩子，加藤敬，田村康夫．乳房および人工乳首の筋電図学的比較．小児歯誌 1997；35：926‐935．
29. 宋政文，田村康夫，高柳英司，吉田定宏．吸啜運動時における咀嚼筋活動 第2報　母乳と人工乳の比較．小児歯誌 1992；30（3）541‐550．
30. 岡崎光子，高橋久美子，奥恒行．幼児の咀嚼能力に関わる要因の検討．小児保健研究 2000；59（1）：5．
31. 田村康夫，下郷恵，青木浩子，王歓，長谷川信乃，篠田圭司，吉田定宏．ヒト乳児における吸啜から咀嚼運動への口腔周囲筋活動の変化．小児歯誌 1995；33：271．
32. 仲岡佳彦，松原まなみ，青木浩子，中島謙二，田村康夫，吉田定宏．乳首の違いによる吸啜時の口腔周囲筋筋活動．小児歯誌 1997；35：207．
33. 斎藤哲，石丸あき，平田尚子，岡野恵里香，林良寛．哺乳期初期における直接母乳哺乳と人工乳首哺乳の併用について．第55回日本未熟児新生児学会，2010．
34. 山下篤之，千木良あき子，水上美樹，綾野理加，白井淳子，足立マリ子，小倉草，木村恵子，松尾美紀，井上美津子，向井美惠，金子芳洋．哺乳方法と乳歯列形態との関連性．1996；38（10）：1315‐1319．
35. 米津卓郎．哺乳を科学する　画像研究からみえてきたもの(no.5)乳児における下顎の発達および授乳法にかかわる歯科医学からの知見．ペリネイタルケア 2010；29（5）：484‐492．
36. 坂下玲子．口の健康は生後1年が大きなカギを握っている．赤ちゃん歯科ネットワーク 2015；1：8‐16．

第3章 0歳から考える小児矯正早期治療の最前線

3 離乳食から考える早期治療とは

有田信一

1．離乳食の育児教育の必要性

　医院を訪れる保護者と話をすると，育児を悩みながら行い，しかも自分の育児がうまくいっていないと思っている人が多いことがわかります．

　図1の自分の子どもがよく噛んでいるかどうかのアンケート結果では，全体の約半数は自分の子どもは「あまり噛まない」と思っていました．

　このような状況から，小児の個々の成長に合った育児に関するアドバイスの必要性を感じ，離乳食に対する取り組みを始めました．

　摂食機能は捕食，嚥下，咀嚼の順に発達していきます．現在，上下口唇のポスチャーが不良な小児が多く見られます(図2)．口唇の良いポスチャーができていない場合は，成熟嚥下の習得が困難になります．

　一方，嚥下機能は離乳食前期，離乳食後期，準備食期を通して成熟していきます．そして，この時期の食生活習慣が「十分な舌の挙上」と「舌の正常なポスチャー」を促します．咀嚼機能を効果的に習得さ

▶▶「自分の子どもが噛んでいるか」に関する親の認識

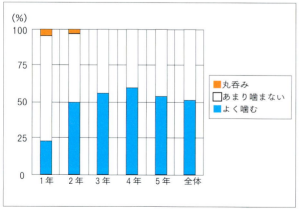

図1　3つの保育所の保護者に「よく噛むかどうかの評価」「食事中の水分摂取の状況」「自分の子どもが食べているご飯，野菜，肉の調理形態」等と下顎乳前歯の排列状況との分析調査を行った(回答数202名，回答率84.2％，1998年調査)．

▶▶口唇のポスチャーの不全

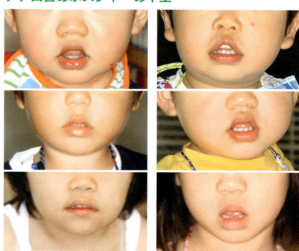

図2　口唇のポスチャーの不全．

▶▶乳歯の萌出時期

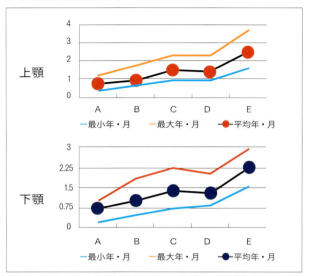

図3　乳歯の萌出時期(男子)(参考文献1より引用).

▶▶1歳～2歳のDの咬合状態

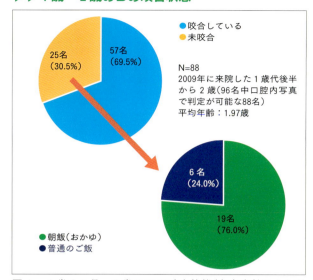

図4　1歳6か月～2歳のDの咬合状態(参考文献2より引用).

▶▶1歳8か月児の口腔内

症例A

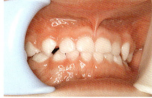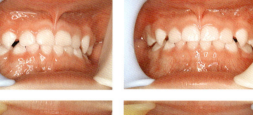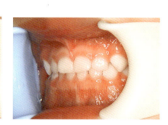

図5a　ABDは萌出が完了し，上下の歯牙は咬合し，ほとんどの食べ物を処理する事が可能．

症例B

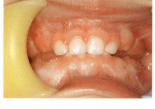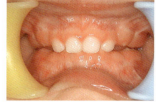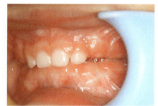

図5b　CとDは未萌出で，歯肉食べの時期であり，通常の硬さの米飯は処理できない．

せるには，舌食べ期，歯肉食べ期を通じて，舌でつぶせる物，歯肉(歯堤)でつぶすことが可能な食べ物を選択することが重要になります．

とくに，歯肉食べ期に食物をつぶすことを習得しておくと，臼歯食べ期の咀嚼機能の習得が容易となります．

ところが，歯列咬合の発達の状況は個々で異なるので，育児書にしたがい，歴齢で離乳食を進めたことで，歯肉食べや舌食べの習得できない子どもに多く遭遇します．

2．乳歯の萌出時期は個体差が大きい

歯列咬合の発達に合った食べ物を正しく選択するためには，「乳歯の萌出時期は個体差が大きい」という事実と「自分の子どもがどの発達過程にあるのか」を保護者に理解してもらう必要があります．

図3は日本小児歯科学会による乳歯の萌出時期です[1]．平均値とともに最小年と最大年を見ていただくとその年齢差が非常に大きいことがわかります．

上顎の第1乳臼歯の萌出時期では，最大と最小の幅は9か月から2歳10か月と2歳1か月の幅があります．これは「臼歯食べが可能になる時期は個体差

▶▶水分摂取の状況

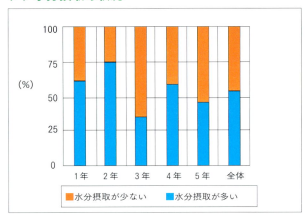

図6　3つの保護者への「食事中の水分摂取の状況」の調査結果（回答数202名，回答率84.2％，1998年調査）．

が大きい」ことを意味します．

　私たちの調査では，1歳6か月から2歳までの子どもの約30％は上下の第1乳臼歯は咬合していなく，そのうちの約75％強が通常の米飯を食べていました（**図4**）[1]．

　図5の上下の写真はいずれも1歳8か月児の口腔内です．症例A（**図5a**）では，Dの萌出が完了し，多くの食材の処理が可能ですが，症例B（**図5b**）ではDが萌出していないので，歯肉食べができる食べ物を選択する必要があります．

　とくに，米飯の調理形態には配慮すべきです．症例Bの咬合状態では，大人と同じ米飯を噛むことができず，丸呑みになります．この時期の丸のみの経験は継続しやすく，乳臼歯が咬合した後もご飯粒を噛まない小児を多く認めます．

　丸のみの習慣は，食事中に水やお茶を飲む習慣にもつながります．**図6**は食事中に水分を飲むかどうかを尋ねたアンケート結果ですが，この調査では全体の半数以上が食事中に水分を摂取していました．

3．保護者と育てる食べる機能

　離乳食から考える早期治療は，小児の発達段階を伝え，その段階でどのような物を噛んだり，潰したりすることが可能かを知ってもらうことから始まります．保護者からの小児の「食べる」に関する困りごとを聞きながら，アドバイスしていきます．

　咀嚼機能は歯肉食べ期，乳臼歯食べ期を通じて成熟していくため，離乳食期，幼児食期を通じて，ゆっくりと育てていく必要があります．

　小児は真似ながら学習していくことから，保護者の役割は「先生」です．1歳以降では，保護者が小児の対面に座り，食べる姿を見せることを勧めています．保護者にとっても「食べる」という行為を見直す良い機会です．

4．発達段階別の育児支援

（1）無歯期（授乳期）

1）口腔内の状況と摂食機能の発達段階

　乳児の哺乳行動は吸啜，嚥下，呼吸の一連の連動した反射運動であり，これらは口腔，咽頭，喉頭，食道を支配する神経・筋肉によりスムーズに機能します．哺乳の機能は種々の原因で障害されますが，明らかな原因がなく，哺乳力が弱く哺乳量も少ない

▶▶無歯期

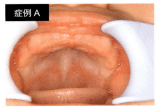
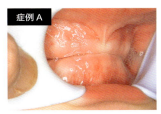
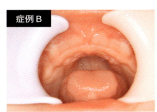
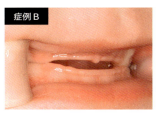

図7 無歯期．この時期の上下顎堤の位置も個々の乳児で異なり，顎間空隙や吸啜窩の形状も一様でなく，個々に異なっている．

▶▶乳前歯萌出開始期

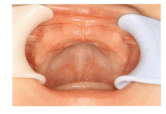
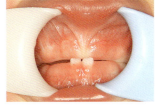
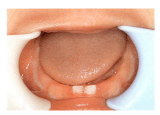

図8a　下顎前歯萌出期．

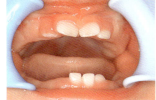
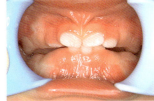
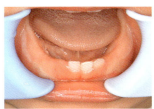

図8b　上下顎前歯萌出期．

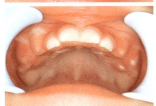
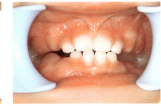
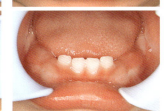

図8c　前歯萌出完了期．

▶▶正常な被蓋例と過蓋咬合例

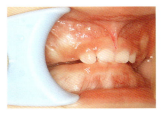
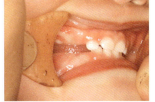

図9 前歯部の被蓋が正常な場合には上下の乳臼歯部の歯肉間に比較的大きな垂直的な空間があるが，過蓋咬合の場合には少ない（上下の歯肉が接触している場合もある）．

poor sucker と呼ばれる乳児がいます．

　乳首の加え方が弱い，まったく吸い付かない，吸い付いてもすぐに中断する，あるいは眠ってしまう．このような状態は数日以内に治る場合もありますが，乳児期を通して，食の細い子として成長することもあります．哺乳機能は反射機能だからと言って，簡単に片付けられない問題があります．

2）支援内容

　乳児の基本的な哺乳能力が備わっている場合には，子どもが「快」*の状態で授乳できる姿勢を母親が理解することが重要になります．

　この時期の上下顎堤の位置も個々の乳児で異なり，顎間空隙や吸啜窩の形状も一様でなく，個々に異なっています（**図7**）．

　個々の小児の口の特徴や授乳機能の特性そして，その小児の心理発達過程を母親に伝え，母と子の関係性の支援を行います．

（2）乳前歯萌出期から萌出完了期

1）口腔内の状況と摂食機能の発達段階

　下顎前歯が萌出し，次いで上顎前歯が萌出してく

＊：乳児には「快」「不快」「興奮」の3つの情緒がある．

第3章　0歳から考える小児矯正早期治療の最前線

▶▶**乳臼歯萌出期**

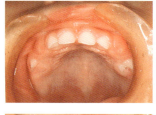
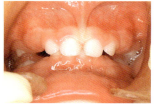
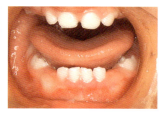
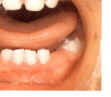

図10a　D 萌出開始期．

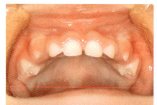
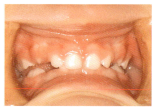
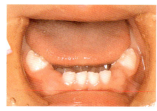

図10b　D 萌出途上期．

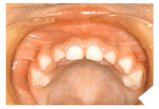
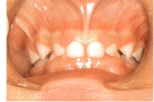
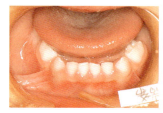
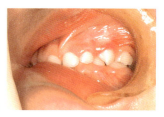

図10c　D 萌出完了期．

▶▶**乳歯列完成期**

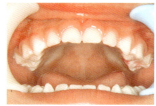
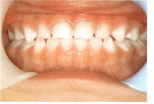
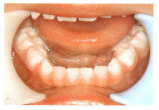
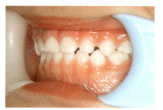

図11　E 萌出完了期．

ると今まで接触していた上下の顎堤が離開してきます．これにより，乳臼歯が萌出してくるための垂直的空間が維持されます．この乳臼歯部の上下顎堤間の垂直的距離は上下前歯の被蓋の状態で異なり，歯肉食べが可能な大きさにも違いがあります（**図9**）．

また，乳児は下顎前歯の萌出により，舌で上下前歯の位置を認識し，授乳時に舌の裏面を傷つけないように，上下前歯で舌を噛まないように，さらには母親の乳首を噛まないで授乳する様式を学習していきます．

一方，舌の口蓋への押しつぶしは上顎前歯が存在することで容易に行えるようになります．この時期に習得すべきは，前半では「捕食」，「前歯での咬断」，「舌の押しつぶし」で，後半では「歯肉での押しつぶし」です．同時に，舌と頬粘膜で食塊を上下の歯肉間に固定することも学習します．

2）支援内容

この時期の主な支援内容は，口の中で処理できる食事の調理形態と捕食機能の習得法についてのアドバイスです．

（3）乳臼歯萌出開始期から D 萌出完了期

1）口腔内の状況と摂食機能の発達段階

乳前歯が萌出を完了後しばらくすると，上下の D が萌出を始めます．D の萌出開始から萌出完了までもさまざまな段階が存在します（**図10**）．この時期は乳臼歯による咀嚼を学習する時期です．歯肉食べでは，上下方向の動きがほとんどでしたが，D が萌出すると，D の咬合斜面を利用することにより，上下運動に左右の小さい幅の動きが加わります．この動きで米飯の処理が効率的に行えます．

2）支援内容

D の萌出状態で，米飯の硬さを調整します．口唇

閉鎖と食事中に水やお茶を飲まないことの重要性を伝えます．

(4) 乳歯列完成期

1) 口腔内の状況と摂食機能の発達段階

第2乳臼歯(E)が萌出し，乳歯列の完成期を迎えます(**図11**)．上下のEの萌出による，より多くの量の食物を乳臼歯の上に乗せ，咀嚼することができるようになります．舌の後方部の働きが活発化します．さらに，上下のEの咬頭斜面の効果による，臼磨運動が加わり，咀嚼機能が一段と向上します．

2) 支援内容

この時期は，多くの種類の食材，多様な硬さや食感を経験してもらい，咀嚼時に口唇閉鎖と鼻呼吸を意識してもらいます．

5．症例の紹介

(1) 反対咬合症例

1) 症例A

患者(機能的反対咬合)：1歳4か月，男子(図12)．
歯列咬合と摂食機能の特徴を以下に示します．
- 現在歯：乳前歯は萌出完了し，乳臼歯は未萌出の状態．
- 歯列咬合の状態：上下Aの2歯の反対咬合で，下顎は叢生を示す．構成咬合位で切端咬合が可能．
- 口腔機能の状態：口唇閉鎖の状況：不良(口角の下垂)，嚥下機能：幼児様嚥下，言葉の発達：良好．
- 舌の動き：不良(低位)．
- 食事の状況：米飯は大人と一緒，副食は刻んだり細かくしている．
- 食事中の水分摂取：あり．

・支援内容：
①口唇閉鎖不良に対して：上唇が自然な下降が生じるように，スプーンの使用方法の改善．
②嚥下機能の発達に対して：食事に水やお茶を飲まないこと．
③舌位の改善と咀嚼機能の発達に対して：舌の押しつぶしを促進する食品の選択と歯肉食べの習得．
　嚥下時の舌位の改善が行われた結果，7か月後の1歳11か月時には，前歯部の反対咬合は改善し，それにともない，下顎前歯の整列が達成されました．
④うつぶせ寝の時間の減少：うつぶせ寝の時間が多いと，頭の動きが上顎骨の前方発育を抑制すると同時に仰向け寝では下顎骨の時計回りの回転が生じやすいという仮説を立て実施．

▶▶反対咬合症例A

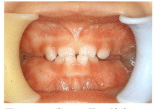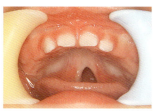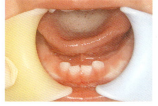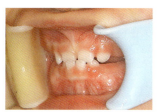

図12a 1歳4か月．前歯のみの萌出，左右Aの反対咬合で，その影響で下顎に叢生を認める．

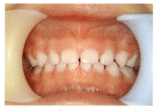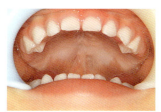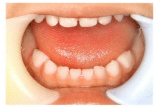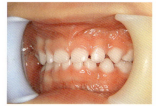

図12b 1歳11か月．7か月後には，前歯部の反対咬合は改善し，下顎の叢生も改善．

▶▶反対咬合症例 B

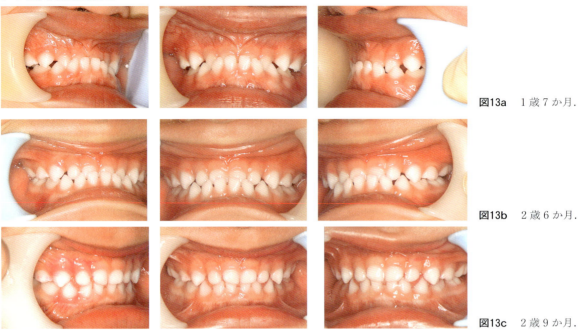

図13a　1歳7か月．

図13b　2歳6か月．

図13c　2歳9か月．

▶▶叢生症例

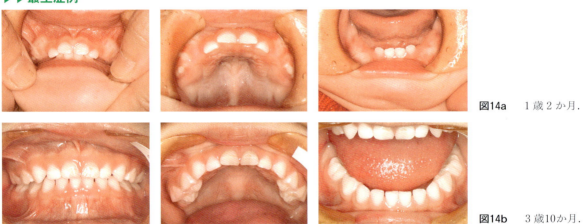

図14a　1歳2か月．

図14b　3歳10か月．

2）症例 B
患者（機能的要素が少ない反対咬合）：1歳7か月，男児（図13）．

歯列咬合と摂食機能の特徴を以下に示します．
- 現在歯：乳前歯は萌出完了し，乳臼歯はすでに萌出完了の状態．
- 歯列咬合の状態：過蓋咬合をともなう前歯部反対咬合で，下顎歯列には歯間空隙を有す．構成咬合位で正常被蓋は取れない．
- 口腔機能の状態：口唇閉鎖の状況→不良（口角の下垂），嚥下機能→幼児様嚥下，言葉の発達→良好
- 舌の動き：不良（低位）
- 食事の状況：両親と同じ食べ物．
- 食事中の水分摂取：あり．
- 支援内容：

①口唇閉鎖不良に対して：上唇が自然な下降が生じるように，スプーンの使用方法の改善．
②嚥下機能の発達に対して：食事中の水分の制限．
③舌位の改善と咀嚼機能の発達に対して：臼歯を使用しての咀嚼の意識づけ．
④うつぶせ寝の時間の減少．
⑤ホームケア：ポッピング，あいうべ体操．

　2歳6か月時には，前歯部の被蓋はマイナスですが，垂直的被蓋が浅くなり，2歳9か月時には，前歯部反対咬合が改善しました．この症例のように，

▶▶上顎前突(過蓋咬合)症例

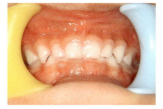
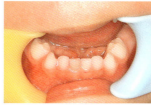

図15a　2歳1か月.

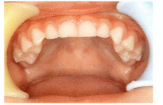
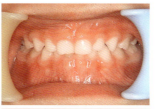
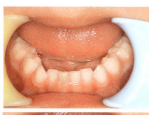

図15b　3歳4か月.

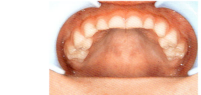
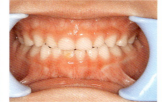
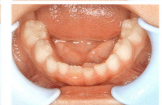

図15c　5歳8か月.

構成咬合で正常被蓋が取れない場合には，被蓋の改善まで1年以上の期間が必要な場合も多く，育児・生活支援に加えて，ポッピングなど舌挙上効果が期待できるホームケアを併用します．

(2) 叢生症例

患者(前歯部叢生)：1歳2か月，女児(図14).

- 現在歯：乳前歯は萌出完了し，乳臼歯は未萌出の状態．
- 歯列咬合の状態：上下顎前歯部に叢生を示す．
- 口腔機能の状態：口唇閉鎖の状況→不良，嚥下機能→幼児様嚥下，言葉の発達→良好，舌の働き→不良(低位)．
- 食事の状況：普通の硬さの米飯や脂身の多い豚肉や牛肉を食べていた．
- 食事中の水分摂取：あり．
- 支援内容：叢生症例では，臼歯部の整直と下顎前歯部の唇舌側的整直を目標とします．
①上唇での捕食．
②歯肉食べの習得．
③舌の押しつぶしの習得．
④唾液と舌だけを使用しての嚥下．
　具体的なアドバイスとしては，
Ⓐ捕食機能の習得のため，コップやスプーンでの水分摂取方法(下唇部にスプーンをの縁を持って行き，上唇が降りてくるのを待つ援助法)のアドバイス．
Ⓑ手づかみ食べの勧め．
Ⓒ食事中の水分の制限．
Ⓓ歯肉噛みができない咬合なのでおかゆに戻す．
Ⓔ油を消化できない時期なので，豚肉，牛肉の制限
　臼歯が咬合を完了した以降は多様な食材を経験させ，以下の項目を伝えます．
ⓐ食事中の水分の制限．
ⓑ臼歯部での咀嚼．
ⓒ口唇を閉鎖と鼻呼吸を意識した咀嚼(Ⓓの咬合完了の前後で，アドバイス項目が変わります)．

(3) 上顎前突(過蓋咬合)症例

上顎前突(過蓋咬合)症例では，叢生の目標である臼歯部の整直と下顎前歯の整直に加えて，下顎骨の前方発育誘導を目標に加えます．

患者(過蓋咬合)：2歳1か月，女児(図15).

- 現在歯：乳前歯は萌出完了し，上下のDが萌出完了の状態．
- 歯列咬合の状態：過蓋咬合をともない，下顎前歯部に叢生を認める．
- 口腔機能の状態：口唇閉鎖の状況→不良(口角の下垂)，嚥下機能→幼児様嚥下，言葉の発達→良好．

第3章　0歳から考える小児矯正早期治療の最前線

- 舌の動き：不良（左右の動きが未熟）.
- 食事の状況：食事中に水やお茶を飲む.
- 習癖：下唇噛みあり.
- 支援内容：**図15**の症例では，すでに上下の D が萌出を完了していたので，臼歯噛みの習得と頤部の緊張緩和と下唇噛みに対する心理的支援を目的

としました[3].

①上下口唇を閉鎖しての臼歯噛みの習得.

②下唇噛みへの心理的支援.

③にらめっこ（頤部の緊張緩和のため）.

④うつぶせ寝の時間の減少（下顎骨の前方発育抑制の因子の除去のため）.

6．離乳食から考える早期治療のまとめ

(1) 支援内容について

　離乳食から考える早期治療は，正常な成長発達を妨げている要因を探ることから始まります.

　筆者の臨床的観察の結果，成長発達を妨げている要因の1つは摂食機能の習得の不十分さと考え，その習得の環境作りを支援してきました.

　その要点は，

①個々の歯列の発達過程に合った食べ物の選択.

②捕食機能獲得のための食べさせ（飲ませ）方のアドバイス.

③十分な嚥下圧を備えた嚥下機能の習得.

④咀嚼の練習と咀嚼時の鼻呼吸の意識化.

⑤可能な限りの仰向け寝の時間の増加.

⑥指しゃぶりや下唇噛みへの心理的支援.

です.

(2) 歯列咬合別の対応

　個体の顎顔面領域の個成長の特性に加え，環境要因の1つの要因として，未熟な習得過程があり，反対咬合，上顎前突（過蓋咬合），叢生などの歯列咬合のタイプになっていると考えています.

　臨床的な観察から，歯列咬合の種類別の機能的な特徴を以下に挙げます.

①反対咬合では舌位が低い.

②叢生症例では咀嚼回数が少なく，左右への舌の動きが少ないこと.

③上顎前突と過蓋咬合では，嚥下圧が低く，上顎歯列の側方への広がりが不十分であること（口唇圧が低いと上顎前突に，口唇圧が高いと過蓋咬合になる）.

　そこで，それぞれの小児の個性に歯列咬合のタイ

▶▶**成育的支援の評価結果（反対咬合）**

	改善群1 オーバージェット プラス群	改善群2 （切端位に改善）	改善群1＋2	反対咬合群	治療群	初診時年齢 1歳0か月〜1歳11か月
2007	3 (14.3)	2 (9.5)	5 (23.8)	21 (13.5)	7 (33.3)	161
2008	5 (33.3)	5 (33.3)	10 (66.7)	15 (10.3)	2 (13.3)	157
2009	4 (33.3)	1 (8.3)	5 (41.7)	12 (7.7)	1 (8.3)	161
2010	5 (22.7)	1 (4.5)	6 (27.3)	22 (11.4)	2 (9.1)	199
2011	2 (15.4)	0 (0)	2 (15.4)	13 (7.9)	1 (7.7)	169
合計	19 (22.9)	9 (10.8)	28 (33.7)	83 (10.2)	13 (15.7)	847

図16　2007年から2011年の5年間に当院を来院した育児・生活支援を行った2歳未満児847名中の反対咬合者83名について，その経過を評価したところ，約34％が正常被蓋か切端位に改善した.

プ別の特徴を加味して，支援を行っています．

(3) 離乳食から考える早期治療の評価

本書第4章では，早期治療（育児・生活支援型：離乳食の支援）を実施した反対咬合，叢生，上顎前突（過蓋咬合）の改善例を示しましたが，必ずしも改善に至らない症例もあります．そこで，反対咬合と叢生について，どの程度の改善が見込めるのか，当院の症例の評価を行ったところ，改善した割合は，反対咬合では約34％，叢生では約30％でした（図16, 17）．

現在実施している離乳食の支援（正常な成長発達を阻害している因子を取り除き，良好な環境を整えること）では，本来の望ましい道筋をたどるようになる割合が約30％のようです．

▶▶▶ 評価結果（下顎前歯部の空隙不足症例）

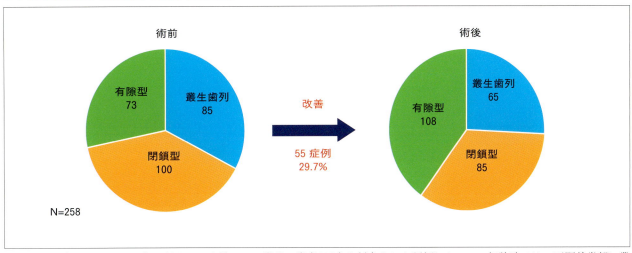

図17 2009年1月から2013年12月までに来院した1歳代の患者258名を対象とした評価において，初診時では，下顎前歯部に叢生を認める叢生歯列群85名，閉鎖型歯列群100名，有隙型歯列群73名であった．育児支援型プログラムを実施した結果，185名中，55名（29.7％）で歯列に良好な変化が見られ，叢生歯列が閉鎖型歯列に変化した症例は20％，閉鎖型歯列が有隙型歯列に変化した症例は21％，叢生歯列が有隙型歯列に変化した症例は20％であった[4]．

参考文献

1. 日本小児歯科学会．日本人小児における乳歯・永久歯の萌出時期に関する調査研究．II‐その1 乳歯について‐．小児歯誌 2017；55(2)：177.
2. 有田信一，竹内あゆみ，友重文子，島田由紀子．歯列咬合の発育への食事の影響：1歳6か月～2歳児の食事について．小児歯誌 2009；47(1)：193‐194.
3. 有田信一．乳幼児（口唇期・肛門期）から始まる子どもの自律支援．In：五十嵐清治，吉田昊哲（編），世代をつなぐ小児歯科．最新情報と子どもへの取り組み45．東京：クインテッセンス出版，2009；20‐23.
4. 有田信一．育児・生活支援型予防矯正の取組みとその評価（乳歯列における歯間空隙について）．長崎県歯科医師会誌 第1巻.

第3章　0歳から考える小児矯正早期治療の最前線

> **コラム3**　歯列，口蓋，歯槽部，咬合の成長発育の研究 3

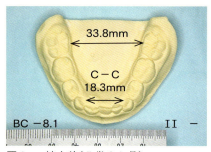
図1a　拡大前（7歳6か月）．

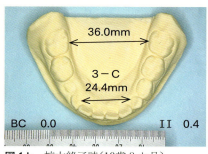
図1b　拡大終了時（10歳8か月）．

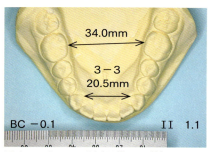
図1c　リコール時（14歳6か月）．

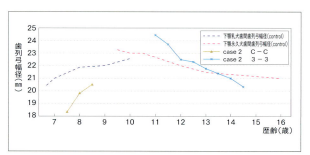
図1d　犬歯．

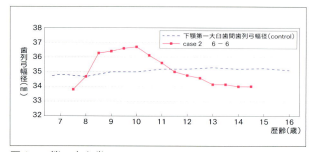
図1e　第一大臼歯．

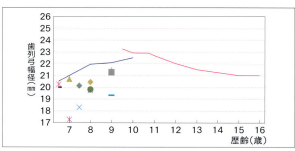
図2a　下顎犬歯間歯列弓幅径・拡大前．

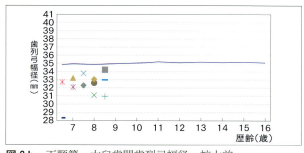
図2b　下顎第一大臼歯間歯列弓幅径・拡大前．

　患者さんの歯列が正常なのかどうか，早期矯正治療を行って，その治療が効果あったのか，なかったのか，それらを客観的に判断することは大変難しいものです．見た目で判断するだけでなく，町田らの研究データをコントロール（対照群）として比較すると大変よくわかります．

　図1a～cは叢生患者を切歯交換期に拡大治療を開始し，治療後もその経過を追ったデータです．

　また，**図2a, b**は叢生歯列12症例の初診時の乳犬歯間歯列弓幅径と第一大臼歯間歯列弓幅径で，ともにコントロール値よりも下に分布し，叢生歯列は正常歯列より歯列全体が狭窄していることがデータからも読み取れます．このように本書では町田らの研究データをコントロールにし，各々の臨床症例の術前・術後の分析に有効利用しています（第2章**1**，第2章**4**，第4章**1**，第4章**2**，第4章**3**）．

　付録に町田らの研究データを付けましたので，皆様も症例の術前・術後の分析に使用してみください．

（関崎和夫　記）

参考文献
1. 町田幸雄．乳歯列から始めよう咬合誘導．東京：一世出版，2006．
2. 町田幸雄．交換期を上手に利用した咬合誘導．東京：一世出版，2011．
3. 辻野啓一郎，町田幸雄．幼児期から青年期にいたる歯列弓幅径の成長発育に関する累年的研究．小児歯科学雑誌 1997；35（4）：670－683．
4. 関崎和夫．GPのための咬合誘導　効果的な歯列拡大と床矯正の限界．東京：クインテッセンス出版，2014．

第4章

早期治療を
その長期経過症例から考える

▶早期治療の臨床的な概念としては，永久歯列完成期までを指すと考えられ，目標となるのは永久歯
列完成時の正常咬合であるともいえます．ところがその後，思春期性成長がピークを迎え，そして
収束し，第三大臼歯の形成が進み，成人となってからは加齢という過程を進みます．決して永久歯
列完成時が歯列咬合のゴールとはいえません．臨床経験が長くなるほど痛感するのは症例ごとに条
件が異なり，難治症例の経過は長期化し，さらに経過中に小児期にはわからなかった問題が生じる
こともあります．すなわち，理論の追究だけでは解決し難いのが咬合の管理であり，まさに長期経
過症例こそが現実なのです．
この第4章では，小児歯科医・矯正歯科医・一般歯科医が小児期から長期間かかわった症例を供覧
して早期治療のあり方を模索しています．治療の理論とテクニックに関してはそれぞれ異なりますが，
治療の技術を活かすために術者がどのようなスタンスで患者と対峙しているのかが表れています．
ある先生の講演で，「継続とは肯定である」という言葉を聞きました．長期経過症例は，お互いを肯
定し尊重するような患者さんとの信頼関係なしにはあり得ません．このような貴重な資料から見え
ることを，ぜひその目で確かめて臨床に活かしていただきたいと思います．

第4章　早期治療をその長期経過症例から考える

① 上顎前突症例：歯科矯正治療における成長に寄り添った治療支援とは

里見　優

１．はじめに

　筆者は顎顔面成長の環境因子治療にチャレンジして，より原因療法に近い治療支援をしていきたいと思っています．具体的には，医療面接と資料採得，分析を通して患者の主訴を認知・共有し，ナラティブ（NBM）面にも目を向け，咀嚼・嚥下・発音・呼吸・姿勢への介入を行い，食育等とあわせて治療支援システムの構築をしていきたいと思っています．本稿では，当院の成育的歯科矯正治療における治療支援のフィロソフィ[1]と具体的スキルについて症例を提示します．

２．成育的な取り組み

　治療目的は，ハイクオリティな生活の獲得，健康寿命の延伸にあり，「一生美しく，美味しく，楽しく，口から食べて，お話しできたらいいね」を治療目標に，自然なリップシールの獲得を治療システムに採用しています．

　成育的歯科矯正治療において支援者（医療者）が生活者（患者）と異なる座標系にあっては，暮らしの質を感じるのは困難であります．支援者は生活者の障害を，俯瞰的視点から寄り添う感覚で，「機能」ではなく「生活機能」をみつめることが必要と思われます．

　当院では，咀嚼・嚥下・発音・呼吸のビデオ規格的撮影や寝室の絵（幼児期・現在）による患者の生活の聞き取り，家族の身長と足の大きさや成長の聞き取りによる遺伝因子の相似の予想，頭蓋変形の簡易検査と顎態模型の全症例採用などによるEBM&NBM的診査等を全患者に行っています．歯科衛生士による発音のスクリーニングと言語聴覚士による指導訓練ならびに小学校「ことばの教室」との情報連携も支援ネットワークの構築の1つです．

　寝室の絵（幼児期・現在）による患者の生活の聞き取り方法（**図1**）は，学校健診の生活習癖の聞き取りにも応用しています．その結果，13歳児の正中のずれと睡眠時の体位関係が疫学的に示唆されました．支援者が生活者と同じ座標系に位置しなければ，なかなか生活者の生活を理解し共有することは難しく，「寄り添う」ことは困難を極めます．寝室の絵（幼児

1 上顎前突症例：歯科矯正治療における成長に寄り添った治療支援とは

▶▶姿勢と生活環境の図

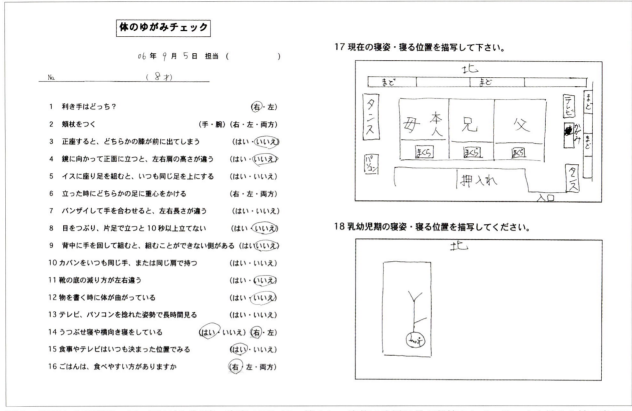

図1 姿勢と生活環境の図．現在（8歳時）の寝室の図には，慎ましい家族の生活風景が凝縮されている．ふと見ると姉の姿がみられない．母親は姉にかかりきりで，本人は乳幼児期には祖父母に育てられていたことが，この図を利用した医療面接からわかった．初診時の劣悪な口腔環境の原因が判明した．

▶▶機能的顎矯正装置の使用法

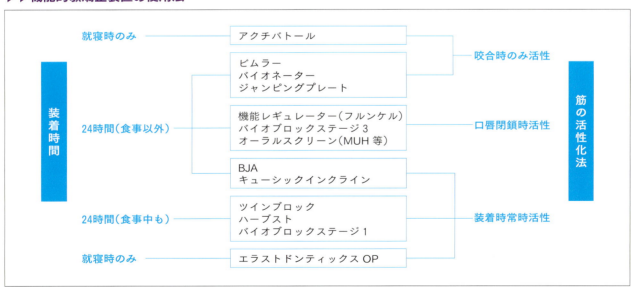

図2 機能的顎矯正装置の使用法．

期・現在）による生活の聞き取りは，支援者が生活者と同じ座標系に降りていくための有効なスキルとなりえます．生活習癖の聞き取り調査票の中に寝室の絵（幼児期・現在）を描くことには，それほど抵抗なく記入していただいています．そこには生活者の過去と現在の生活情報がたくさん隠されていること

133

第4章　早期治療をその長期経過症例から考える

▶▶症例の特徴として，歯列の狭窄・Crowding・Short Lip・舌位異常・口呼吸がみられたときの一期治療チャート

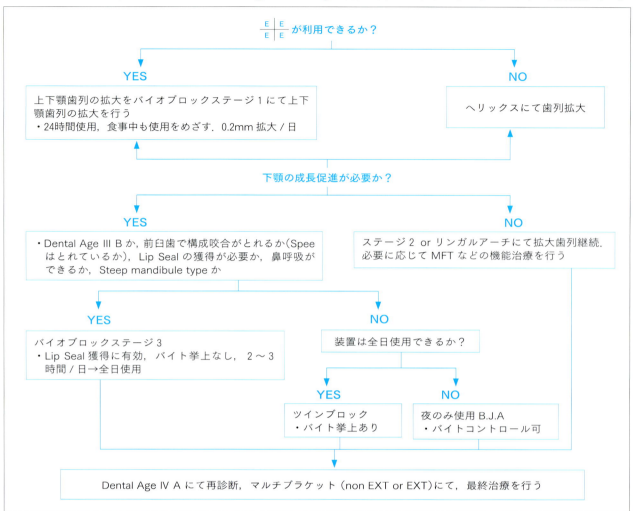

図3　上顎前突症例の治療チャート（症例の特徴として，歯列の狭窄・Crowding・Short Lip・舌位異常・口呼吸がみられる場合）．

▶▶フェイシャルオーソトロピクスと従来の歯牙負担型の機能的顎矯正装置の治療効果の違い

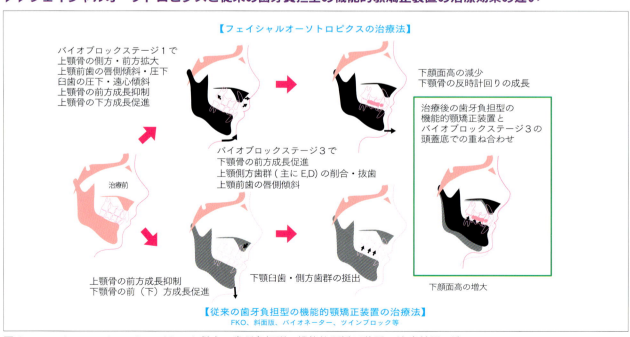

図4　フェイシャルオーソトロピクスと従来の歯牙負担型の機能的顎矯正装置の治療効果の違い．

が多く，それを糸口に生活機能情報にたどり着くことができます．ぜひ医療面接のなかに取り入れてみてはいかがでしょうか．

治療システムの特徴は咀嚼・嚥下・発音・呼吸・姿勢の訓練を歯科矯正治療と併用することです．咀嚼訓練は医療用シリコーンチューブを利用した両側臼歯部咀嚼，弱い力のチンキャップを装着しての口唇閉鎖臼歯部咀嚼，ガム咀嚼を指導．嚥下訓練は非飲料摂取食事法を指導しています．歯科矯正治療と必ず併用するMFTの併用時期は，咬合の改善が得られてからのほうが効率的であり，患者さんにやさしいと考えています．このような機能的顎矯正治療（図2）の早期採用により頭蓋の前方成長，反時計回りの成長，側頭筋優勢から咬筋優勢への変化を試みています[2]．使用している咬合成育治療チャートは，治療に際して術者の技量によって選択する装置が違うため，治療チャートはそれぞれ異なりますが，当院の治療チャート（図3）の基になっているのが，Mew（1975）[3]のフィロソフィです（図4）．これは，①安静時に舌が口蓋に位置する，②口唇がきちんと閉鎖，接触している，③歯は接触，もしくは接触に近い状態である，というこれら3つのポスチャーを維持しながら鼻呼吸することが成長の前提条件であるとするものです．このフィロソフィを実践するためにさまざまなオプションを使いながら，治療チャートを構築しています．

３．症例：劣悪な口腔環境で中切歯埋伏のある下顎後退型上顎前突ハイアングル長期症例

・患者	初診時8歳7か月，女子．
・主訴	1｜萌出スペース不足を指摘され当院を紹介された．
・家族歴	父（身長170cm），母（身長170cm），姉13歳（身長153cm），兄10歳（身長145cm）と本人の5人家族．母親は下顎後退ぎみ，15歳まで身長が伸びた．
・既往歴	幼少時より，アレルギー性鼻炎で点鼻薬を使用している．
・顔貌所見	側貌：常時開口状態にあり，口唇は翻転突出，乾燥，コンベックスタイプ． 正貌：やや左右非対称で左目が低位にある．鼻唇溝は見られず，顔全体が腫れぼったい．左目が下がっている．
・スマイル	リップラインは低位で上顎前歯はあまり見えない．表情に乏しく，アデノイド様顔貌とも思われた（図5）．
・歯・歯周組織の所見	残存乳歯は多くが残根状態．上顎左側大臼歯は根充・充填済であるが，予後不良と思われる．上顎前歯も着色C1，歯肉炎（＋＋）プラークスコア34.8%．唾液量，緩衝能ともに低く，飲食回数が多く，だらだら食い，仕上げ磨きなし，フッ化物塗布なし（図6）．
・機能系所見	アデノイドの腫張，鼻腔の炎症がみられ，口唇閉鎖不全で常時口呼吸をしている（図7）．
・頭部エックス線規格写真所見	側面：骨格系ANB＋9.6°と骨格性の下顎後退型の上顎前突を呈していた．下顎下縁平面はFMA41.8°の著しいハイアングルケースであった．Indicater Lineは39mm（8歳：31mm）と長い． 歯系：上顎前歯はU-1 to SN 98.5°とやや唇側傾斜，下顎前歯はFMIA 47.9°，IMPA 90.3°と唇側傾斜しており，Interincisal angleは124.7°と小さく，前歯は突出していた． 軟組織：Esthetic lineに対して，上唇は＋5.2mm，下唇は＋5.3mmと前突している．下顎オトガイ部の後退によるものと思われた． 正面（左右の対称性など）： →骨格系：上顎頭蓋骨の左右差が認められた． →歯系：上顎左側中切歯は顔面正中に対して約2.5mm右偏，上顎右側中切歯は埋伏していた．下顎正中は，顔面正中に一致． →Hand系（骨年齢）：身長130cm．成長スパート時期前であるが，手指が長く成長量は大きいと思われた．

135

第4章　早期治療をその長期経過症例から考える

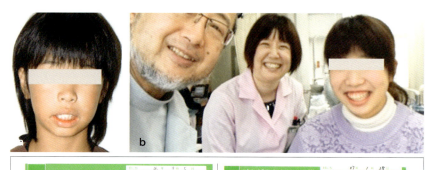

図5　スマイルの変化．8歳7か月時(a)，19歳10か月時(b)．

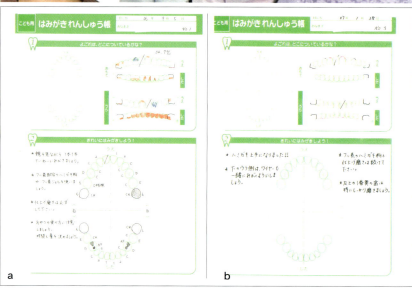

図6a　TBI前の口腔内の状態．
図6b　TBI 4か月後の口腔内の状態．磨き残しがかなり減っている．

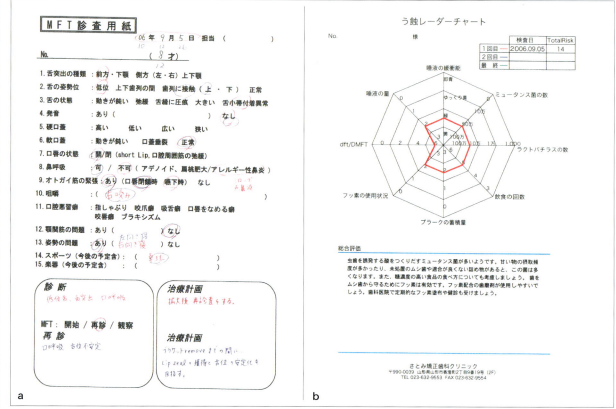

図7a　MFT診査は，初診時に赤で記入し，再診査時に青で再記入されている．
図7b　う蝕レーダーチャートの結果については，かかりつけ歯科医への報告依頼にも利用されている．

第1期治療

・症例の問題点 （図8a〜g）	①上顎右側中切歯の埋伏． ②乳幼児時の生活環境による劣悪な口腔衛生状態（多数歯う蝕，歯肉炎）． ③口唇閉鎖不全，口呼吸，鼻閉，アデノイド肥大等の呼吸系の問題． ④下顎後方位（ANB ＋9.6°，SNA 81.4°（mean），SNB 71.8°（－1 SD），Indicater Line 39mm（8歳31mm）． ⑤上顎のA.L.D（－7 mm）が挙げられ，現時点からの生活支援と早期矯正治療支援が必要と診断した．

▶▶第1期開始時（8歳7か月）

図8a〜c　<u>1</u>が萌出しておらず，スペースが閉鎖されている．<u>C</u>部にフィステルがみられる．これまでの劣悪な口腔管理環境をうかがわせる．

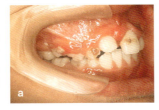 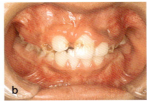 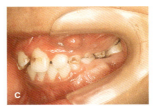

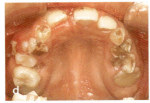 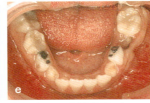 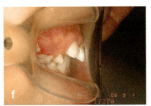 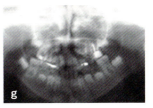

図8d〜g　残存乳歯はすべてう蝕．多くが残根状態．<u>6</u>は不良根充済．RF．<u>1</u>は埋伏している．

・診断	鼻閉，口唇閉鎖不全，多数歯う蝕で，上顎右側中切歯埋伏のある下顎後退型上顎前突ハイアングル症例．
・治療方針	①劣悪な口腔衛生状態の改善 → 母親へのサポート． ②上顎右側中切歯，萌出誘導と上顎A.L.Dの解消のため，歯列拡大（バイオブロックステージ1）→ スペース確保 → 開窓 → 牽引． ③成長を利用し，上下顎の顎関係改善のため，機能的顎矯正装置（BJA）にてグロースコントロール[4]． ④鼻呼吸と口唇閉鎖機能獲得のため，口腔筋機能療法（MFT）を行う．
・1期治療経過と 使用装置（図9）	8歳9か月：本人と母親への生活改善の支援を開始し，乳歯の整理，永久歯萌出誘導のために，下顎にリンガルアーチを装着．TBIを開始．刷掃率20％以下を目指す．順次乳歯の整理，う蝕の治療を行った． 9歳1か月：刷掃率が20％以下になったので，上顎にバイオブロックステージ1（拡大床）を装着し，歯列拡大とIndicater Lineの減少と上顎右側中切歯スペース獲得を目指した（17か月間）． 10歳4か月：上顎右側中切歯開窓，同年8月上顎拡大床を牽引用リンガルアーチに変更して，埋伏歯牽引開始（4か月間）（**図10**）． 10歳8か月：上顎右側中切歯の牽引萌出誘導終了，上顎4前歯をセクショナルアーチにてレベリング開始． 10歳11か月：上下顎関係の改善，下顎成長促進のため，機能的顎矯正装置バイトジャンピングアプライアンス（B.J.A）を装着（**図11**）．1日10時間以上使用させる（16か月間）．同時に，MFTにて口唇閉鎖，舌挙上鼻呼吸訓練開始． 11歳7か月：上顎左側第一大臼歯Ｃ4にて保存不可能と判断し，抜歯．

第4章 早期治療をその長期経過症例から考える

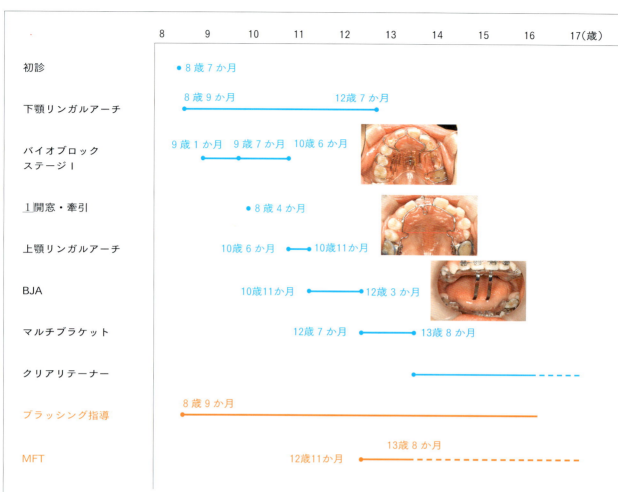

図9 症例の治療経過．

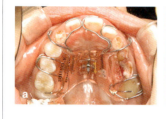
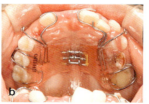
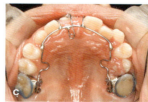

図10a バイオブロックステージⅠセット時（9歳1か月時）．
図10b バイオブロックステージⅠ拡大後（10歳0か月時）．
図10c 1|牽引用リンガルアーチ（10歳6か月時）．

▶▶機能的顎矯正装置（BJA）の使用過程

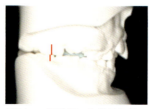
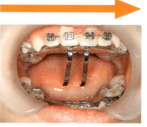
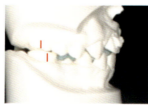
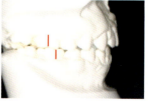

図11a 初診時．8歳7か月．著しいオーバージェット（+7mm）．第一大臼歯の咬合関係はAngle Ⅱ級．

図11b BJA装着，16か月使用．

図11c BJA終了時．12歳3か月．オーバージェット（+1.5mm）に改善し，第一大臼歯の咬合関係はAngle Ⅲ級にオーバートリートメントした．

図11d マルチブラケット終了時．13歳8か月．第一大臼歯の咬合関係はAngle Ⅰ級に改善し，機能的咬合関係が得られた．

・第1期治療結果 （図12a〜g）	生活環境は改善され，刷掃率は20%以下を維持．骨格的には，下顎SNB 71.8°（−1SD）→ 74.9°（mean）とB点は前方位に変化し，上下顎関係ANB ＋9.6°→ ＋6.6°に，facial angleは76.0°→ 78.5°に改善した．下顎全体が前下方へ大きく成長した．歯性では，上顎歯列の拡大と埋伏歯開窓牽引萌出誘導によってA.D.Lは改善された．右側大臼歯関係，左右犬関係はI級を得られた．骨格性と歯性の変化により，オーバージェットが＋6.0mm → ＋2.0mm オーバーバイトが＋4.0mm → ＋0.5mmに改善した．正中線の一致も得られ，左右差の増大はなかった．Indicater Lineは39mmが42mmに変化した．身長は130cmから159cmに伸び，途中種子骨も発現し，成長ピークを迎えた．軟組織の変化は，Esthetic lineが上顎で＋5.2mm → ＋3.4mm，下顎で＋5.3mm → ＋3.7mmに突出感が改善し，口唇閉鎖，鼻呼吸獲得に有利にはたらいた．
・第1期治療 に対する考察	・口腔衛生状態の著しい改善ができたのが成功の一因である．本人と家族の意識の改革と生活改善を支援することができた． ・指示どおりに拡大床（バイオブロックステージ1）（全日）と顎機能矯正装置（BJA）（1日10時間以上）を使用してくれたため，埋伏した上顎右側中切歯の牽引，萌出誘導もスムーズで，下顎のグロースコントロールも十分に行われた． ・機能訓練も積極的に行ってくれて，成長のスパート期にも恵まれ，口唇閉鎖，鼻呼吸の獲得ができた．表情も豊かになった．

▶▶第2期治療開始時（機能的顎矯正治療後）（12歳3か月）

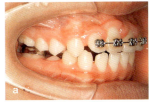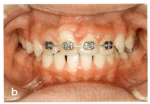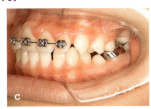

図12a〜c　第1期治療として，上顎はバイオブロックステージIにて拡大され，埋伏していた 1 は開窓され，リンガルアーチにて牽引され，セクショナルアーチにて保定された．BJA使用により，バイトの挙上，オーバージェットの改善がみられる．

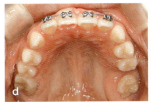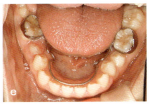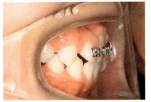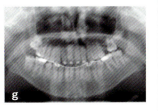

図12d〜g　 6 は保存不可能にて抜歯． 7 8 を萌出誘導することにする．

第2期治療

・症例の問題点	上下顎歯列の歯間空隙が存在している．初診時よりもアデノイドの縮小，鼻腔粘膜の炎症像の消失が見られ，鼻呼吸が容易になった．また，下顎位の改善により，口唇閉鎖も自然にできるようになった．口腔筋機能療法（MFT）により，表情が豊かになった．しかし，オトガイ部の緊張が見られ，口呼吸も完全には消失していないため，前歯部に歯肉炎が見られる．
・診断	下顎後退位によるAngle II級傾向のある空隙歯列症例．
・治療方針	①上下顎エッジワイズ装置を装着し，う蝕により失った上顎左側第一大臼歯のスペースは第二・三大臼歯の近心移動にて咬合再構築を行う． ②上下顎の歯間空隙スペースを閉鎖し，歯列の連続性を確立する． ③残っている成長を利用し，より良好なプロフィールの獲得と緊密な咬合の獲得を目指す． ④咀嚼，嚥下，呼吸姿勢のより改善を，口腔筋機能療法（MFT）等を用いて目指す．
・使用装置と治療経過	マルチブラケット装置：ストレート，エッジワイズ（.022 slot）． 上下顎ともに016×016インチ35°カッパーナイタイ（以下CuNiTi）ナイテノルワイヤー〜021×025 35° CuNiTi． 第2期治療期間は，12歳7か月〜13歳8か月の13か月であった．

・第2期治療結果 （図13a〜g） （図14〜18）	ANB+6.6°から+5.3°に改善されたが，facial angle は，78.5°から77.9°と下顎の下方への成長を示している．下顎下縁平面は，ハイアングルタイプを示しているが，悪化していない．indicater line は42mmから43mmになった．上下空隙歯列のスペースは閉鎖され，拡大された歯列の連続性は確立された[5]．この間に，身長は163cmから165.5cmになっており，成長後半であるが，まだ成長は残っている．

▶▶第2期治療終了時（13歳8か月）

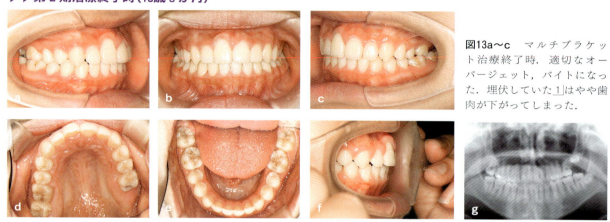

図13a〜c　マルチブラケット治療終了時．適切なオーバージェット，バイトになった．埋伏していた|1|はやや歯肉が下がってしまった．

図13d〜g　|7|は|6|部位に萌出誘導されたが，|8|は未萌出で引き続き萌出誘導を続ける．

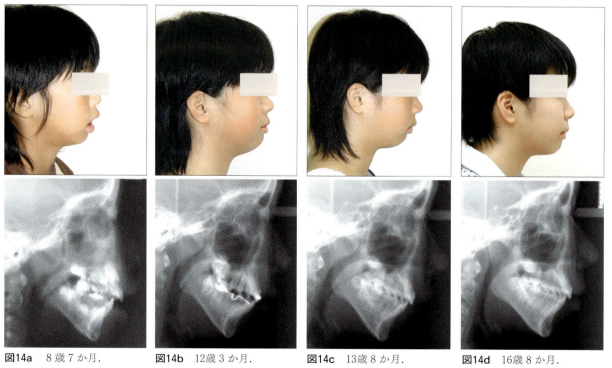

図14a　8歳7か月．　図14b　12歳3か月．　図14c　13歳8か月．　図14d　16歳8か月．

図14a〜d　初診時，アデノイド（++），扁桃（+），気道の狭窄がみられ，口唇閉鎖不全がみられた．顔貌は，術後著しく改善し，美しいリップシールの獲得と鼻呼吸が得られている．

▶▶側方頭部エックス線規格写真分析

	8歳7か月	12歳3か月	13歳8か月	16歳8か月
FMA	41.8	41.6	41.7	41.6
FMIA	47.9	43.4	47.6	50.4
IMPA	90.3	95.0	90.7	88.0
SNA	81.4	81.5	78.9	80.4
SNB	71.8	74.9	73.6	75.1
ANB	9.6	6.6	5.3	5.3
Y-axis	72.1	71.2	71.9	71.8
Gonial angle	139.4	139.5	138.7	138.2
U1 to L1	124.7	119.6	125.2	125.8

図15 ANBは9.6°から5.3°に十分に改善されている．

▶▶側方頭部エックス線規格写真分析重ね合わせ

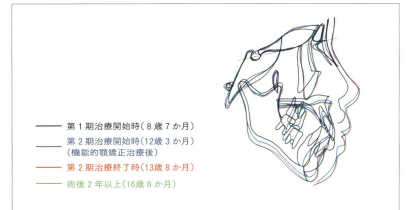

図16 ドリコフェイシャルタイプの上顎前突が，十分に上下顎の成長コントロールがなされ，下顎が回転せずに，前方成長が得られ，美しいリップシールの獲得につながっている．

▶▶症例の上顎歯列弓幅径の変化

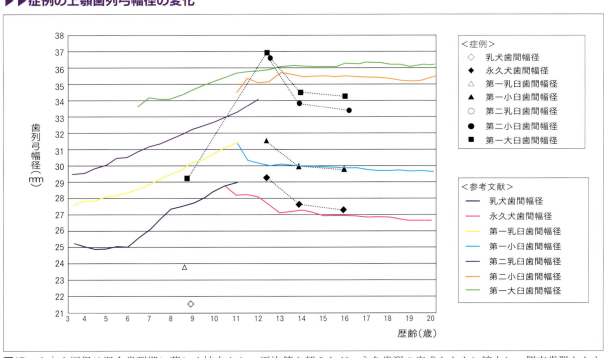

図17 6＋6幅径は混合歯列期に著しく拡大され，平均値を超えたが，永久歯列の完成とともに縮小し，側方歯群とともに落ち着いた（参考文献1より引用）．

▶▶症例の下顎歯列弓幅径の変化

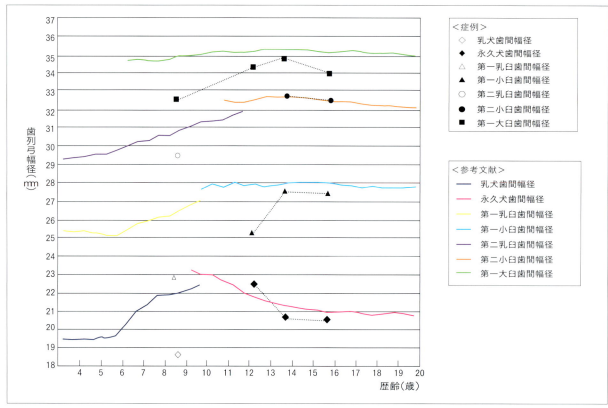

図18 混合歯列期には拡大傾向にあったが，歴齢とともに平均値に近づいた（参考文献1より引用改変）．

| ・保定（図19a～g） | 上下顎ともソフトリテーナー（.030inch ポリプロピレン製）の終日使用を指示．2年後，夜間のみ使用に変更．上顎左側第三大臼歯は萌出誘導し，下顎第二大臼歯と咬合を目指す．下顎左側第三大臼歯は抜歯予定．16歳8か月，身長168.5cm である． |

▶▶術後3年以上（19歳10か月）

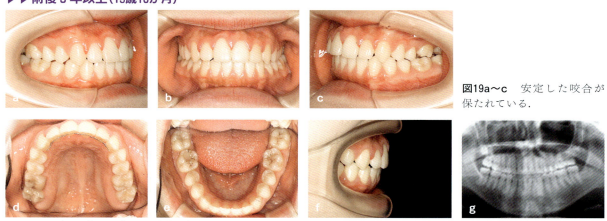

図19a～c 安定した咬合が保たれている．

図19d～g ｜8が萌出誘導され，7｜と咬合してきた．

1 上顎前突症例：歯科矯正治療における成長に寄り添った治療支援とは

▶▶第2期治療終了時（13歳8か月）

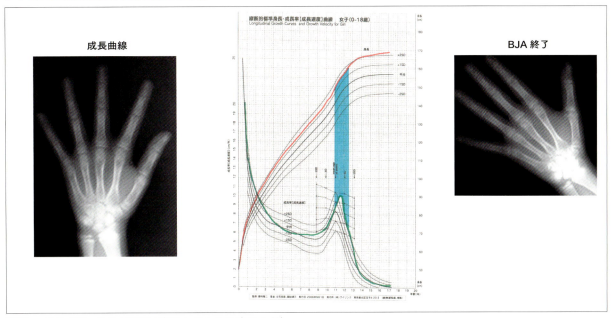

図20　成長曲線．BJA使用（10歳11か月から12歳3か月）．

4．考察

　この症例では，患者の過去の生活経験を寝室の絵の生活情報を聞き取り，共有することにより成功したことが，一期治療の医療支援につながり，患者の生活環境の改善につながった．もちろん一番の成功因子は，患者本人のヘルスプロモーションへの熱意と周囲の支援にあったことは疑いがない．本症例のような成長期のハイアングルⅡ級下顎後退位症例においては，下顎の前方成長をコントロールすることは非常に難しいが，バイオブロックによるセミラピッドな拡大と，BJAによる下顎の十分な成長コントロールと口腔筋機能療法（MFT）による口腔周囲筋の改善が，バランスのとれた成長をよびこみ，安定した咬合ときっちりとしたリップシールと鼻呼吸を与えました．

5．まとめ

　このように，「口」から育つ子どもの心と身体を目的とする口腔成育的治療支援を早期から歯科矯正治療に取り入れることで，よりいっそう患者のヘルスプロモーションを支援していくことができます．また，フェイシャルオーソトロピクス（自然成長誘導法）の手法は早期からの成育的治療支援に適した治療システムといえます．成長にかかわる治療支援には，必ず成長の把握が必要です（図20）．

参考文献
1. 佐々木洋，田中英一，菅原準二．口腔の成育をはかる．3巻．東京：医歯薬出版，2004；20-34.
2. 里見優．機能的顎矯正装置の特徴と作用機序．小児歯科臨床 2011；16(3)．
3. John Mew. The Cause and Cure of Malocclusion. London：British Dental Journal, 2013.
4. 町田幸雄（監修），関崎和夫，里見優（編著）．各種矯正装置の特徴と使い方．東京：ヒョーロンパブリッシャーズ，2017.
5. 辻野啓一郎，町田幸雄．幼児期から青年期にいたる歯列弓幅径の成長発育に関する累年的研究．小児歯誌 1997；35(4)：670-683.

第4章 早期治療をその長期経過症例から考える

❷ 過蓋咬合をともなった 上顎前突症例の早期治療 の経過と目標

有田信一

1. 上顎前突とは

　上顎前突は，上顎前歯が下顎前歯より著しく前方に突出した不正咬合の総称です[1]．日本の上顎前突の発現率は，須佐美らの報告[3]では5％で，欧米人の約20％[4]に比較して低いとされています[2]．

(1)上顎前突の分類

　「上顎前突」という用語の意味する範囲は日本独特で，欧米語には1語で対応できるものはなく，そこで山内は上顎前突の種類を下記の6つに分類しています（**表1**）[2]．

表1　上顎前突の種類[2]．

- **Condition 1**：上顎が前後的に大きすぎるか，前方位に置かれた場合．
- **Condition 2**：上顎歯列が前後的に長すぎるか，前方位に置かれた場合．
- **Condition 3**：上顎切歯が唇側に転位（傾斜）する場合．
- **Condition 4**：下顎骨が前後的に小さすぎるか，後方位に置かれた場合と後下方に大きく傾いた位置に置かれた場合．
- **Condition 5**：下歯列が前後的に短すぎるか，遠心位をとる場合．
- **Condition 6**：下顎切歯が舌側に転位（傾斜）する場合．

2. 過蓋咬合とは

　過蓋咬合は正常被蓋を著しく超えて深く咬合するものとされています[1]．

　町田は，乳歯列では下顎乳前歯が上顎の軟組織に接している場合を過蓋咬合として，乳歯列の不正咬合を分類しており，3歳児の過蓋咬合の割合は9.4％としています[5]．当院に来院した3歳児の過蓋咬合の割合は，町田[6]の報告と比較すると約33％と多い傾向を示します（**表2**）．

　上顎前突（過蓋咬合）は乳歯列期に機能的な改善が行われていると，容易に改善が可能ですが，乳歯列期に機能的な改善が行われない場合には，永久歯列の上顎前突（過蓋咬合）に移行します（**図1，2**）．

　本稿では，乳歯列過蓋咬合が乳歯列期に改善が行われずに，永久前歯萌出後に過蓋咬合をともなう上顎前突（Condition 6）に移行した症例の治療経過を紹介し，早期治療の目標とその意義を示します．

144

② 過蓋咬合をともなった上顎前突症例の早期治療の経過と目標

表2　2012年度当院来院の小児の歯列咬合別の割合.

	0歳	1歳	2歳	3歳
N	9	47	62	70
正常	11.1%	21.3%	30.6%	45.7%
過蓋咬合	55.6%	57.4%	50.0%	32.9%
反対咬合	33.3%	21.3%	12.9%	11.4%
開咬	0.0%	0.0%	3.2%	5.7%
切端咬合	0.0%	0.0%	3.2%	4.3%

0歳～2歳では過蓋咬合は55％以上を占め，3歳では減少するが，約33％と過去の調査と比較すると過蓋咬合の割合は多い．

▶▶乳歯列期に過蓋咬合が機能の改善に従い改善した症例

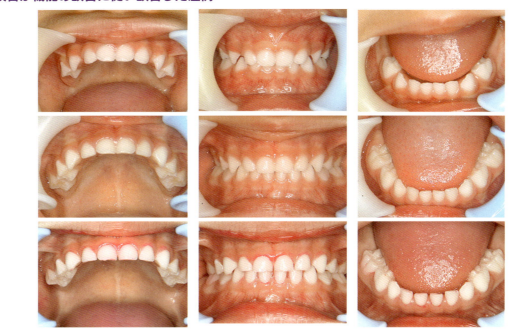

図1a　1歳8か月．

図1b　3歳0か月．

図1c　5歳4か月．

▶▶乳歯列期の過蓋咬合が混合歯列の過蓋咬合に移行した症例

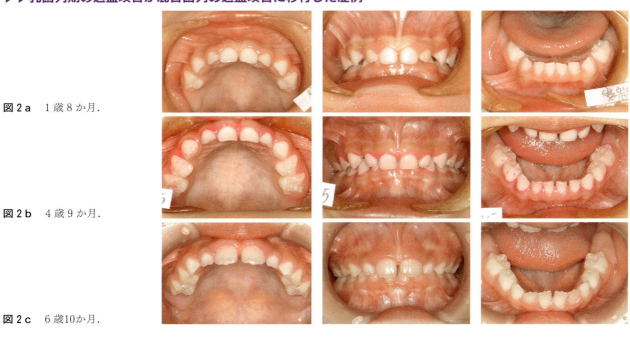

図2a　1歳8か月．

図2b　4歳9か月．

図2c　6歳10か月．

3. 長期症例

(1) 長期症例の概要(図3)

乳歯列後期の5歳7か月時に来院し，6歳11か月までに当院の早期治療プログラム2を適応し，わずかに垂直的被蓋が改善したのち，9歳11か月時に上顎前歯の前突を主訴に再来院し，15歳3か月まで早期治療プログラムを適応した症例です．

山内の分類[2]では Condition 6（下顎切歯が舌側に転位あるいは傾斜し，上顎前突となったもの）です．

当院の通例に従い，プログラム1（育児・生活支援プログラム）あるいはプログラム2（ホームケアプログラム）を適応しました．

そのプログラム内容は，プログラム1として①食事中の水分の制限，②臼歯部での咀嚼の意識づけを，プログラム2として， ③あいうべ体操の実施という計画でしたが，中断もあり，十分な成果は出せませんでした．

再来院時の9歳11か月時には，保護者と本人の希望でプログラム5（歯牙移動）を最初から適用し，最初に口唇閉鎖を容易にする目的で，上顎前歯にブラケットを，6番にチューブを装着する2×4（ツーバイフォー）テクニックで上顎前歯部の前突の改善を行い，その後にトレーナーを用い，口腔周囲筋の機能改善による上顎前突（過蓋咬合）の早期治療を行い，14歳4か月時に筆者が考える早期治療のゴールを迎えました．

▶▶早期治療の経過一覧

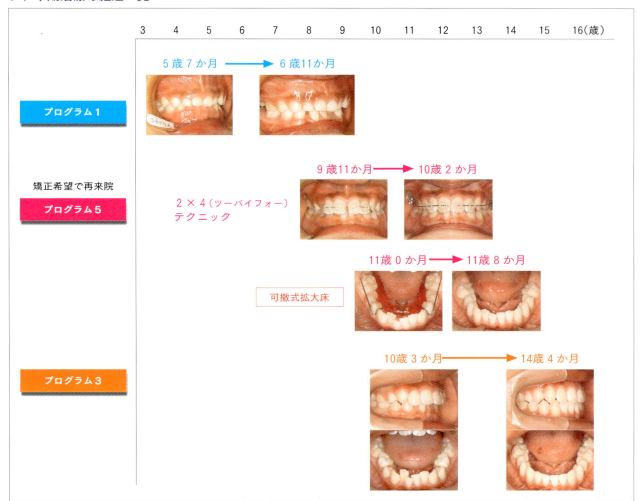

図3　早期治療の経過一覧（早期治療プログラムについてはP23の図6，7を参照）．

2 過蓋咬合をともなった上顎前突症例の早期治療の経過と目標

▶▶ 5歳7か月時の口腔内，口腔機能の発達段階および早期治療内容

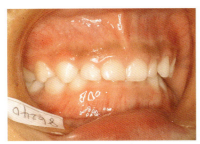
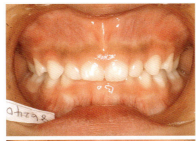
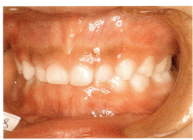
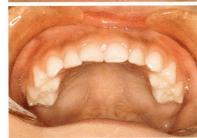
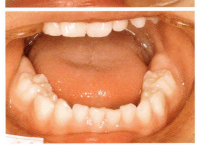

歯列咬合の特徴
- 上顎前突（過蓋咬合），叢生歯列

口腔機能の発達状況
- 口呼吸の割合：多い
- 口唇の状態：口角の下垂，下唇の翻転
- 嚥下機能：幼児様嚥下（オトガイの緊張強い）
- 舌位：低位

早期治療の内容
プログラム1（育児・生活支援プログラム）
プログラム2（ホームトレーニング）として
- 食事中の水分の制限
- 臼歯部での咀嚼の意識づけ
- あいうべ体操，ブクブクうがい（1分間）

を実施．

図4　5歳7か月時の口腔内，口腔機能の発達段階および早期治療内容．

▶▶ 6歳1か月時の前歯部の垂直的被蓋はわずかに浅くなった

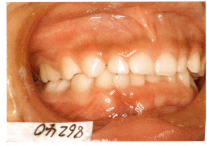
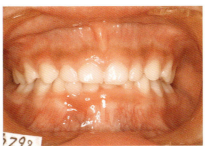
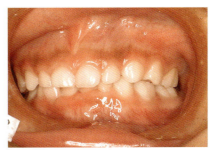

図5　6歳1か月時の口腔内，前歯部の垂直的被蓋はわずかに浅くなった．

（2）初診時（5歳7か月）

過蓋咬合をともなう上顎前突と下顎前歯に叢生を認めました（**図4**）．

口腔機能の発達状況の特徴として，口呼吸の割合が多く，口唇の状態は口角の下垂と下唇の翻転がみられ，嚥下機能の状態は幼児様嚥下とオトガイ部の緊張が，舌の機能として「低位舌」が認められました．

早期治療の内容は，正常な咀嚼運動の獲得を目指して，食事中に水やお茶などを飲まない習慣形成，左右の臼歯で咀嚼することの実践，口唇閉鎖と舌位の改善のために，あいうべ体操と下唇の緊張緩和のためにブクブクうがい（1分間）の実施を勧めました．

その結果，6歳1か月時には，前歯部の被蓋はわずかに浅くなりました（**図5**）．

第4章　早期治療をその長期経過症例から考える

▶▶ 6歳11か月時の口腔内と口腔機能の発達段階

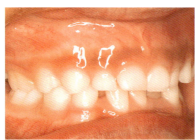
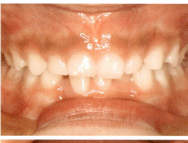
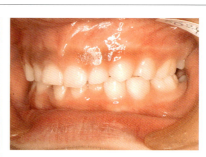
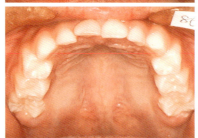
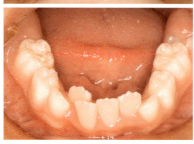

歯列咬合の特徴
・上顎前突（過蓋咬合），下顎前歯部の叢生

口腔機能の発達状況
・口呼吸の割合：多い
・口唇の状態：口角の下垂，下唇の翻転
・嚥下機能：オトガイの緊張強い
・舌位：低位

歯列咬合の経過
・前歯部の被蓋は改善傾向にあるが，下顎永久前歯の萌出スペースがなく，叢生となる．

図6　6歳11か月時の口腔内と口腔機能の発達段階．

(3) 下顎前歯の萌出期（6歳11か月）

下顎4前歯が萌出した6歳11か月時には，前歯部の垂直的被蓋は改善傾向を示す一方，下顎前歯部はシビアな叢生状態を示しました（図6）．

(4) 9歳10か月（約3年後に来院時）

3年後に来院した9歳10か月の時に，Problem Listに基づき，治療方針を立案し（表3），プログラム5（歯牙移動による早期治療）を開始しました．

「上顎前歯の前突感を早期に改善したい」という本人の希望と口唇閉鎖を容易にするために，上顎前歯の後退を優先し，その後に機能的改善を行うことになりました．図7に9歳10か月時の口腔内とセファロ分析値を，図8に9歳11か月〜10歳3か月の経過を示します．

図9に10歳4か月〜10歳11か月を示します．この時期はトレーナーを使用する動機づけがうまくいかず，10歳11か月時には前歯部の垂直的被蓋と水平的被蓋の双方が後戻りし，大きくなりました．

小児を対象する早期治療には，小児の多様性にどのように対応するかという問題の難しさがあります．

図10に11歳0か月〜12歳5か月の口腔内の変化を示します．トレーナーの使用状況に改善が見られなかったため，日中の1時間だけトレーナーを使用し，夜間，下顎に可撤式拡大床を使用することにし

表3　Problem Listと治療方針．

Problem List
①骨格性II級（下顎骨の後方位）．
② Angle：II級1類．
③過蓋咬合．
④上顎前歯の唇側傾斜．
⑤下顎前歯部の叢生．
⑥嚥下時にオトガイ筋の緊張大．

治療方針
①下顎骨の前方発育促進．
②上顎前歯の整列（後退を含む）．
③過蓋咬合の改善．
④下顎叢生の改善．
⑤嚥下時のオトガイ筋の緊張緩和．

2 過蓋咬合をともなった上顎前突症例の早期治療の経過と目標

▶▶ 9歳10か月時の口腔内写真とセファロ分析値

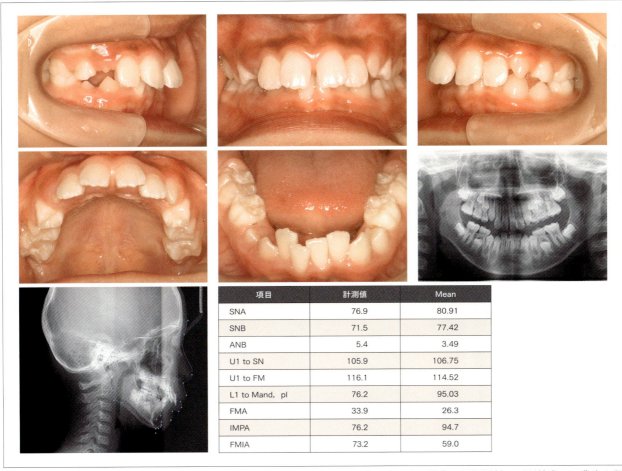

項目	計測値	Mean
SNA	76.9	80.91
SNB	71.5	77.42
ANB	5.4	3.49
U1 to SN	105.9	106.75
U1 to FM	116.1	114.52
L1 to Mand, pl	76.2	95.03
FMA	33.9	26.3
IMPA	76.2	94.7
FMIA	73.2	59.0

図7 9歳10か月時の口腔内のセファロ分析値などの資料．オトガイ部の後退感と上顎前歯の唇側傾斜，下顎前歯には叢生を認める．

▶▶ 9歳11か月〜10歳3か月時の口腔内の推移

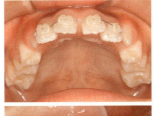
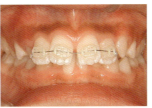

図8a 9歳11か月．上顎前歯にブラケット装着．上顎前歯の前突感の改善と口唇閉鎖を容易にするため，上顎前歯の整列を優先させた．

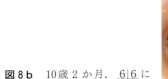
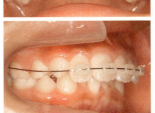
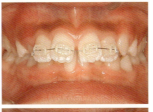
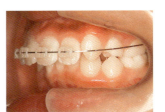

図8b 10歳2か月．6|6にバンドとチューブ装着．

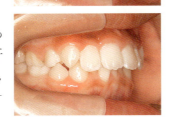
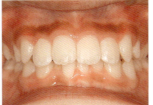
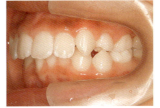

図8c 10歳3か月．犬歯の前後的関係はⅡ級である．上顎前歯の後方移動が可能な空隙がなくなった時点でブラケットを除去し，トレーナー（T4A phase 1）を使用開始．

ました．下顎の可撤式拡大床の目的は下顎臼歯の整直，下顎前歯部の叢生および過蓋咬合の改善でしたが，下顎の叢生は改善傾向を認めたものの，咬合の挙上は認められませんでした．一方，下顎臼歯の整

第4章 早期治療をその長期経過症例から考える

▶▶10歳4か月～10歳11か月時の口腔内の推移

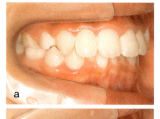
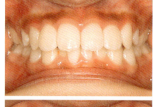
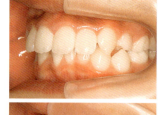
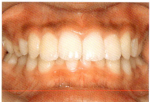
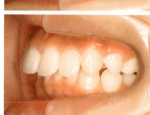

図9a, b　a：10歳4か月．b：10歳11か月．ブラケットを除去した後，口腔機能の改善に基づく形態の改善を目的に，トレーナー使用を目指したが，使用状況が不良なため，機能の改善も先に進まず，前歯部の垂直的と水平的被蓋の双方が大きくなった．

▶▶11歳0か月～11歳11か月時の口腔内の推移

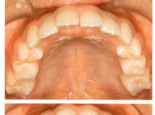
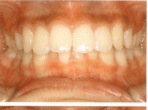
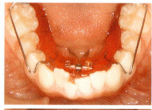
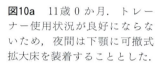

図10a　11歳0か月．トレーナー使用状況が良好にならないため，夜間は下顎に可撤式拡大床を装着することとした．

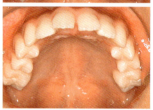
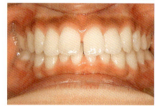
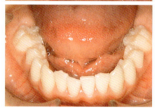
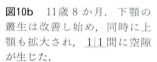

図10b　11歳8か月．下顎の叢生は改善し始め，同時に上顎も拡大され，1|1間に空隙が生じた．

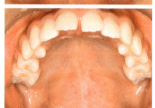
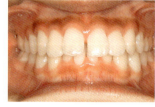
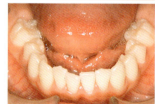

図10c　11歳11か月．ようやく，トレーナーの使用状況が良好となり，下顎前歯の叢生が改善し始めた．

直は上顎歯列を拡大する力にもなりました．

　図11に，2年経過にあたる12歳5か月時の口腔内とセファロ計測値を示します．下顎の叢生の改善といくぶんかの過蓋咬合は改善し，ANBの値は5.4から5.1に改善しました．しかし，前歯部の水平的被蓋は正常値に比較して大きく，犬歯と臼歯の上下関係は2級関係を示しています．トレーナーの使用状況も悪く，オトガイ部の緊張と下唇の翻転を認めました．

　12歳11か月時には歯列の改善は認められませんでしたが，ようやく13歳11か月時に左側の犬歯関係は1級近くに改善してきました．

　14歳11か月時には左右の犬歯関係と大臼歯関係は1級関係に改善し，経過するに従い，左側臼歯は上下の臼歯の緊密性は不十分なものの上下歯列の前後的関係は良好となりました．

　なお，13歳11か月以降は2～3か月ごとの来院としました．図13に，14歳4か月時の歯列咬合の状態とセファロ分析値を示します．前歯部の水平的，垂直的被蓋ともに改善し，犬歯・臼歯部の前後的関係

▶▶ 12歳5か月(2年経過)時の口腔内とセファロ計測値

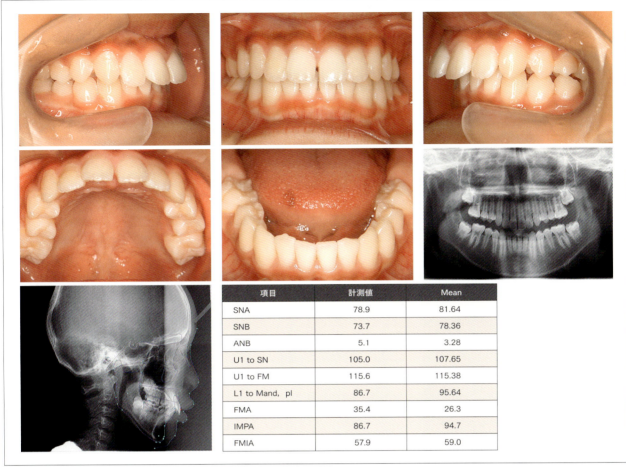

項目	計測値	Mean
SNA	78.9	81.64
SNB	73.7	78.36
ANB	5.1	3.28
U1 to SN	105.0	107.65
U1 to FM	115.6	115.38
L1 to Mand, pl	86.7	95.64
FMA	35.4	26.3
IMPA	86.7	94.7
FMIA	57.9	59.0

図11 12歳5か月(2年経過)時の口腔内とセファロ計測値.

▶▶ 12歳11か月〜14歳11か月時の口腔内の推移

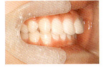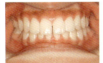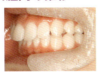 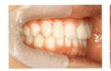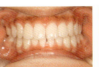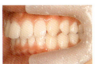

図12a　12歳11か月. 　　　　　　　　　　　図12b　13歳9か月.

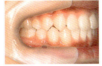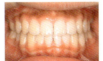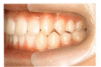 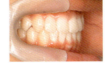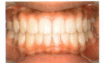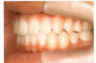

図12c　13歳11か月. 　　　　　　　　　　　図12d　14歳11か月.

も1級関係となりました．

14歳4か月時に上下左右の第二大臼歯の萌出が完了しました．この時点が早期治療終了の時期となり，保護者と本人と最終的な矯正治療を行うか否かの話し合いを行います．

本症例では，最終的な矯正治療はスキップする（見合わせる）ことになりました．スキップを希望する場合にも，定期的な健診において，歯列咬合の安定や口腔機能の状態を確認していきます．14歳4か月時には，不十分だった左右の上下臼歯部の咬合は約1年後の15歳3か月には緊密な咬合(図14)となりました．

第4章　早期治療をその長期経過症例から考える

▶▶14歳4か月の口腔内とセファロ分析値

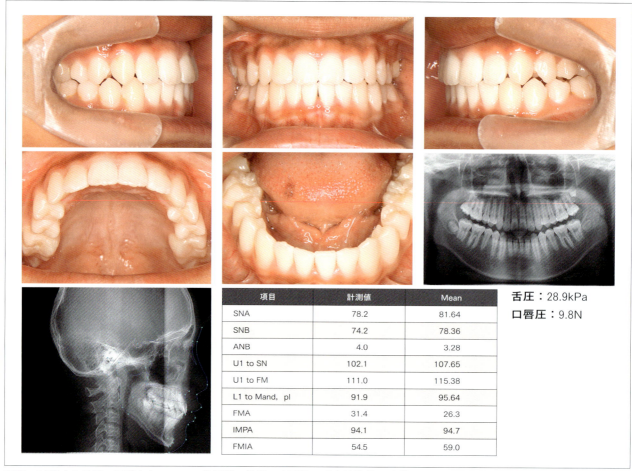

項目	計測値	Mean
SNA	78.2	81.64
SNB	74.2	78.36
ANB	4.0	3.28
U1 to SN	102.1	107.65
U1 to FM	111.0	115.38
L1 to Mand, pl	91.9	95.64
FMA	31.4	26.3
IMPA	94.1	94.7
FMIA	54.5	59.0

舌圧：28.9kPa
口唇圧：9.8N

図13　14歳4か月時の口腔内とセファロ分析値．前歯の水平的・垂直的被蓋は改善し，ANBも4に改善した．

▶▶15歳3か月時の口腔内

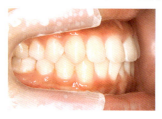 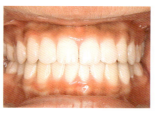 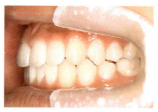

図14　15歳3か月時の口腔内．

4．まとめ

　本稿では，5歳代から行った上顎前突の早期治療を紹介しました．この症例で伝えたいことは，以下の3つです．
①乳歯列期の過蓋咬合は生活環境を整えることで，改善する可能性があること．
②早期治療を容易に受け入れる場合には，効果が短期間で出る場合がある一方で，早期治療の受け入れが難しく，治療が長期にわたる場合があること．
③長期になる場合にも，本人と保護者に必要性を理解してもらうことができれば，発達期の特性を十分に生かすことが可能であること．

　早期治療に対して，否定的な意見もあります．しかし，その否定的な意見のなかに，早期治療の是非という科学的な問題に，早期治療を受け入れる側（小児）の問題と医療側の「小児の理解」という「人の問題」が考慮されずに論じられていると考えています．
　今回は，そのような背景を考え，当院の乳歯列期の育児・生活支援とホームケアプログラムで改善せ

▶▶早期治療前後（9歳10か月，12歳4か月，14歳4か月）の側貌，セファロ計測値，セファロ重ね合わせ

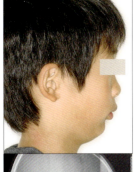
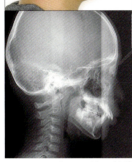
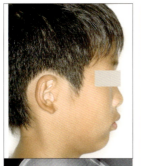
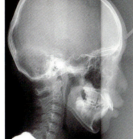
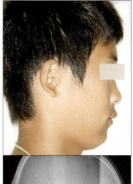
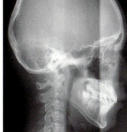
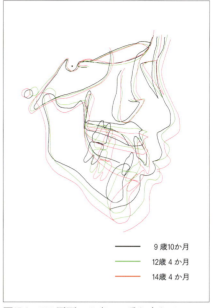

図15a　9歳10か月の側貌とセファロ．
図15b　12歳4か月の側貌とセファロ．
図15c　14歳4か月の側貌とセファロ．
図15d　SN平面のS点での重ね合わせ．

項目	9歳10か月	12歳4か月	14歳4か月
SNA	76.9	78.9	76.2
SNB	71.5	73.7	74.2
ANB	5.4	5.1	4.0
U1 to SN	105.9	105.0	102.1
U1 to FM	116.1	115.6	111.0
L1 to Mand. pl	76.2	86.7	91.9
FMA	33.9	35.4	31.4
IMPA	76.2	86.7	94.1
FMIA	73.2	57.9	54.5
APDI	74.4	75.4	74.4
ODI	79.3	71.5	79.3

図16　早期治療前後（9歳10か月，12歳4か月，14歳4か月）のセファロ計測値．

ず，さらにはⅢA期で開始した早期治療で効率的な改善ができず，長期の期間を要した症例を紹介しました．本症例は早期治療に比較的長い期間を要しました．しかし，そのマイナスと映る面も小児が自らの力で正常な形態と機能を獲得するために必要な期間であったと考えると，意義のある期間と言えるのではないでしょうか．

第1章で，筆者が考える早期治療は「小児が顎顔面領域の好ましい機能と形態を獲得していく過程を支援する取り組みを意味する」ことを記しました．

小児が顎顔面領域の好ましい機能と形態を獲得していく過程は，それぞれの小児の特性により大きく異なります．つまり，個性（障害の有無にかかわらず）にあった早期治療のプログラムの提供が必要です．その結果として，ゆっくりとした経過をたどる症例も少なくありません．

発達期の早期治療の問題では，医療のエビデンスや効率的な医療マネジメントの面だけでなく，医療を受ける小児の多様性が尊重される医療のあり方が論議されることを期待します．

参考文献

1. 歯科医学大事典編集委員会（編）．歯科医学大辞典．第3巻．東京：医歯薬出版，1987．
2. 山内和夫．上顎前突の定義．上顎前突‐その基礎と臨床‐．In：滝本和雄（監修）．歯科矯正臨床シリーズ2．東京：医歯薬出版，1981．
3. 須佐美隆三，ほか．不正咬合の発現に関する疫学的研究2．不正咬合発見頻度の年齢分布．日矯歯誌 1923；30：230‐239．
4. Garber TM. Orthodontics：Principles and Practice. 3rd ed. Philadelphia：WB Saunders，1972．
5. 町田幸雄．乳歯列期から始めよう咬合誘導．東京：一世出版，2012．
6. 米津卓郎，町田幸雄．吸指癖が乳歯列咬合に及ぼす影響に関する類型的研究．小児歯誌 1998；3（1）：93‐100．

第4章 早期治療をその長期経過症例から考える

❸ 下顎前突症例

外木徳子

1．はじめに

　反対咬合は保護者が比較的早い時期に異常に気付き，それを主訴として来院することが多い不正咬合の1つです．その場合，すぐに何らかの処置をすべきか，経過観察して適切な時期まで待つべきなのかを保護者に納得のいくように説明できることが大切です．

　また症例の難易度を見極め，治療し始めるとすれば自分の力量でどこまでできるのかを客観的にわかっていることも重要です．それらを踏まえたうえで早期治療の意義を考えてみたいと思います．

2．反対咬合の為害性について

　反対咬合は，上下顎骨の発育に問題〈上顎の劣成長，下顎の過成長，両者の混合〉がある場合（骨格性反対咬合）と，歯列の変形，傾斜，歯の叢生，咬頭干渉などにより下顎が機能的に前方偏位している場合（機能性，歯性反対咬合）と，両者の混合型の3タイプに分類されます．

　なぜ反対咬合は治療する必要があるのでしょうか？　その理由は次の3つの障害が引き起こされるためと考えられます．

①審美障害：下唇やオトガイの突出，中顔面の陥凹感による見た目のコンプレックスは，精神発達上の障害となる場合がある．

②機能障害

ⓐ咀嚼機能の障害：切歯での食べ物の齧り取りや咬み切りが困難．臼歯での咀嚼効率も低下する．

ⓑ発音機能の障害：発音全体が不明瞭になる．とくにサ行，タ行，下唇と上顎切歯の接触による唇歯音【f，v】の発音が困難．

③顎・顔面の正常な成長発育の阻害：これらはいずれも治療をしないで放置しておくことにより，成長発育とともに障害はより大きく，困難になっていく可能性があります．

　また，茂木[1]の報告によると，8020達成者の咬合状態を調査したところ，反対咬合者は存在しなかったとしています．このことからも，反対咬合は健康，生活のQOLを低下させる不正咬合と言えそうです．

３．乳歯列期における反対咬合早期治療の意義

　反対咬合に対する早期治療の意義については，多くの臨床家が述べています[2~10]．その理由は主に次の２点にまとめられます．

①**上顎骨の明確な前方成長と下顎の成長抑制**：早期に被蓋を改善することで，上下顎の円滑な発育を促す効果が望めます．それにより顎運動や咀嚼筋機能の向上が得られます．また，小児に比較的多くみられる上気道抵抗症候群（UARS）は将来の睡眠時無呼吸症（OSA）につながる可能性が示唆されています．この症状を代表するものとして"いびき"が挙げられますが，われわれの調査で"いびき"と，３歳～６歳までの反対咬合児において関連性があるということが判明しました[11~14]．この呼吸という観点から考えても，反対咬合の早期治療は奨励されるべきものと考えます．

②**骨格性反対咬合への移行を可及的に少なくする**：歯性，機能性反対咬合であっても，放置することで機能に悪影響を及ぼし骨格性反対咬合へと移行する可能性があります．その可能性をできる限り少なくするという意義があります．黒江[10]は骨格性反対咬合の場合，上顎骨の効果的な発育促進は，混合歯列初期までが適していると述べています．その理由は，乳歯列期からの骨格性反対咬合は上下顎の発育の特徴からそのほとんどが上顎の発育不全をもっているからであり，早期に上顎の発育を促進させ上下顎の調和を図る．混合歯列期中期以降はそれに加えて下顎の発育方向の制御や発育抑制も必要となる．早期のうちに臼歯での正常な咀嚼運動ができる環境を作ることが大切であるとしています．

　一方，早期治療の反対派の理由は以下の４項目に要約されます．

ⓐ経過観察を含めた治療期間の長期化による患者，保護者の心理的，経済的負担．

ⓑ成人になってから，抜歯による本格矯正，最終的には外科矯正を行うことで比較的短期間で咬合，顔貌を改善させることができる．

ⓒ治療開始までの外見や咀嚼機能障害などのコンプレックスは先の見通しがつく説明で解決できる．

ⓓ治療を行わなくても自然治癒する場合がある．

　以上の４項目に対して早期治療を推進する立場からの考えを述べます．まず，ⓐについては反対咬合の治療は処置時間，観察期間を含めて長期間を要することは仕方がないと考えます．なぜならば，スキャモン曲線が示すとおり，上下顎骨の成長パターンは異なるからです．上顎の成長は，脳神経パターンに影響を受けるため，10歳くらいで約80％の成長が終わります．一方，下顎の成長は身長の止まる20歳くらいまで続きます．反対咬合の治療は他の不正咬合とは別物と考えたほうが合理的だと思います．保護者には，乳歯列期での治療の意味を理解してもらい，切歯交換時に再治療となる可能性についても十分説明する必要があります．そして身長が止まる20歳前後までは，咬合の管理を行っていく必要があることを話します．定期健診として口腔全般を管理することの意味を本人，保護者に理解してもらえれば，それほどの問題ではないと考えます．三浦[15]は，近年言われている"咬合育成"という概念は古くからあるもので，治療上では"長期咬合管理"と呼ばれている．少なくとも思春期成長が終了するまでは上下顎骨の変化を注意深く観察していかなければならないとしています．

　乳歯列期における早期治療は上下顎の正常な関係を構築することで，咀嚼，発音，呼吸などその後の成長発育に大きくかかわってくる問題を改善する意味があります．切歯交換以降の治療においては，ディスクレパンシーや歯性の不正を治療していきます．ⓑについては，本人や保護者が本当にそれを良しとするならば，早期治療は行わず経過を見るという選択もあります．菅原[16]は極端に重度の反対咬合に限ってはその選択を推奨するとしています．ⓒに関しては，さまざまな理由でのいじめが発生している現状を考えると，いずれは治るとわかっても，多感な時期にコンプレックスをもたせることは，その子の人格形成にも大きな影響を及ぼすと考えます．簡単な装置での治療が可能なうちはためらわずトライすべきだと思います．ⓓの自然治癒に関しては乳歯列完成期から永久切歯萌出完了期までの反対咬合

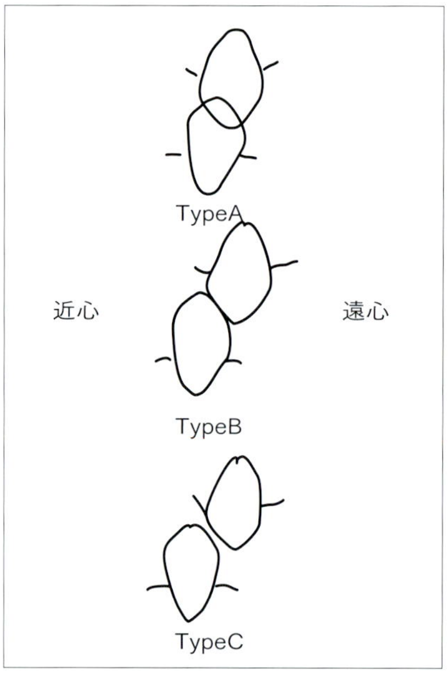

第4章 早期治療をその長期経過症例から考える

▶▶乳歯反対咬合が自然治癒し永久歯列完成まで非治療で経過した症例

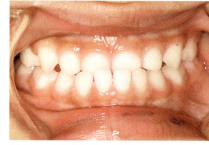

図1 上下顎乳犬歯対合関係の分類[19].

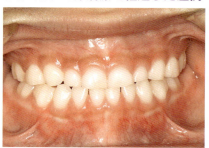
図2a 3歳1か月，男児．

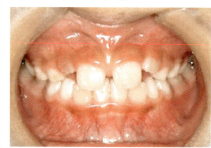
図2c 8歳10か月．

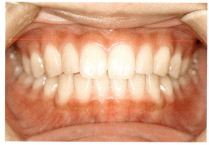
図2b 6歳11か月．

図2d 18歳9か月．

の推移を調査した永原[17, 18]は4つのパターンに分けられるとしています．つまり，ⅡA期に自然治癒しⅢA期も引き続き正常被蓋となったものが10.24%，ⅡA期に自然治癒したがⅢA期に反対咬合になったものが3.94%，ⅡA期は反対咬合だったがⅢA期正常咬合となったものが5.51%，ⅡA期，ⅢA期を通じて反対咬合だったものが80.31%，つまり乳歯列期に反対咬合であったものが切歯交換期までに自然治癒する確率は20%に満たないということになります．しかし，この約20%の自然治癒する可能性のあるものに対しては経過観察する価値があります．町田[2]，永原[17, 18]らが述べている反対咬合自然治癒の条件をまとめました．

①反対の被蓋範囲が $\frac{B+B}{C+C}$ を超えない．

②オーバーバイトが2mm以下，オーバージェットが−2mm以下であること．

③強制的下顎最遠心位がマイナスオーバージェットでないこと（構成咬合位がとれること）．

④上下顎乳犬歯の対合関係がtypeC，もしくは上下顎乳犬歯の咬頭頂正面間距離が片側4mm以上離れているもの（図1）[19]．

⑤反対咬合の家族歴がないもの．

⑥反対被蓋の深さが浅いもの．

この6条件をすべて満たして初めて自然治癒の確率が高くなるとしています．

実際この6条件を満たしていた3歳1か月の男児において，経過観察を行った症例を（図2）に示します．現在18歳9か月ですが咬合は安定しています．

4．早期治療の問題点と解決法について

　乳歯列期で一度被蓋改善したものが永久前歯交換時，または永久歯列期に逆被蓋になったり，ディスクレパンシーにより再び治療が必要になる可能性があります．そのことは保護者によく話し，理解してもらう必要があります．そして，早期治療の意味をしっかり説明したうえで始めることがトラブル回避の第1歩です．しかし，一期治療を行ったにもかかわらず，思うように改善が見られなかったり，顔貌に影響が強く出てきたりと骨格性の不正傾向が強くなり，将来外科的矯正の可能性がある場合は見極めが必要です．なぜなら，長期に治療を続け，行きつく先が外科矯正ならそれまでの費用や労力がむだではなかったのかという疑問を患者本人や保護者に抱かせてしまう危険性があるからです．保険治療が可

能な外科矯正になるならそれを早めに判断し，専門
の矯正歯科医を紹介する必要があります．第2期治
療に入る適切な時期に口腔外科専門医や矯正専門医
と連携し，先の見通しを立てることが大切です．患
者にむだな治療費や労力を課すことは絶対に避けな
ければなりません．菅原[16]は早期治療の反対派では
ないとしながらも，骨格性の不調和が極めて重度な
場合，早期治療は見合わせるべきだとの姿勢を示し
ています．第1期治療などで骨格性不調和の歯系補

償を行うことが，かえって後の術前矯正治療の妨げ
になることがあるというのが理由です．また，反対
咬合治療開始の時期は，上下4切歯萌出完了期であ
るとしています．この時期は，不正咬合にかかわる
問題点が顕在化すること，患児を中心としたイン
フォームドコンセントが得られるようになること，
う蝕のリスクが一時低下する時期であることを挙げ
ています．

5．骨格性反対咬合と機能性〈歯性〉反対咬合の判別について

　骨格性反対咬合は遺伝的要因がある場合が多く，
難治症例になることが多いとされています．一方，
機能性〈歯性〉反対咬合はその原因を除去することで
比較的簡単に，短期間で改善させることができます．

両者の違いを**表1**にまとめました．このような点に
注意して，自分の力量に合った症例の選択をする必
要があります．

表1　骨格性反対咬合と機能性（歯性）反対咬合の判別法．

	骨格性	機能性
①遺伝的要因	多い	少ない
②切歯歯軸	上顎：唇側傾斜または正常／下顎：舌側傾斜又は正常	上顎：舌側傾斜／下顎：唇側傾斜
③被蓋	浅い	深い
④上下の顎発育	上顎骨の前後，側方劣成長／下顎骨の過成長／混合型	ほとんど異常なし
⑤乳犬歯咬合	逆被蓋	正常
⑥構成咬合	不可	可
⑦ＡＮＢ	小さいまたはマイナス	正常
⑧閉口時	滞ることなく反対咬合の位置に顎位がかみこむ	切端咬合から下顎が前方に向かってかみこむ
⑨予後	増齢とともに症状は悪化．とくに身長のスパート期	干渉している要因が除去されれば自然治癒もある．ただし放置すると骨格性に移行する可能性あり

6．難易度を予測する

　乳歯列期の段階である程度，将来再治療が必要と
なる可能性や，難治性の症例を予測できるかどうか
がポイントです．しかし，これに関しては諸説あり，
はっきりとした結論が出ていないのが現状です．そ
のなかで，次に挙げる論文の結果や項目は大いに参
考になるものと考えます

(1) 将来の予測について

　植村ら[20]は乳歯列期においても Kim の分析[21,22]
が応用できることを明らかにしています．つまり，
上下顎骨の前後的な相対的位置関係を示す APDI
（Antero-Posterior Dysplasia Indicator）値は，基準値よ

第4章 早期治療をその長期経過症例から考える

▶▶症例の難易度を予測するのに有用なセファロ計測項目

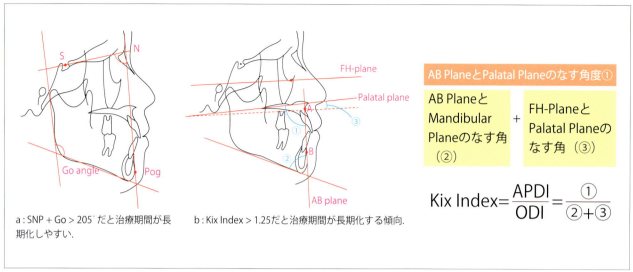

図3　症例の難易度を予測するのに有用なセファロ計測項目．

表2　予後不良・難治症例になりやすい症例の特徴．

乳歯列期において
①被蓋改善に要する治療期間が長い． ②被蓋が改善されても乳臼歯の咬合が近心段階型． ③下顎骨の付着位置が脳頭蓋に対して前方にある． ④下顎角が開大している． ⑤ SNP+Go ≧ 205° ⑥ Kix Index ≧ 1.25

り大きい値はIII級傾向を，小さい値はII級傾向を，上下顎骨の垂直的な関係を示すODI(Overbite Depth Indicator)値は，基準値より大きければ過蓋咬合傾向を，小さければ開咬傾向を示すものです．

この値を利用し，Kix Index(APDI/ODI)をAB PlaneとPalatal PlaneのなすをFH PlaneとPalatal PlaneのなすとAB PlaneとMandibular Planeとのなすの和で除した値を求めたところ，居波ら[23]は，混合歯列期においてKix Indexが高いほど骨格性反対咬合に移行しやすいとしており，値が1.5〜2.0となる症例では，将来外科矯正治療の対象となる割合が高いと報告しています．児野ら[24]は，乳歯列期の評価にもこのKix Indexは有効であるとしており，とくに値が1.30以上の症例については筋機能矯正装置を使用する際に注意が必要であると述べています．また，北浦ら[25]は，乳歯列期から永久切歯が正常に咬合するか否かの予測は難しいとしたうえで，筋機能矯正装置を用いて乳歯列期に咬合改善に時間がかかった

もの，改善された乳臼歯の咬合状態が近心段階型のままのものは予後不良となると報告しています．さらに種市[26]はセファロ分析上顔面骨格の変形度として表されるSPNとGoの和が205°以上で，Kix Index(APDI/ODI)が1.25以上であると，混合歯列期に移行した際も反対咬合を呈し，マルチブラケットなどの治療を行うなどして治療が長期化する傾向が高いとしています．この予測を用いることで難治症例になるかどうかがかなりの確率で判定できるのは，臨床家にとって矯正専門医との連携や外科との連携を予測できる点で大変有効であると考えます(**図3**)．また，有松[27]，山岸[28]はセファロから，下顎角が開大した症例，下顎骨の付着位置が脳頭蓋に対して前方に位置している症例に対してはとくに予後に注意が必要である．また複数の観点から，難易度を判定し保護者に説明し，十分理解を得たうえで早期治療を開始することが大切だと述べています．以上の所見を**表2**にまとめました．

▶▶歯性反対咬合を固定式矯正装置で短期間で改善した症例

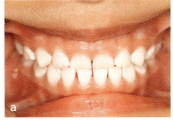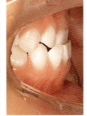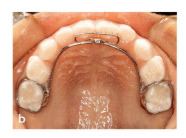

図4a　4歳4か月，女児．装置装着前．
図4b　装置装着時．

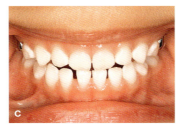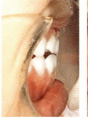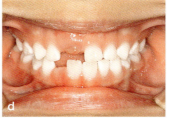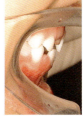

図4c　4歳7か月，装置装着後3か月．
図4d　6歳8か月．

▶▶乳犬歯削合により改善した症例

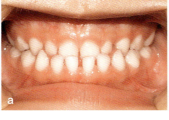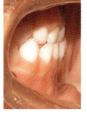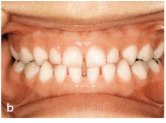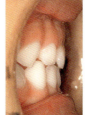

図5a　4歳7か月，女児．乳犬歯削合前．
図5b　5歳4か月．

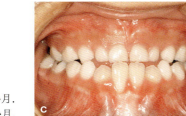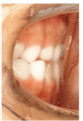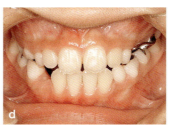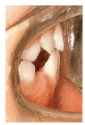

図5c　7歳11か月．
図5d　10歳5か月．

7．反対咬合治療の考え方

不正を引き起こしている原因を除去することとなります．

①**機能性〈歯性〉反対咬合の場合**：干渉している歯の問題を解決することで治療は完了することが多いです．早期に逆被蓋の歯を簡単な装置などを使って改善することは意義のある処置です．また図4は歯性の反対咬合を固定式装置を用いて改善し良好な経過を見ている症例です．図5は，乳犬歯の削合により反対咬合の改善が見られた症例です．このように簡単な装置で短期間に改善する歯性の反対咬合は，原因がわかった段階でできるだけ早く対処することが重要です．

②**骨格性の反対咬合の場合**：①の機能性のように簡単にはいかない場合があります．このことをよく理解したうえでアプローチすることが大切です．

骨格性反対咬合の治療は次の3つに分類できます．
ⓐ顎骨の成長誘導による治療
ⓑ代償的改善による治療
ⓒ外科的矯正による治療

ⓐは早期治療にあたります．成長期を利用して，反対咬合の原因となっている顎骨の不調和を改善していく治療法です．上顎劣成長によるものは，その

成長の抑制因子を除去し，上顎の側方，前方への成長促進を図ります．その方法としては，筋機能矯正装置，固定式または可撤式矯正装置を用いた側方拡大，顎外装置による上顎骨の前方牽引などです[29〜39]．下顎骨の過成長に対しては，前方への成長抑制をするためチンキャップなどを用います．このなかで，顎外固定矯正装置の代表とされる上顎前方牽引装置とチンキャップについてその作用を考察してみます．

廣田ら[34]によると，上顎前方牽引装置は上顎歯槽基底の前方移動と下顎骨の後退により Convexity と ANB 角を改善方向に増加させた．上顎乳中切歯の唇側傾斜は生じたが，第二乳臼歯の近心移動が大きく，歯列弓長の短縮がみられた，と報告しています．阿部ら[37]は 6 歳前後の低年齢児に応用した上顎前方牽引装置により，骨格系および歯系の変化現象は，術後に後戻り様変化を示すと報告しています．

一方，時実ら[38]は骨格性反対咬合において上顎牽引装置は上顎の成長を促し，中顔面陥凹型の小児の顔貌を改善するのに効果的だと報告しています．しかし，頭蓋の容積は 6 歳までに約90％完成します．乳歯列期からの前方牽引により前頭部にかかる力がどのように脳頭蓋の成長発育に影響するかはまだ解明されておらず，今後検討すべき問題点の 1 つでもあります．

チンキャップは，下顎頭軟骨が線維性結合組織で被われているため外力に対する応答性が高いことを利用した装置です．下顎の後方移動，下顎角の減少，舌位の後方変化，下顎切歯の舌側傾斜，下顎骨の時計回りの回転，上顎歯列弓長の増大，Gonial angle の減少などが挙げられます[34, 36]．

チンキャップや上顎牽引装置はいったん装置の使用を中止すると後戻りや反動的な成長促進を促す傾向があるという報告も多々見られます[31, 35〜37]．そのため少なくとも思春期に成長が終了するまでは注意深い管理が必要です．

ⓑに関しては早期治療をしなかった場合，骨格性不正咬合はそのままで，上顎前歯の唇側移動，下顎前歯の舌側移動を全顎ブラケットワイヤーや顎間固定装置などを用いて見かけ上の骨格性不正咬合の解消を図る，いわゆる本格矯正にあたるものです．不正の程度が小さいものはこれで改善されます．不正の程度が大きい場合や顔貌の改善を望む場合は，ⓒの外科的矯正処置となります．

花岡[40]は早期からの成長誘導を受ければ骨格性の不正が解消しやすく外科矯正の可能性が低くなる，また，不正の強い症例では長期間誘導を受けても結局外科矯正が必要になることもあるが，この場合でも下顎の後退量が減少するので手術の難度が軽減されるという利点があると述べています．

8．装置を用いた治療の前に診る事項，行う事項

乳歯列期における反対咬合の発現頻度は米津ら[41]，平嶺ら[42]，隝田ら[43]によると，1 歳 6 か月児16.2％，2 歳児12.3％，3 歳児9.6％，5 歳児5.7％で，年齢が進むにつれて減少する傾向にあるとされています．そして大竹ら[44]によると，2 歳児13.39％，3 歳児40％が自然に正常咬合に移行したと報告されています．しかし，第二乳臼歯が咬合線上に達して上下顎が噛みこむまでは，正常にも反対にも噛める小児が多く，判定に困ることがあります．この時期の咬合診断は難しいと考えます．しかし，この時期に下顎を突き出す咬合が常態化しないようにすること，姿勢は猫背になっていないか？　体幹は丈夫に育っているか？　食べ方〈椅子と机の高さは合っているか？　犬食いの姿勢になっていないか？　前歯でかじり取りができているかなど〉やその他咬合に影響する生活習慣，態癖，口腔周囲筋の状態，舌位，舌小帯異常，呼吸などについて見直し指導することも大切です．この時には，これらの指導により咬合が短期間で改善することも多々あります（図6，7）．

低年齢時の場合は，MFT などのトレーニングはまだ難しいので，日常生活のなかに取り入れられる形にして指導します．たとえば，次のような項目が挙げられます．これらは，反対咬合の小児のみに関係することではなく，すべての小児に必要なことで

▶▶姿勢・食べ方の指導で改善した症例

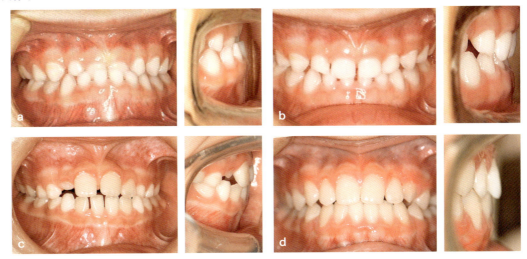

図6a　4歳0か月，女児．指導前．
図6b　4歳6か月，指導後．
図6c　8歳9か月．
図6d　13歳7か月．

▶▶舌小帯短縮による低位舌の改善により正常咬合に移行した症例

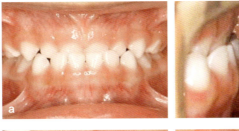

図7a　4歳6か月，男児．

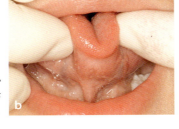 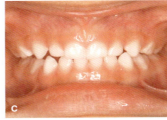 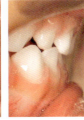

図7b, c　5歳10か月．舌トレーニングおよび舌延長術後5か月．

①口を使った遊びをたくさんする．
②会話や歌を歌う時など，できるだけ口を動かし，口腔周囲筋の発達を促す．
③音読の励行．
④舌小帯短縮傾向の見られる小児に対しては，とくに舌を使った遊び，舌を伸ばす遊びをたくさんさせる．効果が得られない場合は5歳ごろ舌小帯伸展術を施行する．その後，舌のトレーニングを必ず行う．
⑤たとえば，あいうべ体操[45]のような口を動かす運動：1つひとつの音をはっきり言う．口唇をしっかり動かす．最後のべーは，思いっきり舌を前に出し，口を閉じると自然と舌はスポットの位置に行く．これを意識してもらう．
⑥口呼吸の原因が習慣性なのか，耳鼻科疾患，口蓋扁桃肥大，アデノイドに関係していないか？

　以上のようなことを装置使用の有無にかかわらず，乳歯列期のうちに観察，指導することが重要です．機能と形態のバランスがとれていることは，長期に安定した咬合状態を維持することにつながります[46, 47]．その後，前歯部交換時に再び不正が生じたり，叢生などの問題が出て治療が必要になった場合は，その時点で改めて最終段階までの治療方針を提示します．先にも述べたように矯正専門医や外科専門医との連携も忘れてはなりません．

9．骨格性と疑われた症例の早期治療経過について：長期観察例

（1）症例の提示

乳歯列期に骨格性反対咬合と疑われた症例について長期観察例を示します．

（2）症例1

- 生年月日：2000年1月5日
- 性別：男児
- セファロ撮影日：
①2004年2月18日（4歳1か月，処置開始前）．
②2008年4月7日（8歳3か月，切歯交換時再分析）．
- 最終写真撮影日：2017年3月10日（17歳2か月）．

セファロ分析の結果，骨格性下顎前突症と診断された．骨格的な要素が大きく成長発育による増悪も予想されたが，舌癖など機能的な要素もみられたため，切歯萌出時に口唇圧や舌位等の筋バランスを良好な状態にすることを目標に乳歯列では機能矯正装置を使用するとともにMFTを行うこととした．その後，成長発育の状況によっては抜歯治療も含めたマルチブラケットによる2期治療が必要になると考えられた．

処置は経過観察も含め長期にわたることを保護者，本人ともに説明後，治療を開始した．乳歯列期（4歳2か月）より筋機能矯正装置を1日9時間以上装着し，2年で前歯被蓋が改善した．5歳6か月から，舌位の指導を主としたMFTを行った．

上顎の歯列周長不足のため，8歳4か月からクワドヘリックス（QH）を使用し，歯列拡大を行った．側方拡大後も永久歯交換時の歯列周長を確保しながら，乳臼歯のディスキングや装置の調整を行い，咬合誘導を続けた．装置装着期間は，上顎の歯牙交換が終了した11歳5か月までであった．その後，経過観察を継続し，思春期性成長が終息しつつある17歳2か月現在の口腔内写真を示す．臼歯関係は3級であるが前歯の被蓋は安定し，側貌も良好な状態を保っている．下顎の偏位についてはやや強くなったが，咬合に大きな問題は認められない．今後，側貌セファロ写真による術後評価を予定している．舌位や態癖などの改善により舌癖は解消されたが，乳歯列からのアプローチが効果的であったと考えられた．

▶▶症例1：骨格性反対咬合が疑われた症例の長期観察例

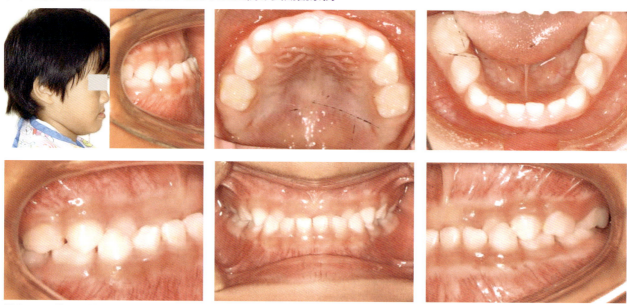

図8a　4歳1か月．処置開始前．セファロ分析，その他の診査で骨格性反対咬合が疑われた．低位舌・うつぶせ寝・いびき常時あり．上顎骨の劣成長が見られる．

3 下顎前突症例

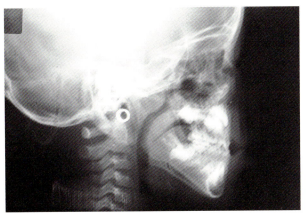

図8b 4歳1か月時の頭部エックス線側貌規格写真．中顔面の劣成長が見られる．

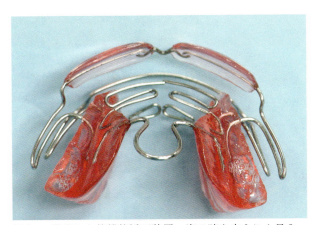

図8c 使用した筋機能矯正装置．寝る時を中心に1日9〜10時間の装着を指示した．

表3　4歳1か月時のセファロ分析結果．

計測項目	4歳7か月	正常値(♂：4.6歳〜6.0歳)	
（骨格型）	計測値	Mean	SD ±
FA	80.8	82.83	2.90
Convexity	65.8	62.28	2.78
SNA	79.2	80.31	3.14
SNB	79.0	76.26	2.98
ANB	0.2	4.06	1.67
FMA	34.5	29.23	3.82
SNP+GO	207	205以上は予後悪い	
Kix index	1.3	1.25以上は予後悪い	
（歯軸型）	計測値	Mean	SD ±
U1 to L1	162	147.97	10.00
U1 to FH	84.7	96.60	5.19
L1 to Mp	73.3	86.19	7.37
構成咬合	不可		
家族性	あり		

ほとんどの項目が，平均1SDを超えている．難易度を示すSNP+GoおよびKix Indexがともに判定値より高い値を示しており予後不良，長期化が予測される．

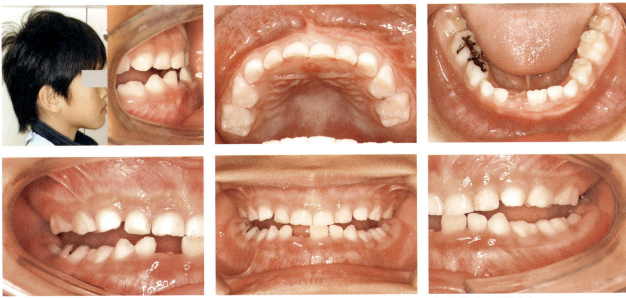

図8d 5歳10か月．下顎中切歯萌出．切端位は可能になったが臼歯部はまだ咬合できず，摂食時は反対咬合．

第4章　早期治療をその長期経過症例から考える

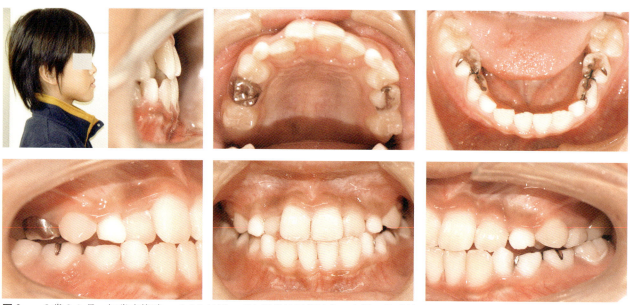

図8e　8歳3か月．切歯交換時，バイトは浅いが中切歯は正常咬合．上顎の歯列長不足のため，永久歯列完成までの治療計画を立てるため再度分析．

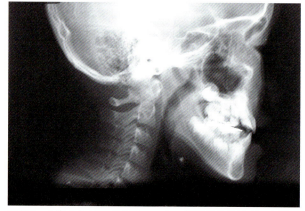

図8f　8歳3か月時の頭部エックス線側貌規格写真．上顎の前方発育がうかがえる．

表4　8歳3か月時のセファロ分析結果．

計測項目	8歳3か月	正常値（♂：7.5歳～10.10歳）	
（骨格型）	計測値	Mean	SD ±
FA	85.8	85.21	1.74
Convexity	64.3	61.88	2.17
SNA	84.4	80.91	3.58
SNB	83.2	77.42	2.91
ANB	1.2	3.49	0.67
FMA	34.2	27.30	2.87
SNP+GO	128.2	205以上は予後悪い	
Kix index	1.3	1.25以上は予後悪い	
（歯軸型）	計測値	Mean	SD ±
U 1 to L 1	128	123.15	7.53
U 1 to FH	117.2	114.52	4.01
L 1 to Mp	81.9	95.03	5.34
構成咬合	可		
家族性	あり		

上顎骨の前方成長と歯軸の改善が見られるが，Kix Indexの値から見ると予後の経過観察必要．

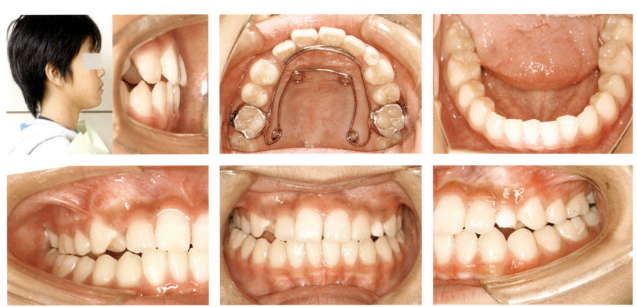

図8g　10歳2か月．8歳4か月より上顎前方，側方拡大のためQH装着．

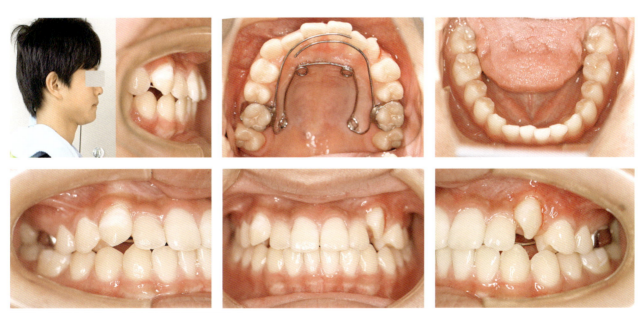

図8h　11歳8か月．バイトはある程度安定した．

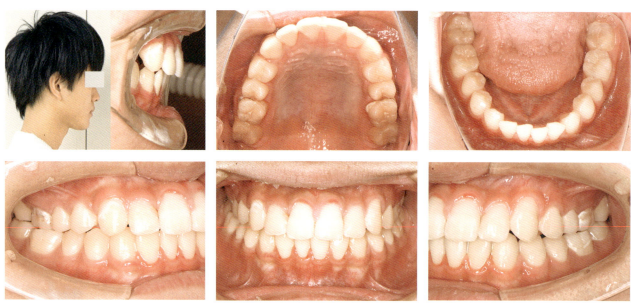

図8i 17歳2か月．正常咬合を維持している．

10．おわりに

　乳歯列期における反対咬合は，その子の身体的，精神的発育状況を踏まえたうえで，できるだけ早く（平均して4歳くらいから）対応すべきであると考えます．その場合，漫然と手を付けるのではなく，切歯交換時に自然治癒の可能性はあるのか，将来的に長期化したり，難治化する可能性があるパターンなのかをある程度予測し，保護者や本人にしっかり説明しておくことが重要です．

　そしてまず反対咬合の原因となっているもの（癖，舌小帯，咬頭干渉など）が除去できるなら，そこからアプローチする必要があります．また，使用する咬合誘導装置の選択についても，それぞれの特性や利点，欠点をよく理解したうえで機能性，骨格性においての使い分けをしていく必要があります[48]．

　反対咬合の治療は，下顎の成長発育パターンから考えても長期的なフォローが必要であることは間違いありません．その際，保護者および本人とつねに良好なコミュニケーションをとっていくことが何よりも大切であることを決して忘れてはなりません．

参考文献

1. 茂木悦子．8020達成者の歯列・咬合の観察 ―文京歯科医師会8020推進運動の資料より―．日歯医会誌 1999；52：619‐626．

2. 町田幸雄．乳歯列期から始めよう咬合誘導．東京：一世出版，2006：58‐76．

3. 関口浩．乳歯列期の反対咬合，交叉咬合にどう対応するか．日本歯科評論 2007；67(11)：73‐76．

4. 梶本祐一郎．乳歯列期からの反対咬合の治療．小児歯科臨床 2008；13(7)：18‐28．

5. 髙田泰．早期治療における大きなメリット．J Begg Orthod 2006；29(1)：9‐14．

6. 居波徹．「小児歯科臨床における反対咬合の早期治療」の総括．小児歯科臨床 2008；13(7)：12‐17．

7. 村上絢子，梶山啓次郎．反対咬合症例における乳歯列期と混合歯列期の顎顔面成長の比較検討．九州頬歯誌 2008；4：83‐90．

8. 杉原隆英，大野正司，木村暢男，山口和憲，山内和夫．混合歯列期における反対咬合の被蓋改善後の歯列，咬合および骨格の変化について，広大誌 1992；4：281‐295．

9. 黒江和斗．骨格性反対咬合の治療．歯科展望 2011；117(3)：451‐458．

10. 黒江和斗．発育期の不正咬合に対する矯正治療7 予防矯正．歯界展望 2011；118：95‐99．

11. 荻澤翔平，小肩茂，小倉公，清水清恵，杉野道崇，中川さとみ，橋本綾子，堀川早苗，松田雅子，外木守雄．小児の睡眠呼吸障害に関する関連因子の検討‐第1報；咬合状態および軟組織形態とアンケート結果について．日本睡眠歯科学会学会誌 2016；3(1)：90．

12. 小肩敏江，外木徳子，堀川早苗，陽田みゆき，中川さとみ，杉野道崇，松田雅子，清水清恵，外木守雄．臨床の現場から小児の睡眠と呼吸を考える 第1報 最近の小児の睡眠環境に関する実態調査．小児歯誌 2017；55(2)：191．

13. 外木徳子，陽田みゆき，中川さとみ，清水清恵，小肩敏江，堀川早苗，松田雅子，荻澤翔平，外木守雄．臨床の現場から小児の睡眠と呼吸を考える 第2報 小児のいびき そこから見えてくるもの．小児歯誌 2017；55(2)：192‐192．

14. 陽田みゆき，中川さとみ，小肩敏江，外木徳子，清水清恵，堀川早苗，杉野道崇，荻澤翔平，外木守雄．臨床の現場から小児の睡眠と呼吸を考える 第3報 睡眠時呼吸停止がみられた小児についての検討．小児歯誌 2017；55(2)：193‐193．

15. 三浦廣行．成長期にある骨格型反対咬合患者の矯正治療―顎整形力の適用とその効果―．岩医大歯誌 2003；28：1‐7．

16. 菅原準二．永久歯列咬合完成からの矯正治療について．小児歯科臨床 2008；13：36‐45．

17. 永原邦茂，飯塚哲夫．乳歯反対咬合者の咬合の推移―乳歯反対咬合の自然治癒を中心として―．愛院大歯誌 1992；30(1)：223‐229．

18. 永原邦茂．乳歯列期反対咬合の自然治癒．小児歯科臨床 2006；11(10)：22‐36．

19. 渡辺修．乳歯反対咬合の形態的研究‐歯列石膏模型による分析‐．愛知歯誌 1993；31：561‐575．

20. 植村美登里，進士久明，河野美佐，小笠原榮希，本川渉，内村登．乳歯列期における頭部エックス線規格写真の角度的計測およびKimの分析について．小児歯誌 1996；34：21‐28．

21. Kim YH, Vietas JJ. Anteroposterior dysplasia indicator: an adjunct to cephalometric differential diagnosis. Am J Orthod 1978；73(6)：619‐633．

22. Kim YH. Overbite depth indicator with particular reference to anterior open-bite. Am J Orthod 1974；65(6)：586‐611．

23. 居波徹．発達期における反対咬合の鑑別診断．成育歯医療研会誌 2005；7：26‐62．

24. 児野朋子，小野寺妃枝子，菊池元宏，新国七生子，藤巻佐弥香，鈴木久恵，中島一郎．乳歯列期前歯部反対咬合における機能的矯正装置の適応症の検討．小児歯誌 2006；44(5)：702‐708．

25. 北浦洋二，矢野由人．下顎前突の予後に関する研究〈その3〉乳歯下顎前突の予後について．日矯歯誌 1982；41：92‐108．

26. 種市梨紗．乳歯列反対咬合治療の効果と予後に関する縦断的研究．北海道歯誌 2012；32：104‐113．

27. 有松稔晃．早期治療によって被蓋改善を行った下突咬合者【反対咬合者】の転帰．日本歯科矯正専門医学会学術雑誌 2015；3：33‐54．

28. 山岸敏男．成長期反対咬合症例における側面頭部エックス線規格写真を用いた矯正治療難易度の検討．顎咬合誌 2015；35：49‐56．

29. 里見優．機能的顎矯正装置の特徴と作用機序．小児歯科臨床 2011；16(3)：20‐33．

30. 池村祥子，佐藤真由子，渡邉修．舌挙上装置の下顎前突症例への整形的効果および作成方法．愛院大歯誌 2010；48(2)：107‐113．

31. 肥川員子，渡辺里香，早崎治明，山崎要一，丸亀知美，永田めぐみ，中田稔．乳歯列反対咬合の改善前後における歯列咬合の三次元変化に関する研究―下顎歯列の形態ならびに上下歯列の位置関係について―．小児歯誌 1999；37：716‐725．

32. 木下巌，Woon‐NahmChung，秋本進．機能的顎矯正装置(FR Ⅲ)の治療効果について．神奈川歯学 2001；36：126‐134．

33. 柳澤宗光．ムーシールドによる乳歯列期反対咬合の早期治療．小児歯科臨床 2006；11(10)：37‐45．

34. 廣田和子，阿部和久，平野洋子，野中和明，村上照男，中田稔．上顎前方牽引装置を用いて治療した乳歯列反対咬合症例について．小児歯誌 1990；28(3)：651‐661．

35. 小野寺妃枝子，加藤めぐみ，村田徳子，小林慶一，中島一朗，赤坂守人．乳歯列機反対咬合における治療前後の顎顔面形態および舌位の変化―ムーシールドチンキャップとの比較―．小児歯誌 2003；41(5)：880‐886．

36. 阿部泰志，浅野央男，遠藤康子，佐藤亨至，三谷英夫．低年齢期反対咬合に対する上顎牽引治療の術後変化について．東北大学歯学雑誌 1987；6：1‐12．

37. 時実千代子，三木依子，黒田康子．骨格性反対咬合における上顎前方牽引法の臨床評価．近畿東海矯正歯科学会雑誌 1986；21：26v34．

38. Chung Jenny chen，黒田康子，宮島邦彰．反対咬合を短期間で骨格的に改善する治療‐前．矯正歯科ジャーナル 2012；28：11‐26．

39. Chung Jenny chen，黒田康子，宮島邦彰．反対咬合を短期間で骨格的に改善する治療‐後．矯正歯科ジャーナル 2013；29：35‐50．

40. 花岡宏．骨格型反対咬合の治療．鹿歯紀 1985；5：9‐12．

41. 米津卓郎，大野裕子，大多和由美，町田幸雄．1歳6か月から2歳に至る咬合状態および口腔習癖の変化について．小児歯誌 1984；22(1)：200‐206．

42. 平嶺小百合，陽田みゆき，米津卓郎，中川さとみ，町田幸雄．1歳6か月から2歳にいたる小児の咬合状態の推移に関する累年的調査．歯科学報 1996；96：837‐843．

43. 陽田みゆき，外木徳子，米津卓郎，西條崇子，町田幸雄．3歳から5歳にいたる小児の咬合状態の推移について．歯科学報 1996；96：951‐955．

44. 大竹邦茂，風間詔一，森谷達樹，北村陽太郎，坂口憲昭，深田英朗．乳歯列完成前後の総合咀嚼器官の発育変化．第1報 前方交叉咬合いわゆる反対咬合について．小児歯誌 1979；11：389‐395．

45. 今井一彰．免疫を高めて病気を治す口の体操（あいうべ）．東京：マキノ出版，2008．

46. 小川晴也．態癖改善が歯科矯正治療に及ぼす影響について 患者本来の"かたち"に近づけるために．甲北信越矯歯誌 2012；20：3‐21．

47. 髙橋治．機能と形態の深い関係 MFTの効果を長期安定症例から考える．東京矯歯誌 2010；20：29‐36．

48. 町田幸雄，関崎和夫，里見優．これでわかる！ 各種矯正装置の特徴と使い方．東京；ヒョーロン・パブリッシャーズ，2017．

第4章　早期治療をその長期経過症例から考える

④ 下顎前突症例：機能訓練と低位舌用リンガルアーチを用いた低位舌の改善

里見　優

1．はじめに

　これまで低位舌はあまり歯科矯正治療の対象とされてきませんでしたが，咀嚼，嚥下，呼吸，発音への影響を考えると治療支援が必要であると考えます．不正咬合の機能的改善のためにも，舌位および舌運動の改善が必要条件と考え，治療早期に舌位の挙上を図ることを目的とした低位舌用リンガルアーチを考案し，治療システムを構築しました．MFT（口腔筋機能療法）による舌挙上訓練と低位舌用リンガルアーチを併用することにより，潰瘍などを発症させ

ずに効率よく安全に舌位および舌運動が改善されました．低位舌用リンガルアーチの主線および舌挙上用 Wedge wire の調節により，舌位の挙上および突出防止が図られました．製作も可撤装置より簡単であり，マルチブラケット装置などとの併用も容易に可能です．可撤式矯正装置より効率的に舌位および舌運動が改善し，安定した機能的咬合が得られました（図1，2）．

2．低位舌とは

　口腔内の舌を取り囲む環境として，歯列，口唇，鼻腔，軟口蓋，口蓋壁，そして舌根部の境目のところには咽頭弁などいくつもの囲いがあります．それらに囲まれた空間の中に舌があります．舌は，それらの骨格的な囲いによって受動的に位置取りされ，そのなかで能動的な動きを示す筋肉の集合体です．

　安静時における正しい舌の姿勢位は，舌尖をスポット（切歯乳頭後方部）につけ，舌背は軽く口蓋に接触しています．しかし低位舌は，安静時に舌が無緊張の状態で下顎歯列内に収まり口腔底の低い位置

にあります．

　骨格性の下顎前突の症例には，低位舌が多くみられます．下顎前突症例では，舌が前後，左右に大きく，低位舌による舌圧で下顎前歯を唇側に，下顎臼歯を側方へ押して大きな歯列になります．そして，上顎歯列の狭窄をともない臼歯部が交叉咬合になる傾向があり，これは低位舌により生じた歯列の結果です．低位舌の上下的な位置は，安静時のエックス線セファログラム上で確認することができますが，舌尖と舌背が正常者に比べてより低い位置にあります．

▶▶反対咬合の成育的治療支援手順

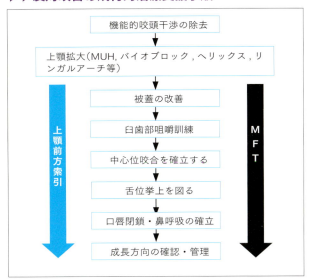

図1 反対咬合の成育的治療支援手順．成長の前提条件獲得のため次のような治療支援を行う．まず咬合の咬頭干渉の除去→上顎歯列の拡大→被蓋の改善→臼歯部での咀嚼訓練→中心位咬合を確立→MFTによる舌挙上訓練→低位舌用リンガルアーチ等で舌位挙上を図る→口唇閉鎖・鼻呼吸の確立→下顎の成長方向の確認と長期管理．このような治療の流れを矯正装置と咀嚼訓練，MFT，その他を併用して，それぞれの症例で治療目標を達成する．

▶▶低位舌用リンガルアーチ

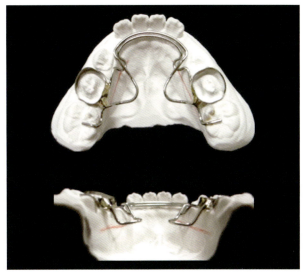

図2 低位舌用リンガルアーチ．$\overline{6|6}$咬合面レストがあり，圧下が行える．顎舌骨筋線上（赤線）に舌挙上ウェッジが形成されている．

視診による低位舌の鑑別は，次のような方法で確認できます．
①安静時や会話中の口元や舌の姿勢位を観察する
②発音からチェックする
③注水して嚥下をチェックする

　また，加齢や口腔乾燥症などにより舌が沈下している場合や口呼吸により口唇閉鎖不全になっている場合，低位舌になることがあります．

　下顎前突の低位舌は，顎骨形態に由来します．また，鼻閉などによる口呼吸は，低位舌を引き起こす大きな誘因になることがあります．舌小帯短縮症は，物理的に舌尖の挙上ができないため低位舌になることがあります．

3．低位舌の改善

　下顎前突の顎骨形態と舌の姿勢位は，相互に影響しており，顎骨形態によって，低位舌が生じることがあります．下顎前突の外科的矯正治療により，顎骨形態が改善され低位舌が改善されることがあります．また，下顎前突の低位舌を改善するヒントは，早期の矯正歯科治療にあると思います．低年齢時に可能な限り顎骨形態を改善し，舌機能が形態変化に順応するような治療を心がけたいものです．近年，低位舌の影響を考えて，MFTによる訓練や舌を挙上する装置を使って改善する試みが行われています．

　加齢による口呼吸，口腔乾燥症によって引き起こされる低位舌は，後天的な誘因によるものでMFTが有効です．これらの症例の低位舌は，舌の挙上訓練による舌の姿勢位の改善，リップトレーニングによる口輪筋の賦活，そして口唇閉鎖を習慣づけることにより是正されます．

　舌小帯短縮症は，切除手術と手術前後の舌挙上訓練を行うことにより動きが良くなり，低位舌は改善します．低位舌に対するエクササイズは，舌の挙上や舌後方部の訓練が有効です．

4．低位舌の治療

ヨーロッパでは「安静時には，舌は口蓋に位置するべきだ」とし，筋の訓練を含む機能矯正歯科治療が多く試みられてきました[1]．日本では，舌のポジションについて興味をもち，治療にアタックしている柳澤宗光は1983年に「反対咬合のためのオーラルスクリーン」として，MUH装置を開発しました[2]．この装置は，反対咬合用のオーラルスクリーンという特徴をもっていて，舌の挙上と，オトガイ筋の緊張と口唇閉鎖することによって，反対咬合を改善する装置です．MUH装置には既製品があるので，型を採らなくても既製の装置を使用することが可能で，

2歳半児から使用できます．

また，舌の挙上ということを試みた装置としては，通常の下顎プレートにウェッジ状の舌側のウィングを顎舌骨筋線上に形成し，舌の挙上を試みるという渡辺修のウェッジプレートがあります[3]．その他，筆者が考案したウェッジプレートをリンガルアーチに改良した低位舌用のリンガルアーチ（**図2**）があります[4]．この装置もウェッジプレート同様，恒常的に舌を挙上する固定装置です．他には，下顎のバイヘリックスなども構造上，舌位を挙上することができます．

5．症例：咀嚼訓練を利用し低位舌改善を試みた下顎前突長期症例

・患者	初診時6歳0か月，女子．
・主訴	受け口，歯のねじれ．
・家族歴	父（身長182cm），母（身長152cm），弟（双子 身長100cm），祖母と本人の6人家族．母親は切端咬合．
・既往歴	なし．
・顔貌所見	側貌：常時開口状態にあり，口唇は上唇は薄く，下唇は翻転突出，側貌はコンケイブタイプを呈している． 正貌：左右ほぼ対称である． スマイル：リップラインは低位で上顎前歯はあまり見えない．表情はやや乏しい．
・歯・歯周組織の所見	上顎前歯は生え替わり時期．歯肉炎（±），プラークスコア40%．唾液量は多く，緩衝能は中程度．仕上げ磨きあり，フッ化物塗布ホームケアあり．
・機能系所見	やや口唇閉鎖不全であるが鼻呼吸可能．
・頭部エックス線規格写真所見	側面：骨格系ANB +0.6°と骨格性の上顎後退型の下顎前突を呈していた．下顎下縁平面は，FMA25.9°ややローアングルケースであった． 歯系：上顎前歯はU-1 to SN 103.1°とやや唇側傾斜，下顎前歯はFMIA 60.3°，IMPA 93.8°と唇側傾斜しており，Interincisal angle 136.7°と小さく，前歯は突出していた． 軟組織：Esthetic lineに対して，上唇 -0.7mm，下唇は -0.5mmと口元の後退を示している． Hand系（骨年齢）：身長116.5cm．成長スパート時期前であるが，手指が長く成長量は大きいと思われた．

第1期治療

・症例の問題点 （図3 a～g）	①前歯部反対咬合． ②低位舌をともなった，前歯部咀嚼嚥下運動． ③口唇閉鎖不全，口呼吸等の呼吸系の問題． ④下顎前方位（ANB ＋0.6°，SNA 78.9°，SNB 78.3°）． ⑤上顎のA.L.D（－7 mm）． が挙げられた．現時点からの早期矯正治療支援が必要と診断した．

▶▶初診時（6歳0か月）

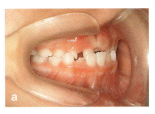
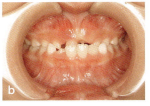
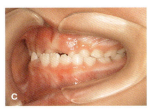

図3 a～c　上顎前歯は交換期で，D+Dまで反対咬合である．

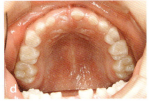
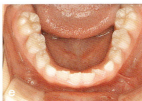
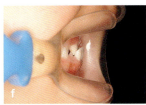
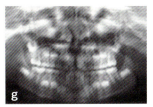

図3 d～g　パノラマ像より，上顎には大きなマイナスのディスクレパンシーが見込まれる．

・診断	上顎劣成長をともなう前歯部反対咬合ローアングル症例．
・治療方針	①超低牽引のチンキャップを利用して臼歯部咀嚼訓練を開始する． ②上顎切歯萌出誘導と被蓋の改善のため歯列拡大（バイオブロックステージ1）→ スペース確保（リンガルアーチ）→ 永久歯萌出誘導を行う． ③舌位の挙上を図るため，MFTを開始し，低位舌用リンガルアーチを使用する（図4）． ④成長を利用し，上下顎の顎関係の改善のため，上顎前方牽引装置（MPA）にてグロースコントロールを行う． ⑤鼻呼吸と口唇閉鎖機能獲得を図るためMFTを行う．

MFTの練習経過	回	咀嚼	舌	くちびる
6歳2か月	1	ガム，レーズン		
	～	↓		
	11			
	12	ガム，レーズン チューブ		
6歳10か月	～		舌尖強化，スポット	
	21			
	22			
	23			
7歳11か月	～		舌挙上練習	
	28			
	29		舌挙上練習，ポスチャー	
	30			
8歳11か月	31			イーウー
	32			
	33		飲み込み	
	34			
	35			
	36		飲み込み	
	37			
10歳8か月		チューブ		イーウー

図4　MFTの練習経過．

第4章 早期治療をその長期経過症例から考える

| ・治療経過と使用装置(図5) | 6歳2か月：チンキャップ(150g)にて，臼歯部での咀嚼訓練開始(10か月)(**図6**).
6歳6か月：上顎にバイオブロックステージⅠ(拡大床)を装着し，歯列拡大を開始した(8か月)(**図7a〜g**).
6歳11か月：被蓋の改善.
7歳2か月：上顎拡大床をリンガルアーチに変更(9か月)(**図8a〜h**).
8歳8か月：下顎に低位舌用リンガルアーチを装着(53か月).
9歳3か月：上下顎関係の改善，上顎成長促進のため，上顎前方牽引装置を装着．1日10時間以上使用させる(66か月)(**図9a〜g**).
9歳3か月：上顎マルチブラケット装置. |

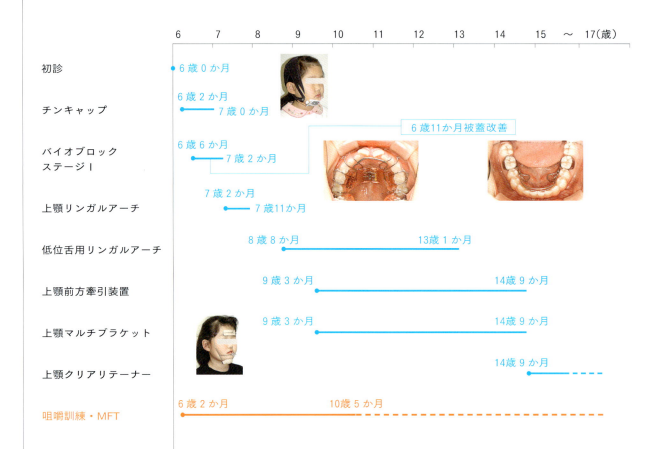

図5　症例の治療経過.

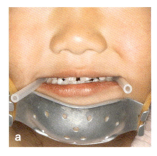
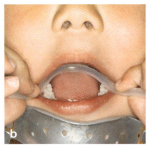
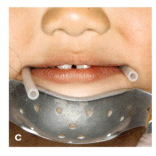

図6 a〜c　チンキャップ(100〜150g)とシリコーンチューブを使用しての臼歯部咀嚼訓練.

▶▶ 上顎バイオブロックステージⅠ装着時（6歳6か月）

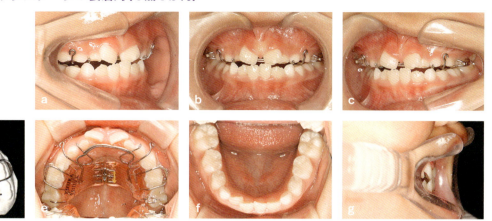

図7a〜g　上顎バイオブロックステージⅠによる歯列の拡大開始と，チンキャップ併用咀嚼訓練により，前歯部被蓋改善をめざす．

▶▶ 7歳2か月

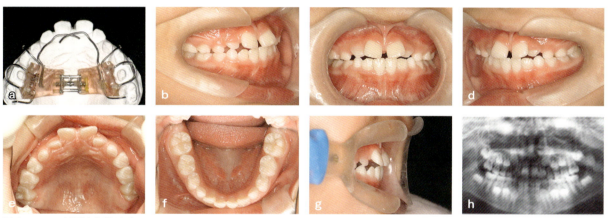

図8a〜h　上顎拡大終了時．

▶▶ 9歳7か月

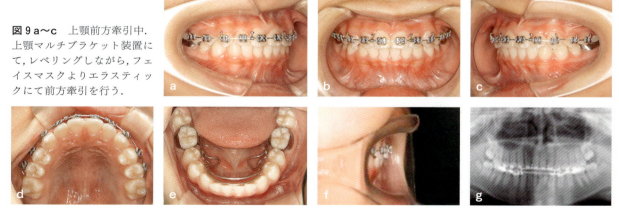

図9a〜c　上顎前方牽引中．上顎マルチブラケット装置にて，レベリングしながら，フェイスマスクよりエラスティックにて前方牽引を行う．

図9d〜g　永久歯列となり，7|7萌出誘導中．下顎には低位舌用リンガルアーチが装着され，MFTを継続している．

- 第1期治療結果
（図10,11）

刷掃率は20%以下を維持．骨格的には，上顎SNA78.9°→80.8°，下顎SNB 78.3°→82.3°とA・B点は前方位に変化し，上下顎関係ANB +0.6°→＋1.5°に改善した．上顎全体が前下方へ大きく成長した．下顎下縁平面（FMA）は25.9°→12.3°にフラット化した．歯性では，上顎歯列の拡大によってA.D.Lは改善された．右側大臼歯関係，左右犬歯関係はⅠ級を得られた．骨格性と歯性の変化により，オーバージェットが－4.1mm → ＋3.9mm，オーバーバイトが＋1.5mm → ＋1.2mmに改善した．正中線の一致も得られ，左右差の増大はなかった．身長は116.5cmから160.3cmに伸び，途中種子骨も発現し，成長ピークを迎えた．軟組織の変化は，Esthetic lineが上顎で－0.69mm → －2.09mm, 下顎で－0.55mm → －1.49mmに改善し，口唇閉鎖，鼻呼吸獲得，舌位の改善に有利にはたらいた（図12～14）．

	6歳1か月	7歳0か月	9歳7か月	13歳2か月	16歳7か月
FMA	25.9	23.3	22.4	17.9	12.3
FMIA	60.3	60.1	60.9	62.9	66.3
IMPA	93.8	96.6	96.7	99.2	101.4
SNA	78.9	79.3	81.9	84.3	80.8
SNB	78.3	78.1	80.1	83.2	82.3
ANB	0.6	1.1	1.8	1.1	1.5
Y-axis	60.4	60.4	59.8	59.2	56.4
Gonial angle	127.9	125.0	124.4	118.1	113.4
U1 to L1	136.7	113.0	115.7	117.2	116.0

図10 側方頭部エックス線規格写真分析．

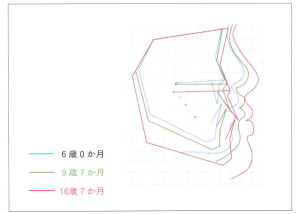

図11 側方頭部エックス線規格写真分析の重ね合わせ．

▶▶症例の上顎歯列弓幅径の変化

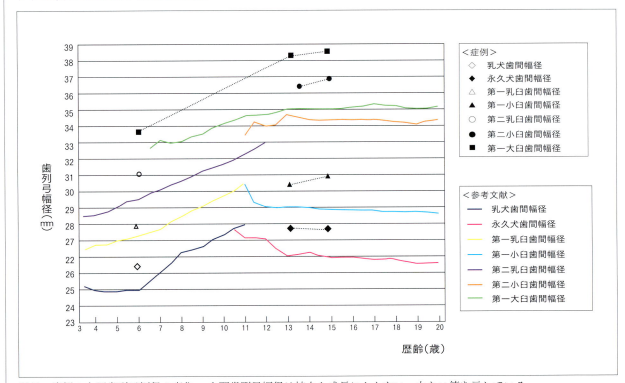

図12 症例の上顎歯列弓幅径の変化．上顎歯列弓幅径は拡大と成長にともない，大きい値を示している．

4 下顎前突症例：機能訓練と低位舌用リンガルアーチを用いた低位舌の改善

▶▶症例の下顎歯列弓幅径の変化

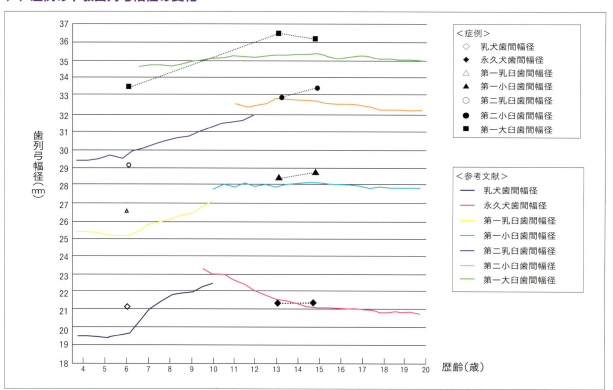

図13　症例の下顎歯列弓幅径の変化．下顎歯列弓幅径は，平均値とほぼ同様の動きを示している．

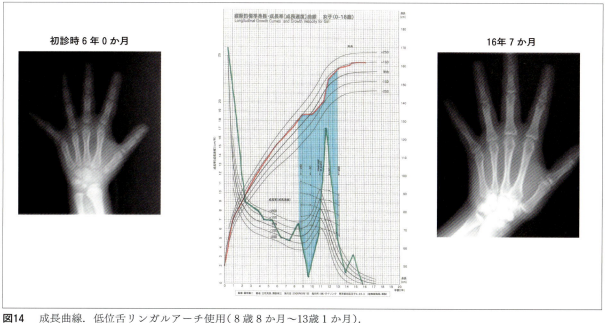

図14　成長曲線．低位舌リンガルアーチ使用（8歳8か月～13歳1か月）．

・第1期治療に対する考察	指示どおりに拡大床（バイオブロックステージ1）（全日）と顎機能矯正装置（MPA）（1日10時間以上）を使用してくれたため，上顎の前方成長や永久歯萌出誘導もスムーズで，上下顎のグロースコントロールも十分に行われた． →機能訓練と低位舌リンガルアーチの使用により，舌位の改善が得られた（図15a～g）． →機能訓練にも積極的に取り組み，成長のスパート期にも恵まれ，口唇閉鎖，鼻呼吸の獲得ができ，表情も豊かになった．

175

▶▶13歳2か月

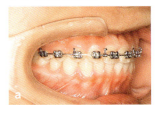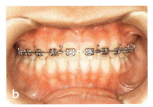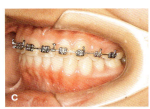
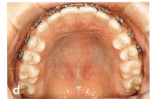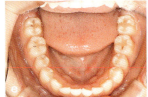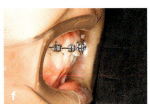

図15a〜c 身長158.5cmとなり，ほぼ成長が落ち着いてきた．咬合も安定しているため，低位舌用リンガルアーチを撤去した．

図15d〜g 7|7まで十分咬合している．

・保定	上顎のみソフトリテーナー（.040inch ポリプロピレン製）の終日使用を指示．下顎第三大臼歯は萌出中．16歳7か月現在，身長161.5cmである（**図16a〜g**）．

▶▶16歳7か月

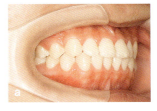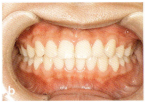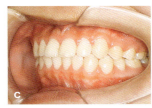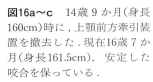
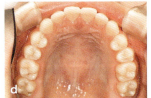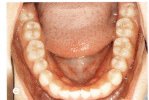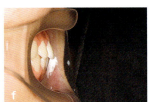

図16a〜c 14歳9か月（身長160cm）時に，上顎前方牽引装置を撤去した．現在16歳7か月（身長161.5cm）．安定した咬合を保っている．

図16d〜g 8|8 が萌出してきている．

▶▶側貌と側方セファロ

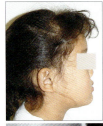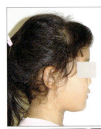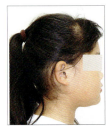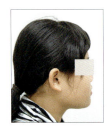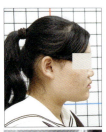
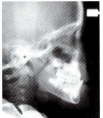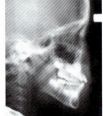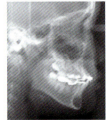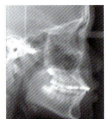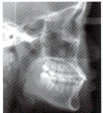
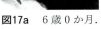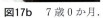

図17a 6歳0か月．　図17b 7歳0か月．　図17c 9歳7か月．　図17d 13歳2か月．　図17e 16歳7か月．

６．考察

　低位舌用リンガルアーチ等の機能的顎矯正装置とMFT咀嚼嚥下訓練等を併用して，口腔環境の改善と咬合成育を支援した反対咬合（下顎前突）低位舌症例の長期管理報告をした．また，近年，古典的な整形的矯正力として，使用されてきたチンキャップ（500g～）は否定されつつあるが，咀嚼訓練の補助器として，咀嚼練習時にチンキャップを100～150gで装着使用し，中心位咀嚼嚥下システムの構築を行い，効果的な機能的顎矯正装置として再認識した．すなわち弱い力（100～150g）のチンキャップを装着しながら食事をすると，臼歯部で安定した咀嚼運動と正しい嚥下システムが獲得しやすくなる．

　MFTによる舌挙上訓練と低位舌用リンガルアーチを併用することにより，潰瘍などを発症させずに効率よく安全に舌位および舌運動の改善が得られた．低位舌用リンガルアーチの主線および舌挙上用Wedge wireの調節により，舌位の挙上および突出防止が図られた．製作も可撤装置より簡単であり，マルチブラケット装置などとの併用も容易に可能である．さらに，固定式の低位舌用リンガルアーチの使用により，可撤式矯正装置より効率的に舌位および舌運動が改善し，安定した機能的咬合の獲得が得られた[5]（**図17**）．

７．まとめ

　低位舌の改善を試みることは，咀嚼，嚥下，発音，呼吸機能のキャッチアップであり，QOLの獲得です．生活者（患者）の生活に寄り添い，ともに歩み，健康支援を目指す成育歯科医療は，崇高な理念の下に，

卓越した観察力と診断能力をもち，十分な技と支援の心をもたなければ，生活者との共生は達せられないでしょう．矯正は共生なのです．

参考文献

1. Jhon Mew（著）．北總征男（監訳）．The Casuse and Cure of Malocclusion 不正咬合の原因と治療．東京：東京臨床出版，2017.
2. 柳澤宗光，他．機能的矯正装置による反対咬合者の治療に関する研究．日矯歯誌 1985；44：734.
3. 渡辺修．舌挙上による下顎骨への整形的効果と歯列弓の変化．Proc Bio Study Club 1999；13： 9‐20.
4. 里見優．機能的顎矯正装置の特徴と作用機序．小児歯科臨床 2011；16（3）：20‐33.
5. 氷室利彦（編著）．機能的矯正療法入門－臨床的意義と新しい視点－．低位舌．東京：東京臨床出版，2017；126‐131.

第4章 早期治療をその長期経過症例から考える

5 叢生＋過蓋咬合⇒上顎前突の発現症例
- その治療経過と長期予後について -

関崎和夫

1．はじめに

健全乳歯列から永久歯不正咬合となる発現率は，多くの歯科医師や一般の皆さんが思っているより高率で65.1％もあります．また，その不正咬合の41.0％が叢生で（図1），好発部位は上顎前歯が69.2％，下顎前歯が77.4％となっています（図2）．

不正咬合の多くは叢生であり，叢生治療とは，ほぼ前歯部叢生の解消であると言っても過言ではありません．叢生治療で問題になる事項としては，矯正をいつから始めたらよいのか，抜歯・非抜歯，歯列の拡大はすべきかどうかなどが挙げられます．この項では乳歯列完成期に重度叢生と上顎前突へと移行することが予測された症例について，初診から19年というその治療経過と動的治療後の長期予後について述べてみたいと思います．

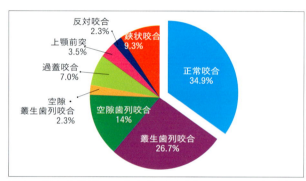

図1 健全乳歯列から永久歯不正咬合となるその発見率と種類．

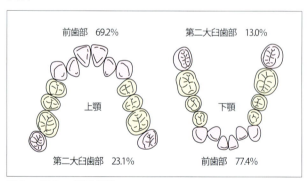

図2 叢生の好発部位．

2．症例

（1）症例の解説

患者は3歳7か月初診，う蝕治療希望で来院し，その後はう蝕予防で必ず半年ごとに来院しています．6歳0か月定期検診時，下顎右側乳中切歯と乳側切歯の癒合歯のため，初めてエックス線撮影をしたところ，下顎永久切歯4本すべてが確認されました（図3）．7歳6か月，下顎右側癒合歯の舌側に永久中切歯が萌出し（図4），母親が矯正治療を希望され，矯正検査を行いました．

問題点をしてリストアップしてみますと，
①過蓋咬合（図5）
②下顎右側乳中切歯と乳側切歯の癒合歯

178

5 叢生＋過蓋咬合⇒上顎前突の発現症例

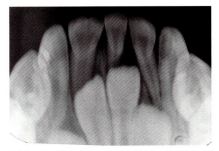

図3　6歳0か月定期検診時．下顎永久4切歯が確認された．

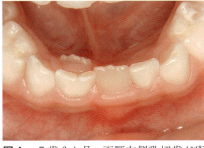

図4　7歳6か月．下顎右側乳切歯が癒合歯で舌側に永久中切歯が萌出してきた．

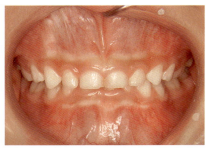

図5　過蓋咬合で下顎乳犬歯間が著しく狭く，下顎永久4切歯の萌出スペースはない．

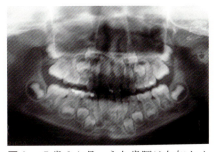

図6　7歳6か月．永久歯胚は欠如なくそろっていた．

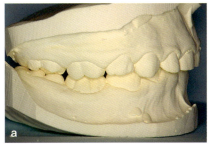

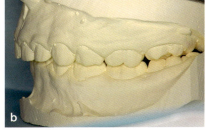

図7 a, b　ターミナルプレーンは軽度の遠心階段型．永久歯列にはアングルⅡ級の上顎前突に移行することが予測される．

	3 4 5 6 7 8 9 10 11 12 13 14 15 16 17 18 19 20 21 22
初診	3歳7か月
う蝕・歯周病予防	────────────────────────────────→
シュワルツの装置（下顎拡大）	3歳7か月 ──→ 8歳9か月
シュワルツの装置（上下顎拡大）	8歳9か月 ──→ 10歳8か月
咬合斜面板（1回目）	10歳8か月 ──→ 11歳3か月
咬合斜面板（1回目）＋ MFT	13歳0か月 ──→ 13歳6か月
保定装置	13歳0か月 ──→ 17歳3か月

シュワルツの装置
咬合斜面板

図8　治療経過一覧．

→乳犬歯間幅径が狭い
③ターミナルプレーン　遠心階段型（図7）
が挙げられます．これらの問題点から，
①②より下顎永久切歯の重度叢生
③よりアングルⅡ級不正咬合への移行
が予測され，現時点からの早期矯正治療が必要と診断しました．

（2）治療方針

1．下顎前歯部の重度叢生の解消
2．過蓋咬合の改善
3．アングルⅡ級不正咬合への移行防止

以上の治療方針を達成するため，歯列，とくに犬歯間幅径の成長発育の著しい切歯交換期に，成長に乗じて下顎拡大を先行し，4切歯の排列と過蓋咬合の改善を図り，その後，上顎拡大を行うことにしました．

アングルⅡ級不正咬合への移行防止は側方歯群交換期にリーウェイスペースを利用し，アングルⅠ級に改善する予定でした（図8）．

（3）治療経過

10歳8か月時には上下顎ともに叢生は改善しましたが上顎前突の傾向が出てきたため，咬合斜面板を利用し改善することになりました．さらに12歳11か月時，下唇の異常口唇圧も加わり下顎後退が生じ，上顎前突度が増したため，再度，咬合斜面板を利用し，口唇圧を弱めるためにMFTも併用しました（図8）．

17歳3か月時には下顎第二大臼歯まで完全萌出し，今後の過蓋咬合および上顎前突の再発に考慮し，下顎が少々前方移動した顎位で緊密な咬合を確立しました（図9〜13）．

179

第4章　早期治療をその長期経過症例から考える

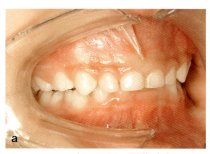 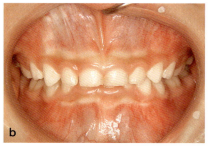 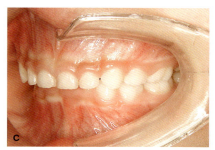

図9a〜c　7歳6か月．過蓋咬合でターミナルプレーンは軽度の遠心階段型．下顎切歯部の叢生が重度のため，シュワルツの装置を用い下顎のみの拡大を優先した．

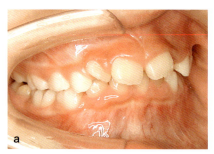 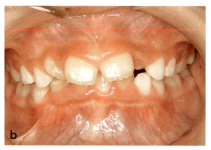 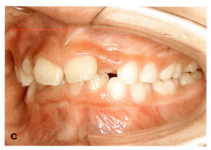

図10a〜c　8歳9か月．上顎側切歯萌出時．上顎側切歯が萌出しはじめ，上顎の歯列も乱れてきたため，上下顎にシュワルツの装置を装着し拡大を開始した．

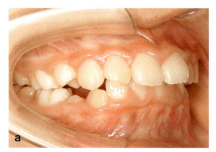 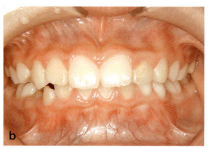 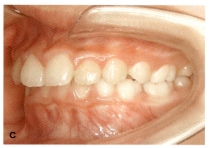

図11a〜c　10歳8か月．上下顎拡大終了時．上下顎の拡大がほぼ終了したが，当初より予測されていた上顎前突の傾向が現れ始めている．

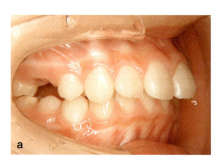 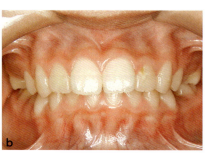 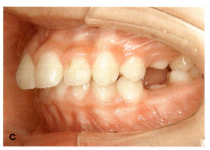

図12a〜c　12歳11か月．側方歯群交換期．上顎前突の傾向がさらに強くなったように見えるが，セファロ分析では下顎が後方位にあるため，咬合斜面板を用い下顎の前方移動を図った．

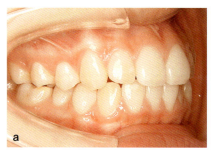 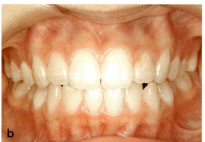 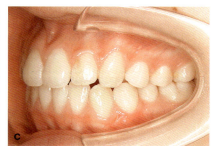

図13a〜c　17歳3か月．下顎第二大臼歯萌出完了時．下顎第二大臼歯まで完全萌出．今後の過蓋咬合および上顎前突の再発に考慮し，下顎が前方移動した顎位で緊密な咬合が確立できた．

5 叢生＋過蓋咬合⇒上顎前突の発現症例

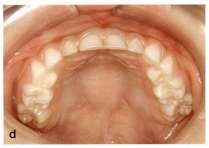
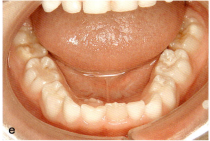
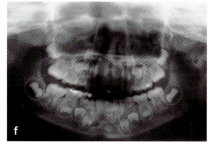

図9d, e　7歳6か月．$\overline{BA}$は癒合歯で，乳歯列時より犬歯間幅径が狭い．永久切歯は4歯そろっており，3切歯が並ぶスペースもない．

図9f　7歳5か月時．パノラマエックス線．

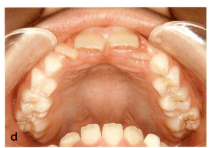
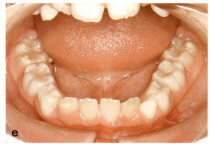
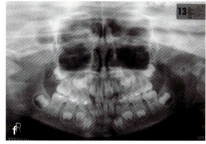

図10d, e　8歳9か月．上顎は両側側切歯萌出スペースが不足し，下顎右側犬歯の萌出スペースはまだ確保されていない．

図10f　8歳6か月時．パノラマエックス線．

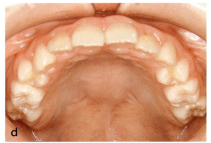
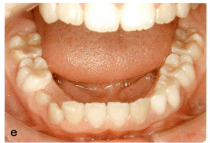
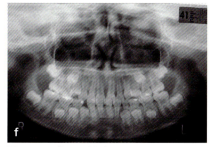

図11d, e　10歳8か月．上顎および下顎の永久前歯萌出スペースがほぼ確保された．側方歯群はリーウェイスペースを利用し，萌出を順次誘導させる．

図11f　10歳4か月時．パノラマエックス線．

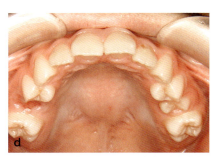
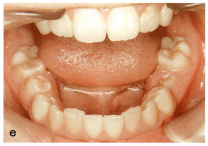
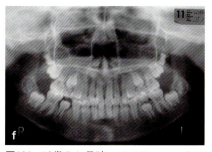

図12d, e　12歳11か月．側方歯群交換期は第二乳臼歯の脱落とともに第一大臼歯の近心移動が生じやすいためスペース確保に留意した．

図12f　12歳7か月時．パノラマエックス線．

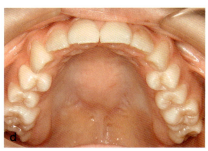
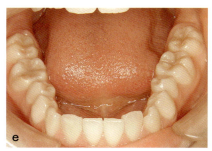
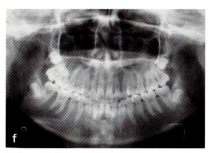

図13d, e　17歳3か月．7歳6か月時の下顎前歯部の叢生度および12歳11か月時の上顎前突（下顎後退）を考慮すると，第一小臼歯4本抜歯症例とも考えられた症例であったが非抜歯で永久歯列を誘導できた．

図13f　17歳3か月時．パノラマエックス線．

181

第4章　早期治療をその長期経過症例から考える

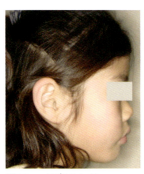
図14a　7歳6か月．

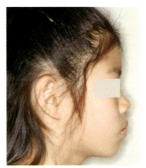
図14b　10歳8か月．

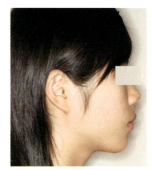
図14c　15歳0か月．

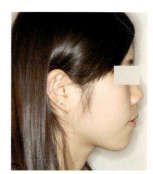
図14d　17歳3か月．

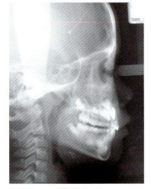
図15a　7歳6か月．

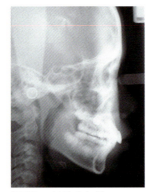
図15b　11歳6か月．

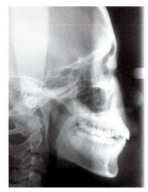
図15c　15歳0か月．

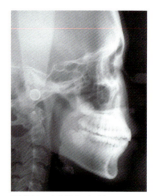
図15d　17歳3か月．

計測項目	11歳6か月	15歳0か月	17歳3か月
FMA	24.5	25.5	26.5
FMIA	55.0	55.0	56.5
IMPA	100.5	99.5	97.0
SNA	81.0	83.0	83.0
SNB	77.0	78.0	78.0
ANB	4.0	5.0	5.0
Y-axis	61.5	63.5	64.0
Gonial angle	122.5	120.5	120.0
U 1 to L 1	111.5	121.0	122.0

図16a　側方頭部エックス線規格写真分析．

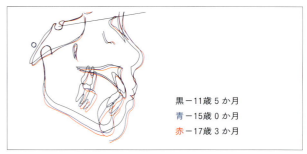

黒－11歳5か月
青－15歳0か月
赤－17歳3か月

図16b　側方頭部エックス線規格写真分析の重ね合わせ．

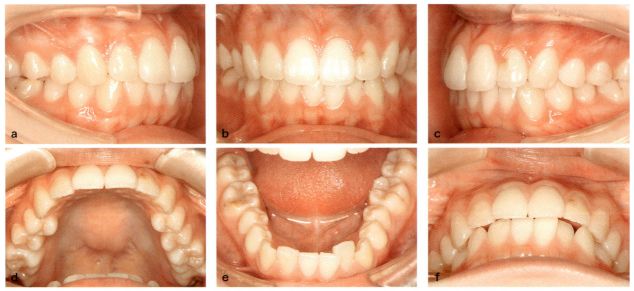

図17a～f　22歳5か月．初診より19年後，動的治療終了9年後．保定装置除去後5年．下顎左側側切歯が舌側に傾斜し，叢生が発現している．現在妊娠中のため顔写真およびエックス線撮影は不可であった．

5 叢生＋過蓋咬合⇒上顎前突の発現症例

▶▶**下顎歯列弓幅径の変化**

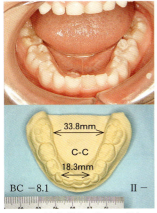
図18a 拡大前（7歳6か月）.

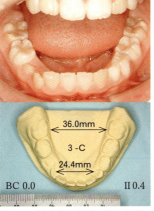
図18b 拡大終了時（10歳8か月）.

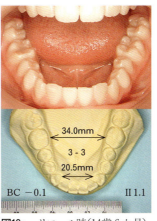
図18c リコール時（14歳6か月）.

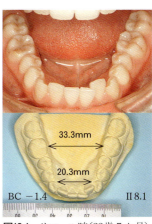
図18d リコール時（22歳7か月）.

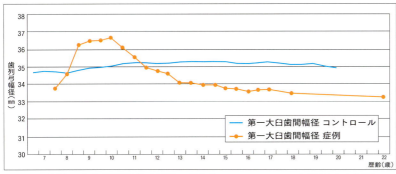
図19 下顎第一大臼歯間歯列弓幅径の変化（＊コントロールは文献2）より引用．

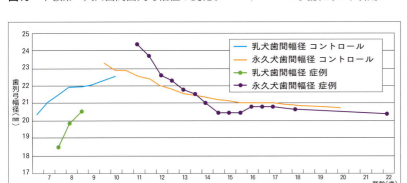
図20 下顎犬歯間歯列弓幅径の変化（＊コントロールは文献2）より引用．

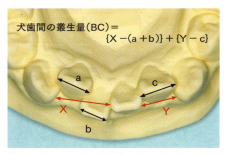
図21 犬歯間の叢生量（BC）の求め方．犬歯間の叢生量（BC）＝〔利用できる空隙〕－〔歯冠幅径〕＝〔実際に使用できる空隙〕．

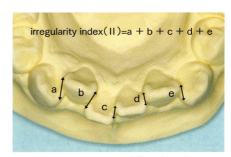
図22 Irregularity index（II）の求め方．Contact point から隣接する contact point までの直線距離を5か所（a〜e）計測し合計した数値．3.5mm 未満：minimal，3.5〜6.5mm：moderate，6.5mm 超：severe．

（3）長期経過

【顔貌写真】（図14）

側貌写真は10歳8か月くらいから出現した下口唇の異常緊張も15歳0か月には消失し，上顎前突も下顎後退も認められませんでした．また，歯列拡大で生じやすい上下顎前突も認められませんでした．

【側方頭部エックス線規格写真】（図15，16）

側方頭部エックス線規格分析数値もほぼ正常範囲でした．上顎よりも下顎の前方成長が認められ，オーバーバイト，オーバージェットはともに減少し，過蓋咬合が解消され，それにともなう下顎角の開大もほとんどありませんでした．

【歯列弓幅径】（図18〜20）

第一大臼歯歯列弓幅径および犬歯間歯列弓幅径は歯列拡大前にはコントロール値より低い値を示していました．歯列の拡大により，ともにコントロール値を超え，拡大を終了した10歳8か月には最大値となりました．その後は順次減少し，第一大臼歯歯列弓幅径はコントロール値より1.6mmほど低い値となりましたが，犬歯間歯列弓幅径はほぼコントロール値と同じラインをほぼ保っていました．

第4章　早期治療をその長期経過症例から考える

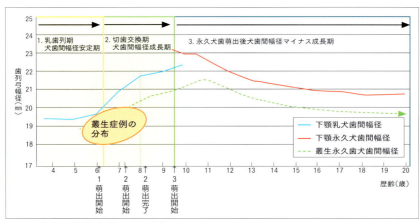

図23　歯列と叢生歯列の成長曲線.

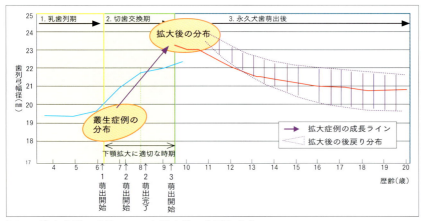

図24　拡大症例の成長ラインと拡大後の後戻り分布.

図23, 24　下顎歯列の成長において，切歯交換期前期，正常歯列に比較し乳犬歯間の発育量の少ないものは，たとえ乳犬歯間の成長発育がもっとも旺盛な切歯交換期においても，正常咬合の成長量を超え成長することはなく平行線のまま，その成長は正常値に追いつくことはなく，切歯部の叢生や臼歯部の狭窄傾向を残し側方歯群交換期に，そして永久歯列期に移行していくと推測している（図23）．また，叢生症例のほとんどの症例は下顎犬歯間幅径が正常値より小さく，町田らの研究による正常成長曲線の下方に分布している．よって，叢生はできるだけ早期に正常成長曲線にもっていくための治療，すなわち犬歯萌出前の切歯交換期における歯列弓拡大が一番重要であり，拡大後たとえ後戻りが生じても，その正常成長曲線に近く分布し，歯列をほぼ正常に保つことができると考えている（図24）．

【Broken contact point 変法：犬歯間の叢生量（BC）】（図18, 21）

　歯列を拡大する前の7歳6か月では－8.1mmでしたが，10歳8か月，14歳6か月にはBCはほぼなくなり，歯列はきれいに整列していました．しかし，22歳5か月においては－1.4mmとなり，下顎左側側切歯が舌側傾斜していました．

【irregularity index：叢生指数（II）】（図18, 22）

　10歳8か月には0.4mm，14歳6か月には1.1mmとIIは3.5mm以下で叢生指数は軽微でしたが，22歳5か月においては8.1mmとなり重度の叢生となっていました．

（4）考察

　今回提示した症例は7歳6か月時点においては，過蓋咬合＋下顎右側乳中切歯と乳側切歯の癒合歯⇒乳犬歯間幅径が著しく狭く，それに加えターミナルプレーン遠心階段型でアングルⅡ級不正咬合への移行が予測されました．しかし，17歳3か月，下顎第

二大臼歯萌出完了時には正常咬合へと咬合誘導することができました．

　この最大の要因は，切歯交換期という犬歯間歯列弓幅径の成長が著しい時期に下顎拡大を行ったこと，上下顎拡大を行ったが，側方拡大を主に行ったため上下顎前歯のフレアーアウトを起こさなかったこと，咬合斜面板による機能矯正やMFTにより下顎後退による上顎前突も回避できたことが大変大きかったと思っています．

　本症例を混合歯列後期から永久歯列完成期まで待って矯正治療をした場合，7歳6か月時点からある癒合歯による下顎切歯部の萌出スペース不足は過蓋咬合も加わり，さらに重度の叢生を引き起こしていたと考えられます．またターミナルプレーン遠心階段型でアングルⅡ級不正咬合への移行が予測されていましたが，12歳11か月に発現した口唇の異常緊張も加わり，下顎後退による上顎前突は避けることはできなかったと予測されます．

　よって，混合歯列後期から永久歯列完成期からの

▶▶下顎切歯部の叢生再発の要因

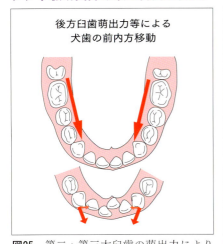
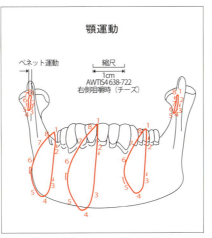
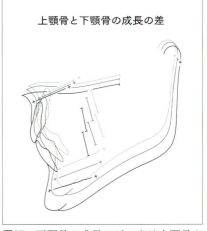

図25　第二・第三大臼歯の萌出力により前方臼歯および犬歯が前方に押し出され、犬歯部で前内方のベクトルが生じ、犬歯間歯列弓幅径を縮小し、切歯部に叢生が生じる。ただし、第三大臼歯の萌出は前歯および小臼歯部の叢生に関与しないとの文献もある．

図26　咀嚼などの顎運動により下顎犬歯はつねに内側方への圧力を受けている。それらの力はすべて犬歯間歯列弓幅径を縮小させる力となり、切歯部に叢生を生じる要因となる．

図27　下顎骨の成長のピークは上顎骨より若干遅く、下顎歯列は上顎歯列の中に閉じ込められ、また、閉口運動や下顎前方運動時に切歯部にかかる力のベクトルは、舌側および内側方へ向かい、歯列長径および犬歯間歯列弓幅径を縮小させ、切歯部に叢生を生じる要因となる．

矯正治療を行った場合，第一小臼歯4本抜歯症例になったであろうと想定された症例でした．それを非抜歯で正常咬合に誘導できたことにおいて，本症例は早期治療が大変有効であったと思われます．

長期経過においては矯正動的治療終了9年後，保定装置除去後5年の22歳5か月も提示しています（図17）．

下顎左側側切歯が舌側転移しており，BC－1.4mm，II 8.1mmと叢生重度を示しています．また，上下顎小臼歯部に狭窄が認められます．その主な原因は17歳3か月のエックス線に存在する智歯の萌出力，咀嚼や顎運動による下顎犬歯の内方への圧力，上顎骨と下顎骨の成長の差異などが影響しているものと思われます（図25～27）．

患者は保定装置除去後も半年ごとに定期的に来院しておりましたが，この5年間に高校卒業や進学，結婚，妊娠と大変忙しかったため再矯正をすることができず，このような状態になっています．

しかし，再矯正するとしてもBC－1.4mmとスペース不足はわずかなため，隣接歯コンタクトポイントのスライシングとMTMで犬歯間幅径もわずかな増加で矯正できると考えています．

3．まとめ

今回の症例においてマルチブラケットはまったく使用していません．しかし，このようにできる症例は稀で3割もありません．床矯正装置だけでどんな症例でも床矯正装置という単一の方法で対処し，すべて非抜歯では不可能です．思ったような歯の移動ができないことは多々あり，調整は意外に難しく熟練を要します．床矯正装置で矯正をはじめ，治療途中でその方法に限界があった場合，必ずマルチブラケット法や機能矯正や他の方法で対処できるように，矯正技量の蓄積または矯正専門医との緊密な連携治療を忘れないでいただきたいと願っております．

参考文献

1. 町田幸雄．乳歯列期から始めよう咬合誘導．第1版．東京：一世出版，2006．
2. 町田幸雄．交換期を上手に利用した咬合誘導．第1版．東京：一世出版，2011．
3. 町田幸雄，関崎和夫（編著）．一般臨床医が手がける乳歯列期から目指す"永久歯列期正常咬合"獲得への道．東京：ヒョーロン・パブリッシャーズ，2015；64-79．
4. 関崎和夫．GPのための咬合誘導　効果的な歯列拡大と床矯正の限界．東京：クインテッセンス出版，2014．
5. 関崎和夫．これから咬合誘導を始める先生へ　これでわかる！　各種矯正装置の特徴と使い方－顎顔面歯列の成長発育を利用した咬合誘導．日本歯科評論　2016；76(1)：83-91．

第4章　早期治療をその長期経過症例から考える

⑥ 叢生の早期治療：
その意義と長期経過

髙橋喜見子

1. はじめに

　叢生はもっとも身近な不正咬合です．乳歯がきれいに並んでいたのに下顎中切歯が舌側に萌出し，保護者が気づいて受診するのが典型的なパターンでしょう．乳歯列で空隙がない状態で切歯交換に移行すれば萌出余地が不足することは当然であり，この時期に叢生が生じるのは乳歯列期からの問題であることがわかります．ここに早期治療の介入の余地があるとされて，乳歯列期から拡大治療を行うという考え方があります[1]．

　一方，下顎前歯の叢生治療の長期的な予後については悲観的な報告が多いことも知られています．とくに，下顎犬歯間距離と歯列弓長径は長期的に減少傾向にあり，矯正治療後においても下顎前歯の叢生は再発しやすいため[2,3]，保定装置の長期使用が行われています．このように叢生は身近な不正咬合ですが，早期治療に関してはいまだに結論が出ていない古くて新しい問題であるといえます．

2. 叢生の原因

　叢生の原因は，基本的には歯幅と顎骨・歯槽骨の大きさの兼ね合いによるスペース不足です．口腔機能が顎口腔系の発育を助長するという理論によれば，咀嚼・嚥下・呼吸といった基本的な機能の異常は歯槽骨や歯列弓の発育に影響を及ぼし，叢生の原因となります[4]．たとえば呼吸に問題がある場合は頭位が前方位となり，上顎が狭窄すると同時に下顎が後方回転する傾向と歯列弓が短小となり叢生となることから，早期に重度の叢生が認められる場合には，耳鼻科的な問題の検討が重要であると述べられています[5]．また，歯の位置，歯列の形態は周囲組織の

バランスにより決まるという理論があります[6]．それによると舌の位置や頬・口唇の緊張などの要素が叢生発現の要素となると考えられています．**図1**では，口腔周囲筋の強い緊張と舌小帯強直症により，上下顎歯列が狭窄して叢生が生じたと推測されました．

　また叢生は種々の不正咬合に随伴します．過蓋咬合をともなう上顎前突症例では下顎が前方回転し，下顎前歯にしばしば重度の叢生が見られます．**図2**は過蓋咬合にともない下顎切歯萌出余地が不足し，右側側切歯が舌側転位した例です．前歯の咬合接触が困難な過蓋咬合を放置することにより，下顎歯列

6 叢生の早期治療：その意義と長期経過

▶▶叢生を生じるさまざまな要因

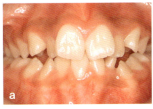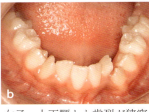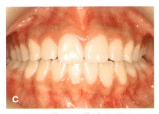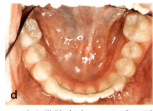

図1a, b　初診時，12歳1か月，女子．上下顎とも歯列が狭窄し，下顎は著しい叢生を呈している．舌小帯強直症のため舌の可動範囲が狭く挙上困難である．舌小帯強直が叢生の原因と考えられたため小帯切除術を行い，直後からMFTを開始した．拡大床装置による側方拡大の後マルチブラケットに移行し，非抜歯で排列を行った．
図1c, d　動的治療終了時17歳7か月．捻転していた下顎左側側切歯歯肉には軽度の退縮が見られる．

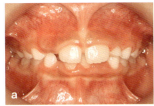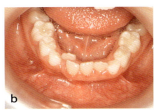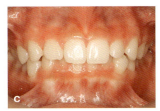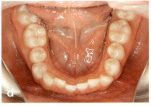

図2a, b　初診時，8歳5か月，女子．骨格性上顎前突症であり，過蓋咬合と下顎叢生および下顎右側偏位が認められた．上下顎側方拡大により前歯排列余地を獲得した後，バイオネーターを使用して咬合挙上と下顎偏位の改善を行った．
図2c, d　15歳4か月．バイオネーター終了後1年6か月経過し，下顎偏位と過蓋咬合は改善されている．下顎の成長発育期に機能的矯正装置を使用して垂直的な発育を促し，適切な咬合接触を与えることが叢生の重症化を防ぐと考えられる．

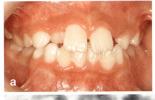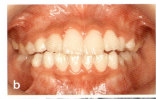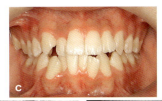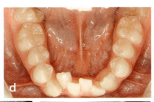

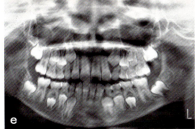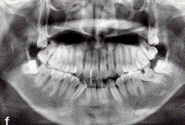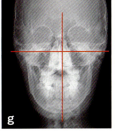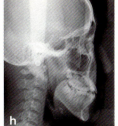

図3a　初診時，8歳7か月，男子．上顎側切歯の萌出余地獲得と下顎前歯叢生緩和のために側方拡大を行った．
図3b, e　1期治療終了時，9歳9か月．
図3c, d, f〜h　16歳5か月．経過観察中に下顎の前下方への変化と右側偏位が生じると同時に，左側第二・第三大臼歯が近心傾斜し，下顎前歯の著しい叢生を生じた．ハイアングル症例でポステリアディスクレパンシーの影響が考えられる．

はより縮小し叢生が重症化するので，思春期性成長を利用して垂直性の発育を促し，咬合高径を管理することは叢生の重症化を防ぐことにつながると考えられます．

反対に，歯性の上下顎前突症や開咬で叢生はあまり見られません．叢生はいわば機能的・構造的な問題の表現型であり，根幹の問題が解消されなければ再発は当然といえます．図3の症例は上顎側切歯萌出期に側方拡大して萌出余地を獲得しましたが，思春期性成長により著しい前下方成長と下顎の右側偏位が発現すると同時に，左側第二・第三大臼歯の近心傾斜をともなう前歯叢生となりました．下顎の変化によって下顎前歯は6.8°舌側傾斜し，叢生悪化の要因となっています．慢性的な口呼吸も一因と考えられますが，第三大臼歯の歯胚摘出の適応であった可能性も考えられます．叢生の早期治療は歯列の一時的な改善であり，永久歯列完成期の歯列咬合を担保するものではありません．叢生が成長発育の補償的変化としても生じること，歯列弓長径や幅径の短縮が生じる問題が背景にあることから，早期治療の結果が維持できない場合も多いのです．このように，叢生の早期治療は単なるスペース不足ととらえずに，機能と骨格を含めた総合的な診断のもとに検討することが重要です（図4）．

▶▶叢生を生じる背景と年齢による変化

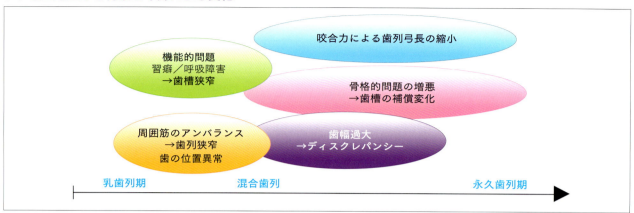

図4 叢生は歯と歯槽の大きさが調和しないことから生じると考えられているが，歯槽・歯列弓が縮小する原因に目を向けることも必要である．個々の症例に存在する叢生発現の要因への対処がなければ，治療結果の安定は困難であると考える．

3．叢生早期治療の根拠

　矯正学の分野において叢生の早期治療の根拠に関する文献は少ないのですが，混合歯列後期にリーウェイスペースを活用することで叢生を解消するのが非抜歯治療を行う場合に効果的であると述べられています[7]．
　一方，米国小児歯科学会の歯列咬合発達管理ガイドラインでは，叢生の早期対処について記載されています[8]．まず，総合的なスペースの分析と短・長期的な治療計画に基づいた乳犬歯の抜歯や，ホールディングアーチによる歯列弓長の管理による永久切歯萌出と自然排列のためのスペース獲得は検討の余地があるとされています．また，永久歯萌出直後の排列，拡大と歯列弓長の改善をなるべく早く検討することも勧められています．その理由として，萌出中の歯のセメント-エナメルジャンクションが歯槽突起の骨境界線を通過するまでは歯間水平線維が発達しないことが認められており，出齦直後の捻転の改善は歯間水平線維が定着する前の治療を意味し，排列後の切歯の長期的な安定性が向上し得ると記載されています．
　また，捻転歯では機能的な咬合接触が不足することから，咬合の調和と顎関節に影響があると述べられていますが，捻転歯のみならず転位歯は咬合全体に影響を与えます．
　舌側転位した上顎側切歯は早期接触による機能的な下顎偏位を生じ，補償的変化によって咬合の左右差が現れ，顎関節に問題を生じる一因となります．そして転位歯は挺出するため治療の際には圧下を必要としますが，移動距離が大きくプロセスが多くなるほど歯根吸収や歯髄の失活，歯肉退縮などが生じる頻度が高くなり，歯の寿命に影響を与えます．本格治療での難易度は，治療が複雑になるほど高くなり，患者の負担も大きくなります（図5，6）．したがって，2期治療を行うとしてもシンプルで定型的な治療で治療期間を短縮し，為害作用を少なくすることも早期治療を行う大きなメリットであると考えます．そのような問題を防ぐことができるのであれば，早期治療の十分な根拠となるでしょう（図7）．

4．叢生早期治療の功罪

　叢生早期治療の利点は次のように考えられます．
①歯槽骨の発育量が大きく，拡大効果が得やすい．
②異常が目につきやすく，治療に対するモチベーションが高い．

6 叢生の早期治療：その意義と長期経過

▶▶矯正治療後に歯肉退縮を生じた症例

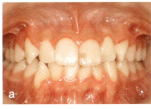 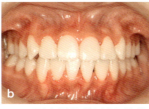 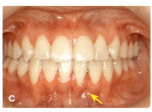 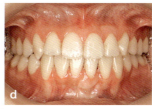

図5a 初診時，14歳9か月，女子．下顎右側歯列を遠心移動して前歯部叢生の治療を非抜歯で行った．
図5b 動的治療終了時，17歳9か月．
図5c 20歳3か月．捻転していた下顎左側中切歯の唇側歯肉が治療終了後に退縮を生じ，歯肉移植術の適用となった．
図5d 25歳6か月．保定治療を継続しており，歯列咬合と歯肉の状態は安定している．

▶▶矯正治療後に歯根吸収を生じた成人症例

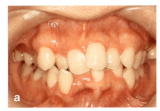 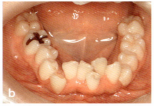 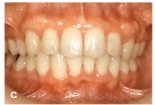 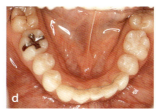

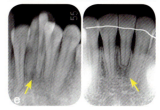

図6a，b 初診時，31歳5か月．叢生を主訴に受診．唇側転位した下顎左側中切歯はう蝕が歯肉縁下まで達し，歯周炎も認められた．上顎両側・下顎左側第一小臼歯および下顎左側中切歯を抜歯して叢生の改善を行ったが，前歯被蓋がきわめて深く，正中過剰歯の埋伏や左側第二大臼歯の鋏状咬合もあり，長期間を要する治療となった．
図6c，d 動的治療終了時，35歳3か月．
図6e 治療後のデンタルエックス線を比較すると下顎右側中切歯に歯根吸収を認め，歯根が近接し，歯槽骨レベルの低下がみられる．今後も継続的なケアが必須と考えている．

▶▶切歯交換期に側方拡大を行って萌出余地を獲得した例

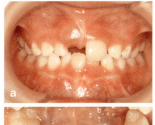 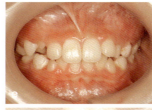 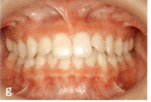

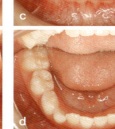 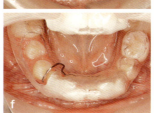 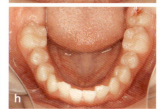

図7a，b 初診時，7歳9か月，女子．上顎右側中切歯萌出遅延を主訴に受診．上下顎側方拡大により切歯排列余地の獲得を行った．
図7c，d 10歳1か月．上下顎切歯が萌出し，拡大を終了した．拡大期間は1年11か月で下顎乳犬歯間距離は7.6mm増加した．
図7e，f e：10歳10か月，f：12歳3か月時．左右側とも下顎第二乳臼歯脱落後ただちに第一小臼歯を遠心移動した．
図7g，h 13歳0か月．1期治療前と同様の歯列弓形態になっているが，両側切歯遠心コンタクト間の距離は治療前と比較して6.2mm大きく，側方拡大の後戻りがあったが叢生は軽度にとどまっている．今後は思春期性の成長発育が収束するのを待って再評価を行い，第三大臼歯を含めて2期治療の必要性を検討する予定である．

③叢生の解消と同時に習癖の改善など機能的な問題に対処できる．
④リーウェイスペースの利用によるスペース不足の解消と1歯対2歯の咬合関係への誘導を行いやすい．
⑤歯の移動にともなう歯周組織の問題が生じにくい．
⑥転位歯による咬合への影響を防ぐ．
⑦永久歯が萌出する時期から口腔内環境を整え，う蝕・歯周病の予防に寄与する．

一方，次のような難点も考えられます．
①治療後の長期管理が必要である．
②叢生の再発，後戻りを生じやすい．

▶▶本人の意思により本格治療開始が成人期となった叢生症例

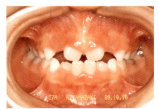
図8a　7歳8か月．

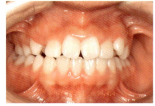
図8b　12歳1か月．

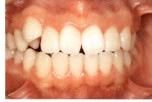
図8c　14歳7か月．

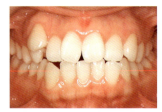
図8d　22歳9か月．

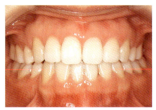
図8e　24歳10か月．

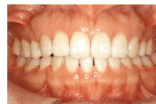
図8f　32歳1か月．

図8a〜f　上顎中切歯の反対咬合を主訴に来院したが側切歯の萌出までに自然治癒した．小臼歯萌出後，犬歯萌出スペースが不足して再来院．側方拡大，側方歯遠心移動後マルチブラケット治療を勧めるが，抵抗があり本人の意思にて14歳7か月以降観察としたところ，受診が途絶えた．22歳時に治療を希望して来院．上下顎左右第一小臼歯を抜歯して治療を行った．動的治療終了後7年．本人の希望により保定治療を継続している．

③混合歯列前期では確認できない要素による問題が生じる可能性がある（例：成長発育による変化や，後継永久歯の歯幅過大，第三大臼歯による問題など）．
④非抜歯治療に固執しやすくなり，その後の状況の変化に対応しにくくなる．

　叢生を早期に改善する根拠があるとしても，その時点では永久歯列完成時，もしくは思春期性成長収束時の状況を正確に予測するのは難しく，安定咬合を得るための2期治療を前提とするべきでしょう．

　実際には叢生が軽度にとどまると治療に対するモチベーションが低く，費用負担やマルチブラケットに対する抵抗感などもあって2期治療が見送られるケースも少なくありません．また，叢生の再発は少なくても上下顎前歯前突になる症例や歯列弓長を維持したため第三大臼歯が埋伏するなど，早期に治療を開始することの難しさもあります．トラブルを防ぐためにはあらゆる状況を想定し説明しておくこと

が必要です．早期治療後は管理が長期化して受診者側の精神的経済的な負担になるという見方もありますが，継続的なケアにより安心を与えることもできます．成人期までの長期的な治療計画を作成し，治療開始前に十分に説明したうえ承諾を得て治療を行うことと，その後も計画に修正を加えながら必要な介入を行うことが良好な咬合を得るばかりでなく，成人期でのカリエスフリー，ペリオフリーにつながると考えています．

　図8に示した症例の経過を俯瞰的に見ると，本人の意思と術者の考えが合わず，計画どおりには進みませんでした．それでも気づけば初診から28年経つ現在，安定した歯列咬合と良好な口腔内環境を維持しています．臨床は教科書どおりにはいきません．心理的な面も含めて症例ごとに判断することの大切さを教えられます．

5．叢生治療の長期経過

　ここで混合歯列期に治療を開始した症例の長期経過を供覧し，治療，成長，加齢のなかでどのような変化が生じているのかを考察します（図9〜15）．

（1）症例概要

　初診時9歳2か月，女子．上下顎前歯の叢生と前歯前突を主訴として来院．問診では扁桃腺がよく腫れる，いびきをかく，歯ぎしりがあることがわかった．口腔内診査では上下顎歯歯列弓の狭窄と叢生が認められ，残存する乳歯には治療痕が多く，下顎左側乳犬歯脱落後のスペースはほとんどない．オーバージェット8.0mm，オーバーバイト4.5mmで，側面

6 叢生の早期治療：その意義と長期経過

▶▶ **混合歯列期に1期治療を行い，その後非抜歯にて2期治療を行った長期経過症例**

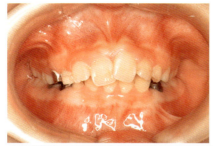
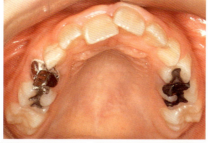
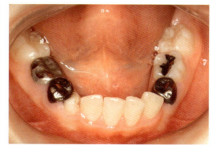
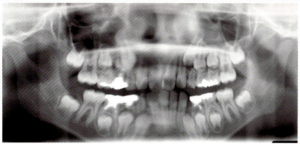
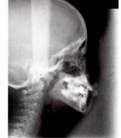
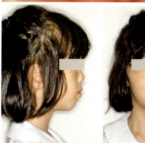
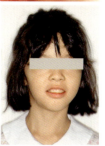

図9 初診時9歳2か月，女子．上下顎とも歯列が狭窄し叢生を呈している．ANBは2.9°と小さめの値であるが，下顎前歯の舌側傾斜によりオーバージェット過大となっている．そしてFMAが34.6°とハイアングル傾向であるにもかかわらず過蓋咬合を示す．乳歯には処置歯が多く，下顎左側乳犬歯は脱落しているが犬歯萌出余地がない．

計測値	Mean（SD）	9歳2か月
SNA	80.90（3.10）	77.1
SNB	76.20（2.80）	74.2
ANB	4.70	2.9
FMA	32.00（5.10）	34.6
IMPA	89.50（2.40）	74.8
U1-SN	102.80（5.50）	106.4

セファロ分析では上顎の後方位が認められ，FMAが34.6°と大きくANBは2.9と小さな値を示し，下顎前歯の舌側傾斜が認められた．萌出している永久歯の歯幅計測では歯幅は標準的だが，歯列弓幅径は狭窄を認めた．顔面写真では正面観においてオトガイの右側偏位が認められ，正面セファロ写真でも左右の非対称が認められた．

（2）1期治療

上顎前歯唇側傾斜と下顎前歯舌側傾斜および下顎犬歯萌出余地不足をともなう歯性上顎前突症と診断，過大なオーバージェットによる咬唇癖を防止することと，下顎左側犬歯萌出余地を獲得することを目的に1期治療を開始した．上顎拡大床装置による側方拡大と前歯舌側移動，下顎リンガルアーチによる歯列弓拡大と下顎前歯の唇側傾斜を行った．

治療開始1年6か月後，オーバージェットが改善され，下顎左側犬歯が萌出して1期治療終了の資料を採得した．

セファロ分析で治療前に比較して上顎前歯は7.8°舌側傾斜，下顎前歯は11.8°唇側傾斜を認めた．上下顎左右の第二乳臼歯が残存しており，装置を継続して観察に移行した．その後，11歳2か月時に装置を撤去した．経過観察中に数回下顎前歯がしみるという訴えがあったが器質的な問題は認められず，知覚過敏処置で対処した．

（3）2期治療

永久歯列が完成した16歳9か月時に資料を採得して，歯列咬合の確立を目標にマルチブラケット法で1年6か月間の2期治療を行った．18歳6か月時に2期治療終了時の資料を採得し，上顎クリアリテーナーと下顎前歯ボンディングリテーナーによる保定治療を開始したが，歯ぎしりによるクリアリテーナーの摩耗が激しいため，下顎の保定装置をスプリントに切り替えてブラキシズムの管理を兼ねることにした．以降，現在まで就寝時の下顎スプリント装着を継続している．2期治療終了から6年後，24歳6か月時に最終資料を採得した．

（4）考察

セファロ計測と重ね合わせでは主に下顎前歯の歯

▶▶初診時から2期治療終了6年後までの経過

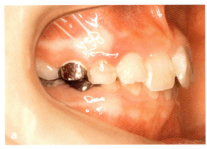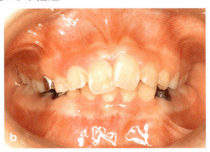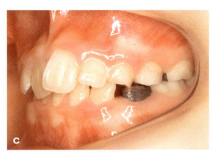

図10a〜g 9歳2か月．上顎拡大床装置と下顎リンガルアーチにより1期治療を行った．

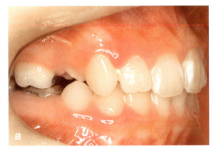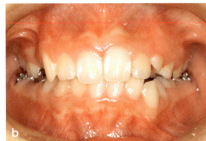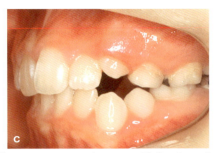

図11a〜g 10歳9か月，1期治療終了時．上顎前歯の舌側移動と下顎前歯の唇側移動によりオーバージェットが改善され，下顎左側犬歯萌出余地を獲得した．

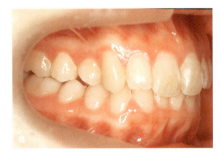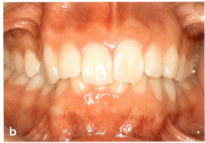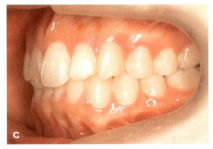

図12a〜g 15歳10か月．マルチブラケット法にて非抜歯による2期治療を開始することになった．咬合力の強い過蓋咬合であることから，非抜歯にて治療を行うこととした．

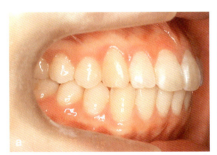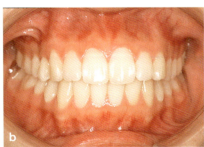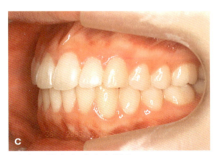

図13a〜g 18歳6か月，2期治療終了時．オーバージェット，オーバーバイトが適切となり，緊密な咬合を得た．

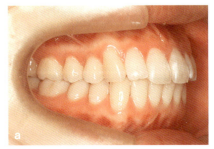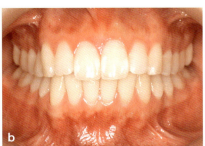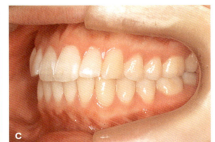

図14a〜g 24歳6か月，2期治療終了後6年経過．就寝時の歯ぎしりが強いため，スプリントを使用することとした．下顎両側第三大臼歯は水平埋伏であるため，抜歯を予定している．

6 叢生の早期治療：その意義と長期経過

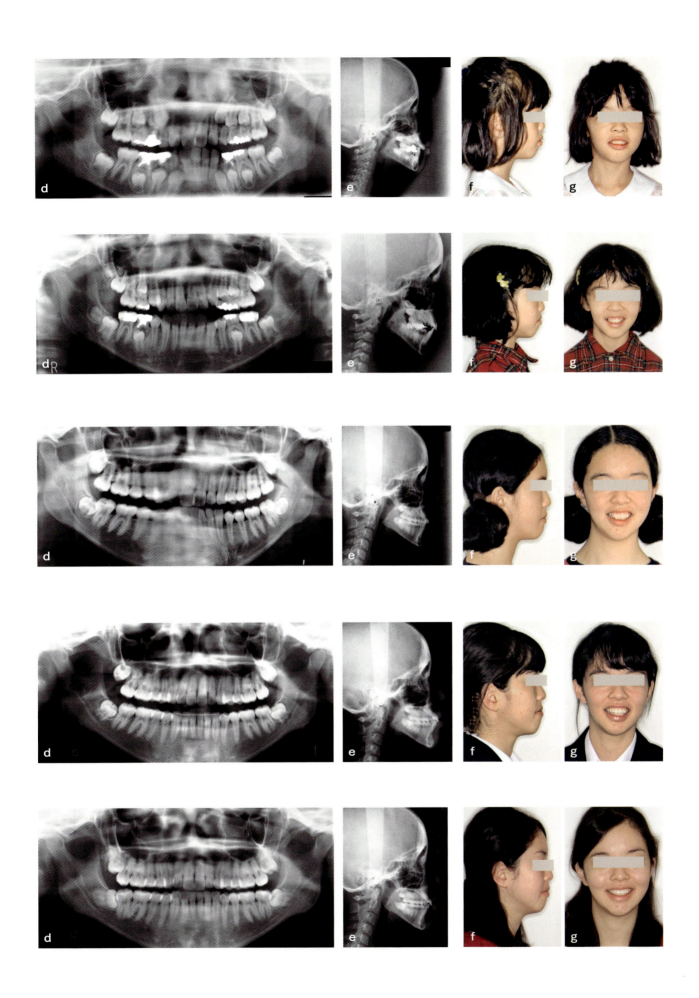

193

第4章 早期治療をその長期経過症例から考える

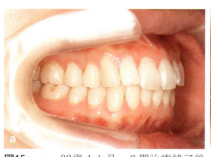
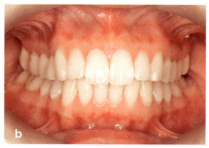
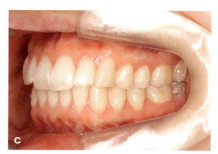

図15a〜c　32歳4か月．2期治療終了後，13年10か月経過．就寝時に下顎スプリントの使用と3か月ごとのメインテナンスを継続している．健全な歯・歯周組織とともに歯列・咬合が維持され，口腔内の状態は9歳の初診時とは大きく異なる．観察期間を含めて経過は長期にわたるが，早期治療の意義が感じられる．

▶▶セファロ計測値の変化

計測値	9歳2か月	10歳9か月	15歳10か月	18歳6か月	24歳6か月
ANB	2.9	2.8	2.8	2.3	2.2
FMA	34.6	34.9	35.4	35.3	35.5
IMPA	74.8	86.6	76.3	90.0	88.3
U1-SN	106.4	98.6	110.4	107.5	110.4

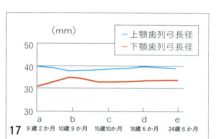

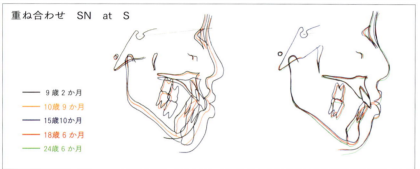

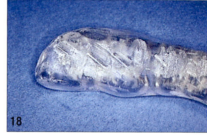

図16,17　セファロ計測値の変化と重ね合わせから，主に上下前歯の歯軸傾斜によって叢生と過蓋咬合の改善が行われていることが示された．さらに，歯列弓長径の変化を合わせてみると，歯列弓長径の獲得により叢生の改善が行われたことが明らかである．

図18　使用しているスプリントには強い擦過痕が刻まれており，ブラキシズムの強さがうかがえる．

軸傾斜の変化として認められた．歯列弓長径の変化を見ると，前歯歯軸の角度にともない歯列弓長径が増減していることがわかる．また，全期間を通じて側方拡大が奏功せず，上下顎歯列弓の幅径はほとんど変化していなかった（図16,17）．

この症例では下顎の就寝時スプリントのみで叢生が再発しないことから，治療後のブラキシズムの管理が叢生の再発防止に寄与していると考えられる．2期治療前に認められた下顎前歯の疼痛は外傷性咬合によるものと考えられる．使用しているスプリントには強い規則性のある摩耗が認められる（図18）．筆者の経験では重度叢生の症例で片側咬合癖やブラキシズムを認めることが多く，偏心的な咬合力の関与を推察している．

ブラキシズムと不正咬合の関与についての文献として3歳から6歳の小児を対象にした調査では，ブラキシズム保有者は第二乳臼歯関係で近心段階型と垂直型に有意な相関があると同時に，ブラキシズムと食片圧入，う蝕，歯痛，鋭縁な歯との関連も報告されている[9]．また青年期での報告では過蓋咬合とクレンチング，咬耗との相関が示されている[10]．

一方，ブラキシズムと咬合には相関がみられなかったという報告もある[11]．しかしながらブラキシズムにより歯の摩耗やアブフラクションが生じ，歯冠形態が変化して歯列弓の縮小とともに咬合高径の減少や歯軸の変化を生じる原因になる可能性は考えられる．顎関節にかかる負荷も大きく，関節頭の形態変化や成長発育に与える影響も懸念されるため，小児期からのブラキシズム管理に目を向けることが必要であると考えられた．

▶▶歯列咬合の発達に応じた叢生治療の流れ

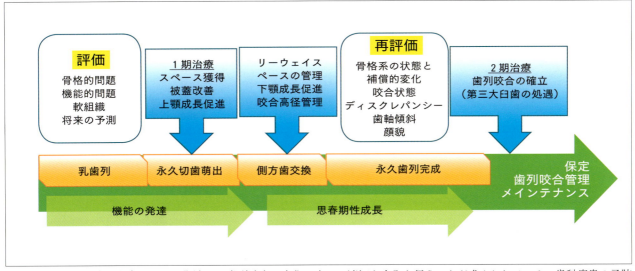

図19 顎口腔系の成長発育のなかで発達する歯列咬合の変化に応じて適切な介入を行うことが求められている．歯科疾患の予防を担う長期管理の一環として捉えるのが妥当ではないだろうか．

6．まとめ

　本稿では，叢生の成因とそれに基づく早期治療の意義と根拠を再考し，功罪について述べました．また症例の供覧により，それぞれの症例のもつ背景と叢生の発現について考察した結果，歯列弓の縮小を生じるさまざまな要素の存在が推測されました．

　ここに示したように叢生は個体の機能の表現型であり，いわば進行形の不正咬合であるともいえます．そのように考えると，叢生治療の結果を維持するのが困難であるのも道理であるように思えます．

　そうではあっても，永久歯が萌出する時期に捻転や転位を改善することが，健全な歯周組織の維持に寄与すること，咬合接触の異常を回避して咬合異常を防ぐことにつながるのであれば，早期治療の意義は大きいと考えてよいでしょう．図19に示すように，青年期までの長期的な計画のなかで考えるならば，健全な機能，歯周組織そしてより完成度の高い安全な矯正治療のためにも，叢生早期治療は有益であると言えます．

　叢生を安易に考えず，症例によって異なる背景を把握し，原因となる問題に適切に対処するチャンスを生かすための早期治療を提言したいと思います．

参考文献

1. 片瀬純，禹秀司，高橋力，神谷誠，大木淳子，島田昌也，藤中千恵美，國本洋志，平岡富美，中村雅子，鈴木倭子，島田朝晴．乳歯列を正しい永久歯咬合に導く「歯列育形成」2：歯列育形成の対象と標準経過態への経過．歯界展望 2005；105(4)：813-823．
2. O'Neill J. Long-term stability after orthodontic treatment remains inconclusive. Evid Based Dent 2007；8(3)：81-82.
3. Little RM, Wallen TR, Riedel RA. Stability and relapse of mandibular anterior alighnment-first premolar extraction cases treated by conventional edgewise orthodontics. Am J Orthod Dentofacial Orthop 1981；80：349-365.
4. Moss ML. The functional matrix hypothesis revisited. 1. The role of mechanotransduction. Am J Orthod Dentofacial Orthop 1997；112(1)：8-11.
5. Pirilä-Parkkinen K, Pirttiniemi P, Nieminen P, Tolonen U, Pelttari U, Löppönen H. Dental arch morphology in children with sleep-disordered breathing. EJO 2009；(31)：160-167.
6. Proffit WR. Equilibrium theory revisited：Factors influencing position of the tooth. Angle Orthod 1978；48(3)：175-186.
7. Gianelly AA. Crowding：timing of treatment. Angle Orthod 1994；64(6)：415-418.
8. Guideline on management of the developing dentition and occlusion in pediatric dentistry. Pediatr Dent 2016；38(6)：289-301.
9. Ghafournia M, Hajenourozali Tehrani M. Relationship between bruxism and malocclusion among preschool children in Isfahan. J Dent Res Dent Clin Dent Prospects 2012；6(4)：138-142.
10. Nilner M. Relationship between oral parafunctions and functional disturbances in the stomatognathic system in 7 to 14 year olds. Acta odontal scand 1983；41：167-172.
11. Demir A, Uysal T, Guray E, Basciftci FA. The relationship between bruxism and occlusal factors among seven-to 19-year-old Turkih children. Angle Orthod 2004；74(5)：672-676.

第4章　早期治療をその長期経過症例から考える

7 臼歯部交叉咬合の早期治療：その意義と長期経過

髙橋喜見子

1．臼歯部交叉咬合とは

　臼歯部交叉咬合は，通常は臼歯部被蓋関係において上顎が[1]咬頭頬側に位置し下顎を覆っていますが，その臼歯被蓋関係が逆の場合，すなわち上顎の歯が下顎の歯に対して舌側位にある咬合のことを言い[1]，

早期改善が推奨される不正咬合の1つとされています．本稿では小児期における臼歯部交叉咬合の診査，治療と早期治療の意義を検討し，長期経過症例を供覧したいと思います．

2．臼歯部交叉咬合の分類

　臼歯部交叉咬合は歯の位置異常・歯軸傾斜異常によるもの，下顎の著しい近心位により起こるもの，下顎の左右どちらかへの偏位により起こるもの，上顎骨あるいは下顎骨の非対称性の形態異常により起こるものに区別されますが[1]，主に骨格によるもの

と下顎の機能的偏位によるものになります．骨格性下顎前突症例では，上顎の劣成長から生じる狭窄歯列と下顎の前方位によって，片側性または両側性の臼歯部交叉咬合が認められることがあります．

3．診査

　臼歯部交叉咬合の診査では骨格的なものと機能的なものの鑑別が重要であるといえますが，現実には複数の要素が同時に存在します．適切な診査によって問題となる因子を明らかにすることが重要であると考えられます．

①問診：家族歴，耳鼻科疾患，習癖についてチェックします．呼吸障害によって生じる歯列弓の狭窄や不良姿勢，習癖による歪みなどが原因に数えられており[2,3]，矯正と並行して治療が必要になる可能性もあります．習癖については種類，期間，

7 臼歯部交叉咬合の早期治療：その意義と長期経過

▶▶ 臼歯部交叉咬合：治療までの流れ

問診	診査	診断	治療
家族歴 習癖 耳鼻科疾患 噛み癖	側面セファロ 正面セファロ 開閉口路診査 模型診査	骨格性 or 歯槽性 機能的下顎偏位の有無 上記の混在	上顎側方拡大 上顎前方牽引 機能的顎矯正装置 MFT

図1　臼歯部交叉咬合の治療までの流れ．

▶▶ 臼歯部交叉咬合の診査：機能的な問題と骨格的な問題例

図2a　上顎の狭窄と下顎の偏位による片側性臼歯部交叉咬合．咬爪癖がある．側方セファロエックス線写真では骨格的には上顎前突症であることがわかる．正面セファロエックス線写真で認める左右差は軽度である．

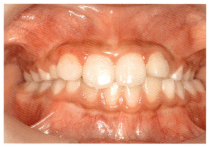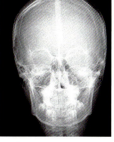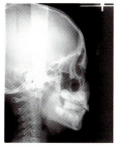

図2b　骨格性下顎前突症による両側性臼歯部交叉咬合．正面セファロエックス線写真で下顎右方偏位を認めるが，口腔内では両側に交叉咬合を認める．

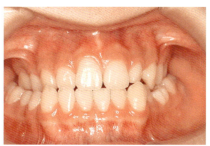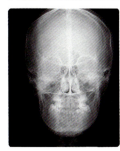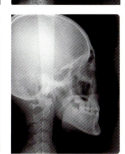

頻度について聞きます．噛み癖，片側咀嚼，食事の際の姿勢等も参考になります．

②**口腔内診査**：小児期では乳犬歯の早期接触によって下顎が誘導される症例が見られますが，乳犬歯の咬合調整を行うことで改善する可能性があることが報告されています[2]．機能的な問題の有無をチェックするには，注意深く開閉口路を観察し，下顎を誘導する干渉の有無について調べます．早期接触で外傷性咬合を生じている部位には歯肉の退縮が観察されることがあります．咬耗も診断の助けとなります．

③**エックス線診査**：骨格的な問題を調べるために，側面・正面エックス線規格写真（以下側面・正面セファロ）による診査が必須です．小児で精度の高い規格写真を撮影するのは難しいのですが，可能な限り撮影したいものです．上顎骨の劣成長が見られる場合は，上顎歯列弓が下顎に対して後方位にあるための側方的不調和が原因となります．正面セファロ写真では上下顎の対称性，位置関係，左右差について調べます．小児では骨格が小さく，差を認めにくいのですが，経過を比較するためにも左右の対称性について確認しておくことが重要です．また正面セファロ写真で上顎骨基底部の幅径と上顎臼歯部の歯軸傾斜を見て，交叉咬合の重篤度を判断します．骨の基底部が狭く歯軸が頬側傾斜している場合は代償が生じていることからより重篤な症例と捉えます．

④**模型診査**：模型では，歯列の対称性，歯槽基底の左右差を確認し，模型計測で歯列弓幅径，歯槽基底幅径の評価を行います．咬合採得の際に中心咬合位が定まらない症例では，習慣性咬合位を写真で記録し模型診査の参考にします．さらに咬耗を観察し，早期接触を調べます．

▶▶各種拡大装置の特徴

固定式

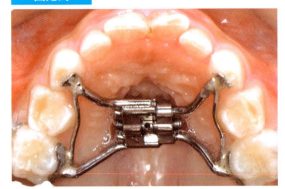

図3a　上顎急速拡大装置．間歇的な強い力により正中口蓋縫合を離開させて拡大する機序をもつ．拡大量が大きく短期間で確実な効果が期待できるが拡大方向が限定される．通常は1日に0.4mmずつ拡大する急速拡大を行うが回転頻度を少なくして用いる場合もある．

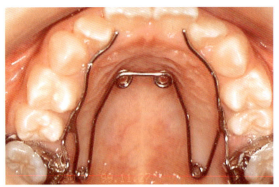

図3b　クワドヘリックス．歯列弓緩徐拡大装置．歯槽性の拡大効果もあり，正中口蓋縫合の離開もあるとされる．拡大方向がある程度調節可能だが舌の違和感が大きい．

可撤式

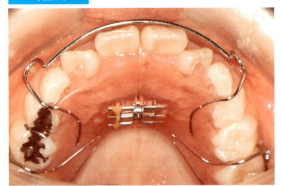

図3c　拡大床装置．正中部の拡大ネジの回転により歯列に対して間欠的に拡大力が働く．装置のアレンジが豊富で汎用されるが拡大量が少なめで歯軸傾斜を招きやすい．

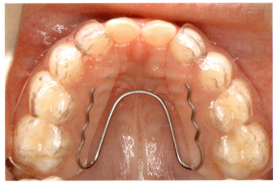

図3d　CLEA（クレア）．弾性のあるβチタンワイヤーの持続的な拡大力で歯槽性の緩徐拡大を行う．咬合面を被覆するので早期接触を排除して拡大を行うことができるが，側方歯の交換期では維持が難しい．

4．臼歯部交叉咬合の治療

　片側性臼歯部交叉咬合の治療時期と方法について，乳歯列の交叉咬合ではまず選択的削合で対応することが推奨され，それでも改善しなければ矯正装置の適用が望ましいと報告されています[5]．臼歯部交叉咬合の治療では主に上顎の側方拡大が行われます．
　混合歯列前期ではクワドヘリックス，拡大床，急速拡大装置は高い成功率を示すものの，どの方法がもっとも有効なのかについては強いエビデンスがないとされています[6]．したがって各装置の特徴と長所短所を理解して選択することが望まれます（図3）[7]．
　一般的には上顎の発育が見込める混合歯列前期での治療が，拡大効果が得やすいと考えられますが，臨床的には装置の適用条件を満たすことが開始時期の目安となります．骨格性下顎前突にともなう交叉咬合症例では上顎側方拡大と同時に前方牽引装置による上顎近心移動が推奨されており，上顎の成長が旺盛な10歳前後までに治療が開始されます．
　骨格的要因のある臼歯部交叉咬合症例では，成長発育の様相によって交叉咬合が再発する可能性もあります．骨格的な非対称は成長発育とともに増悪する傾向があり，早期治療の有効性とともに，2期治療の可能性を理解してもらうことが大切です（図4）．

▶▶臼歯部交叉咬合の治療時期と根拠

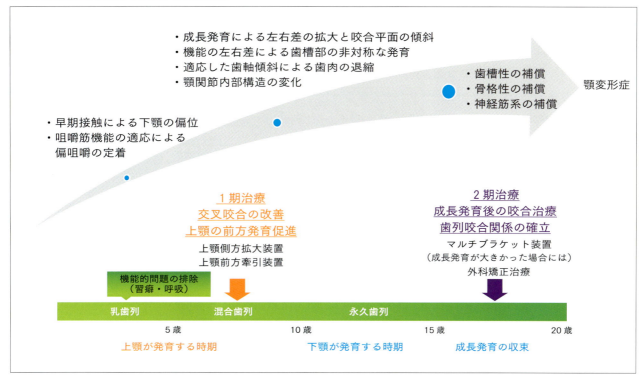

図4　交叉咬合が早期に解消されないまま成長発育が進むと三次元的な代償性・補償性変化を生じ，問題が複雑化すると考えられる（上図）．したがって，交叉咬合は思春期性成長の前に解消されることが望ましく早期治療が推奨されるが，成長量・方向には個体差があるので，思春期性成長収束後の治療が必要となる場合もある（下図）．

5．早期治療が推奨される根拠

　機能的な原因で生じている交叉咬合でも成長に従って上下顎骨の骨格形態の異常を生じることがあるため，将来の顎の変形，偏位を防止するうえで早めの対応が望まれるとされています[3]．また交叉咬合，平衡側の咬合干渉と顎関節症との関連が多数報告され，リスク要因となっています[4]．

　さらに，小児期では比較的容易に改善可能な交叉咬合も，年齢が進んで下顎偏位や骨格系の不調和が強くなると顎変形症となり外科的矯正治療の適応ともなります．臼歯部交叉咬合の早期改善は顎関節症の発症や不正咬合の重症化を防ぐという意味で，根拠のある治療であるといえるでしょう（図4）．

6．混合歯列前期で治療を行った臼歯部交叉咬合症例の長期経過

（1）症例概要

　初診時年齢7歳4か月，女子．左側臼歯部交叉咬合を主訴として来院．乳歯列時は反対咬合で，中切歯萌出後に臼歯部交叉咬合になった．家族歴はない．両側乳犬歯は反対咬合で，左側は第一大臼歯まで交叉咬合を認めた．上顎は狭窄し側切歯の萌出余地が不足しており，閉口時に乳犬歯の早期接触による下顎偏位を認めた．両側乳犬歯には強い咬耗が認められる．3歳時まではおしゃぶりをしていたが，初診時では舌など軟組織に異常は見られず，口腔習癖は見られなかった．正貌では頭位の左側傾斜が認められた．

　パノラマエックス線写真ではデンタルステージⅢ

▶▶ 初診時

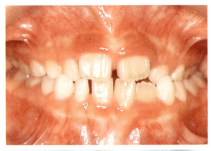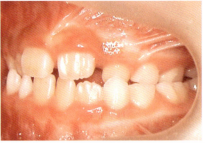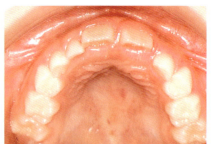

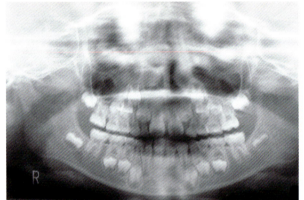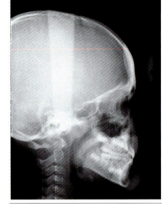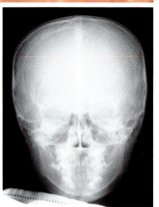

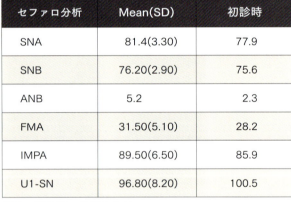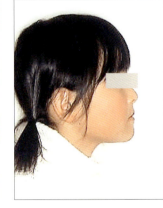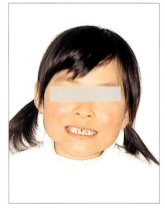

セファロ分析	Mean(SD)	初診時
SNA	81.4(3.30)	77.9
SNB	76.20(2.90)	75.6
ANB	5.2	2.3
FMA	31.50(5.10)	28.2
IMPA	89.50(6.50)	85.9
U1-SN	96.80(8.20)	100.5

図5 初診時．7歳4か月．

A期にあり，歯数の異常は認められないが犬歯・小臼歯の萌出余地不足が予測された．側面セファロ分析では上顎劣成長による下顎前突の傾向が認められた．正面セファロ写真では左右アンテゴニアルノッチの高さに差があり非対称が認められた．

模型分析からC-C間距離が22.4mm，E-E間距離が27.9mmと，辻野・町田らの報告を参照すると狭窄を示し，左側第一大臼歯が右側に比べてやや近心にあり，臼歯関係もⅡ級傾向を示した．

(2) 診断と治療計画

上顎劣成長による骨格性下顎前突傾向をともなう左側臼歯部交叉咬合と診断，臼歯部交叉咬合の改善と上顎前歯萌出余地の獲得を目標として1期治療を行うこととした．

(3) 治療経過

上顎CLEAを就寝時使用して側方拡大し，2か月後に臼歯部の被蓋は改善されたが，両側乳犬歯の被蓋改善にはその後さらに8か月を要した．とくに右側は下顎乳犬歯が唇側に転位し干渉が続いたため，数回に分けて咬合調整を行った．治療開始6か月後に右側，10か月時に左側側切歯がそれぞれ口蓋側に転位して萌出したため，装置にスプリングを付加して側方拡大を継続しながら側切歯の唇側移動を行った．前歯部の側方拡大と並行して上顎側切歯の唇側移動が行われ，治療開始1年4か月後にはすべての歯が正常被蓋となったため，1期治療終了時の資料

7 臼歯部交叉咬合の早期治療：その意義と長期経過

▶▶治療過程

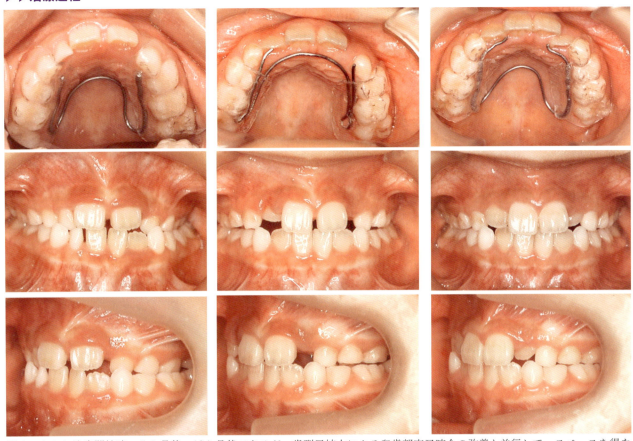

図6 左から治療開始時，6か月後，10か月後であるが，歯列弓拡大による臼歯部交叉咬合の改善と並行して，スペースを得ながら側切歯が萌出する過程が表れている．

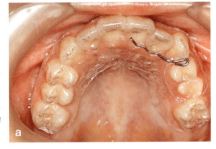
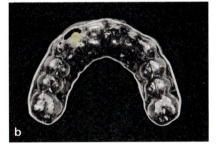

図7a リーウェイスペースを利用して第一小臼歯を遠心移動して犬歯のスペースを獲得した．
図7b 側切歯の唇側移動に用いたエシックス装置．左側側切歯部に唇側移動のためのレジン添加を行っている．

を採得した．

1期終了後もCLEAを保定装置として9か月間使用し，10歳6か月で装着を終了した．11歳9か月時左側犬歯が頬側転位して萌出したため，左側第二乳臼歯の脱落後スプリングを付加した可撤式装置を使用し，リーウェイスペースを利用して第一小臼歯を約2mm遠心へ移動した．これによって犬歯の排列スペースが得られ，左側臼歯部はほぼ1歯対2歯の咬合関係となった．その後，エシックス装置にレジンを付加することにより上顎右側側切歯の唇側移動を行い，排列を改善した．13歳2か月ですべての装置を終了した．

側面セファロの治療前後の重ね合わせで上下顎骨の発育と下顎下縁平面のわずかな開大が認められた．正面セファロ写真では下顎の対称性の改善が認められ，治療前後の模型分析より，動的処置前後で，乳犬歯間は7.8mm，第一大臼歯間は3mmの増加を認め，前歯部で大きな拡大量が得られたことがわかった．第二大臼歯が萌出し，成長発育が収束した18歳1か月時に資料を採得した．上顎側切歯の軽微な口蓋側転位が認められるものの咬合関係は安定しており，良好な結果と判断した．20歳となった現在もメインテナンスと経過観察を継続しているが，落ち着いた状態を維持している．上顎のみ第三大臼歯が存

第4章 早期治療をその長期経過症例から考える

▶▶ 1期治療終了時

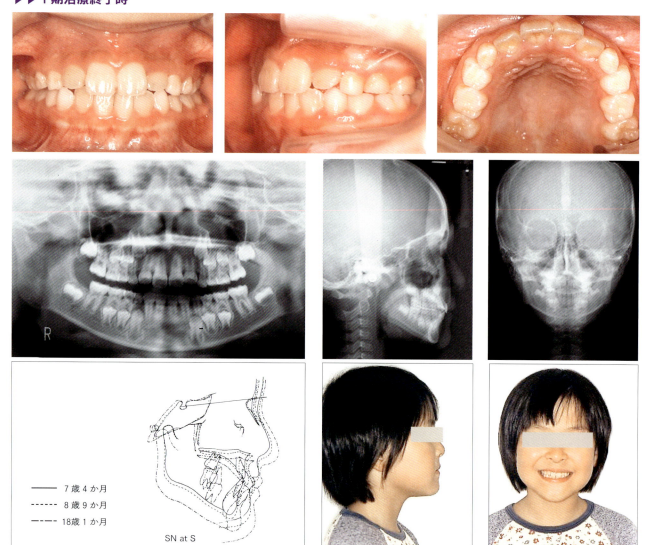

図8 1期治療終了時．8歳9か月．

在するため，萌出を待って抜歯する予定となっている．

（4）考察

咬合が安定した理由として，歯幅が標準的であったこと，治療後の上下顎骨の成長発育のバランスが良かったこと，下顎下縁平面角が小さく咬合が緊密になりやすいパターンであったことが挙げられる．さらに，交換期に犬歯・小臼歯咬合を I 級関係にできたことも咬合が安定した理由であると考えられる．臼歯部交叉咬合では，この症例のように早期治療のみで良好な結果が得られる場合もあるが，成長発育で増悪傾向を示す場合もある．初診時に予測が難しい要素があることを心得つつ，明確な目標をもって早期治療を行うことが肝要であると考える．

7．まとめ

交叉咬合は反対咬合と同様に成因によって様態が異なりますが，いずれにしても早期治療は必要であると考えられています．上顎が発育する時期に骨格的なディスクレパンシーを改善することや機能的な

▶▶ 永久歯列完成時

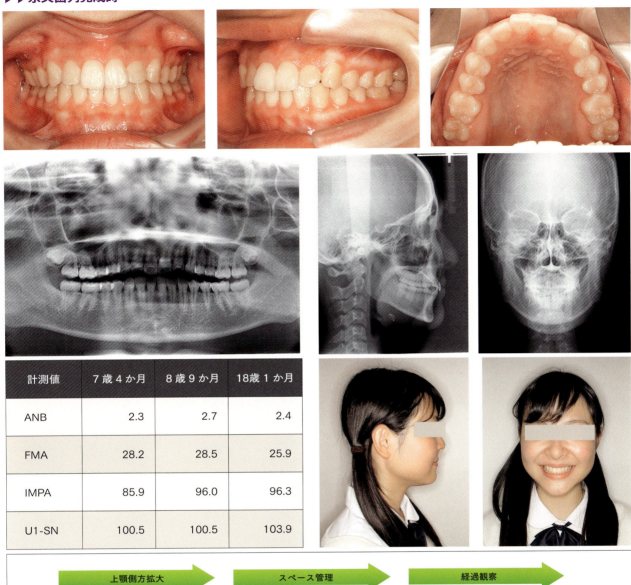

図9　永久歯列完成時．18歳1か月．

問題を排除することがその後の成長発育を良い方向へ導くのであれば，早期治療の意義は大きいと考えられます．今回供覧した症例のように，条件が良ければ短期間での介入で長期的な良い結果を得ることも可能です．そのためには適確な診断と適切なタイミングでの治療，そして思春期性成長が終了するまでの継続的なケアが重要であるといえるでしょう．小さなつまずきが大きな問題に発展することのないように，早期治療を活用していきたいと考えています．

参考文献

1. 栗原三郎（編）．イラストで覚える歯科矯正学．長野：MDU出版会，2006．
2. Diouf JS, Ngom PI, Sonko O, Diop-Bâ K, Badiane A, Diagne F. Influence of tonsillar grade on the dental arch measurements. Am J Orthod Dentofacial Orthop 2015；147(2)：214-220．
3. Pirttiniemi PM. Associations of mandibular and facial asymmetries-A review. Am J Orthod Dentofacial Orthop 1994；106(2)：191-200．
4. Jeffrey P. Okeson. Management of Temporomandibular Disorders and Occlusion, 7th Edition. St. Louis：Mosby, 2012：106-107．
5. Petrén S, Bondemark L, Söderfeldt B. A systematic review concerning early orthodontic treatment of unilateral posterior crossbite. Angle Orthod 2003；73(5)：588-596．
6. Agostino P, Ugolini A, Signori A, Silvestrini-Biavati A, Harrison JE, Riley P. Orthodontic treatment for posterior crossbites. Cochrane Database Syst Rev 2014 Aug 8；(8)：CD000979．
7. 町田幸雄（監修），関崎和夫，里見優（編著）．これでわかる！各種矯正装置の特徴と使い方．顎顔面歯列の成長発育を利用した咬合誘導．第一版．東京：ヒョーロン・パブリッシャーズ，2017．

第4章　早期治療をその長期経過症例から考える

8 骨格性開咬の長期経過

髙橋喜見子

1．はじめに

　開咬とは垂直的咬合関係の異常の1つで，上下の歯が数歯にわたって互いに接触できない状態を指し，大きく歯性と骨格性に分類され[1]，咀嚼機能障害，発音障害，口唇閉鎖不全による口呼吸などさまざまな機能障害の原因となります．開咬の早期治療を行うにあたっては，形態的な問題すなわち骨格の診査と機能的な問題の診査を十分に行うことが必須であると考えられます．習癖が原因となる歯性開咬では，習癖解消や習慣化された口腔周囲筋活動の結果とし

て生じる代償的な筋機能を改善するための MFT（口腔筋機能療法）が行われます[2]．一方，骨格的な問題が背景にある開咬症例でも機能的な問題を併発することが多いのですが，MFT による成果が上がりにくく，成長発育により増悪する傾向があることから長期管理を余儀なくされるケースもみられます．

　本稿では，そのような骨格性開咬について長期経過症例を供覧し，早期治療の意義を検討したいと思います．

2．骨格性開咬の早期治療

　骨格性開咬とは1969年に Sassouni が初めて使用した用語で，骨格的な要因により開咬を生じている垂直的不正咬合を指します．上下顎の前後的関係により標準型，下顎後退型，下顎前突型に分けられます[3]．骨格的な特徴として下顎角が開大し，下顎枝が短小で前顔面高に対して後顔面が小さく，下顔面高が大きい長顔の特徴があります（**図1**）．Sassouni は頭蓋の観察から咬筋と側頭筋の発育不全を示しています．このような骨格性開咬は矯正治療においては難症例と考えられ，外科矯正の適応も視野に入り

ます．

　骨格性開咬の早期治療についてはまだ議論のなかにあります．システマティックレビューでは永久歯列での矯正治療を有利にするための混合歯列期の治療は有効であるという報告も見られ，バーティカルチンキャップ，バイトブロック，咀嚼訓練，後方歯の近心移動や圧下，タングクリブ，MFT などが試みられていますが，その効果と長期的な安定性については科学的根拠が不十分であり，いまだ大きな課題であるといえます[4]．

▶▶骨格性開咬合の特徴

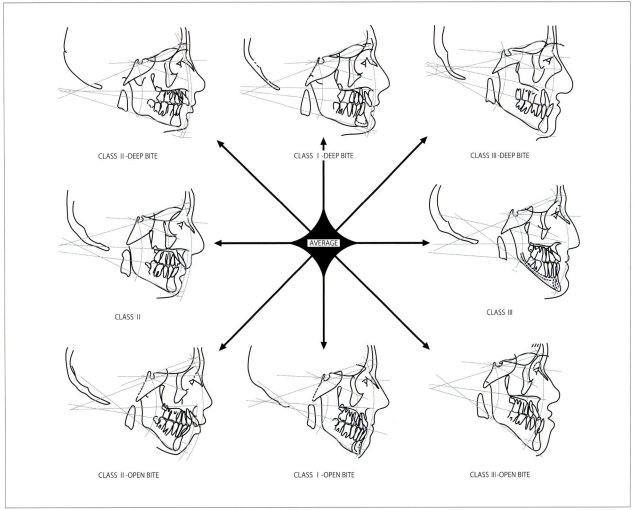

図1 Sassouni は骨格の水平的垂直的な要素により顔面のパターン分類を行った．これによる骨格性開咬の特徴が最下段に示されている（参考文献3より引用改変）．

3．混合歯列前期に受診した骨格性開咬症例の長期経過

　ここで混合歯列前期に受診した開咬症例について8歳から24歳までの治療記録を振り返り，この症例における早期治療の妥当性について検討を加えたいと思います．

（1）症例概要

　初診時8歳3か月，女子．学校健診で開咬を指摘され来院．家族歴として母親が反対咬合である．側貌は下顔面高が大きく，正貌では軽度の非対称が認められた．問診により口腔習癖はとくにないとされたが，口腔内所見では低位舌および嚥下時の舌突出癖を認める．乳犬歯・第一大臼歯関係から下顎近心咬合である．上唇小帯の強直によると考えられる正中離開を認め，上顎切歯は空隙歯列を示す．最大開口量は42mmで右側側方運動に制限が認められた．オーバーバイトは-1.2mmでオーバージェットは0.5mmであった．パノラマエックス線写真ではデンタルステージⅢA期にあり，歯数の異常は認められない．側面セファロ分析ではANB1.0と下顎前突を示し，代償的な上顎前歯の唇側傾斜と下顎前歯の舌側傾斜が認められた．Kimの分析からはAPDIが81.1（mean80.61），ODIが57.5（mean72.34）と骨格性開咬であることが示され，Kix indexは1.4であった．正面セファロ写真では軽度の鼻中隔湾曲とオト

第4章 早期治療をその長期経過症例から考える

▶▶初診時

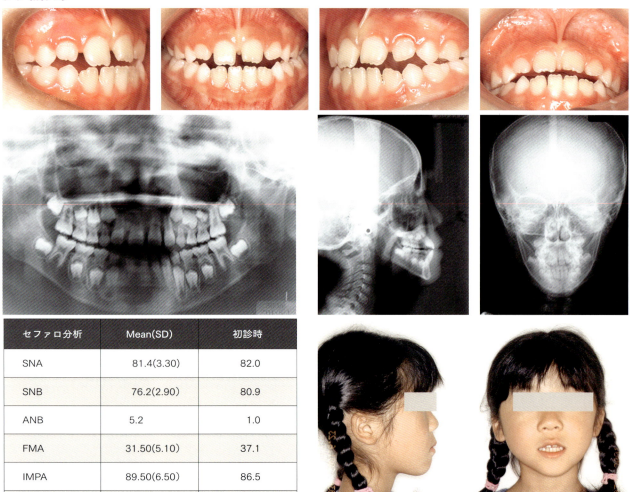

図2　初診時8歳3か月女子．学校健診で開咬を指摘された．叢生はなく，開咬の程度も軽いため大きな問題を感じにくいが，セファロ分析では骨格性開咬と下顎前突の傾向が示された．上下前歯の歯軸傾斜とオーバージェット量が機能的な問題による開咬との鑑別点になると考えられる．

ガイの右方偏位が認められた．模型分析から，萌出している永久歯の歯幅は基準値と比較して1s.d.小さめであることが示された．

(2)診断と治療計画

下顎前突をともなう骨格性開咬と診断，低位舌の改善を目的としたMFTと口腔衛生指導を目的に介入を開始し，骨格性の問題が大きいことから思春期性成長収束後に本格矯正治療を行うこととした．

(3)MFTと成長発育の経過

MFTは当初2週間ごとの来院で主に舌の挙上と嚥下の指導を行い，本人の協力も得られたが，オーバーバイトの大きな変化を得ることはできなかった．

咀嚼訓練としてガム噛みのトレーニング，嚥下のトレーニングを継続したところわずかにオーバーバイトはプラスになり，トレーニングが長期化したことにも配慮して，いったん経過観察を行うこととした．その後は3か月ごとにチェックを継続して，本人の自覚を促し続けたが，側方歯交換期に入り，再びオーバーバイトが減少したため，積極的なコントロールを開始するために11歳4か月時に資料を採得した．

8歳から11歳までの変化として上下顎の下方変化が認められ，FMAの増加により骨格性開咬の傾向が強くなった．さらに下顎の前方成長も大きく，通常考えられる思春期性成長発育よりも早い年齢で下顎の変化が認められた．

舌の挙上と嚥下時の舌突出は概ね改善されていた

8 骨格性開咬の長期経過

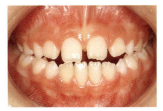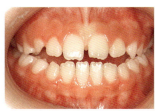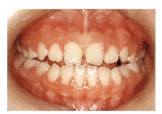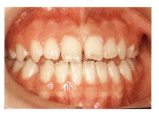

図3　左からMFT開始3か月後，1年3か月後，2年後，4年後の前歯部被蓋．垂直的被蓋の改善は少ないが，犬歯関係と臼歯部の頰舌的被蓋に改善が見られる．

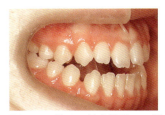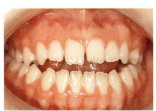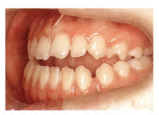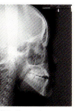

図4　15歳0か月来院時の口腔内とセファロ．下顎の著しい前下方成長とともに前歯部開咬の増悪を生じた．

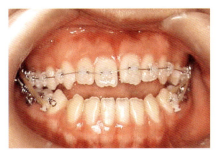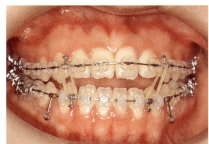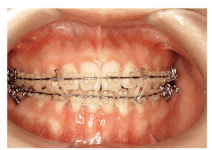

図5　2期治療の治療経過．エラスティックを終日使用できず，アンカースクリューが主たる固定源となった．

項目	8歳3か月	11歳4か月	13歳2か月	15歳0か月	18歳0か月	20歳8か月	24歳7か月
ANB	1.0	1.0	0.9	0.3	-0.5	-0.1	0.3
SN-MP	40.8	40.6	40.2	40.2	41.0	38.5	40.9
IMPA	86.5	80.7	79.6	78.6	76.3	73.3	72.3
U1-SN	108.8	108.8	113.2	113.2	114.5	106.1	119.5
APDI	81.1	81.9	84.8	84.7	86.2	86.2	85.7
ODI	57.5	58.0	58.2	52.9	51.2	52.0	54.6
Kix index	1.4	1.4	1.5	1.6	1.7	1.7	1.6
身長	124.3	143.0	148.0	150.0	150.0	150.0	150.0

図6　全期間のセファロ計測値の変化．ポリオンが不明瞭なためSN-MPで下顎下縁平面角の推移を比較した．

が，小臼歯萌出完了まで側方部への舌の陥入を防ぐことと，オーバージェットの改善を目的に，タングガードを付与したエシックス装置と上顎前方牽引併用のハイプルチンキャップを使用した．その後，や や被蓋が改善したためガム噛みによる咀嚼トレーニングを行うことを継続し，右側犬歯が咬合接触したことを受けて再評価の資料を13歳2か月時に採得し，装置装着を中止して観察に移行した（図3）．側方

第4章 早期治療をその長期経過症例から考える

▶▶初診時から24歳までの変化

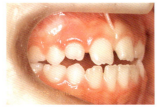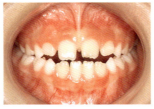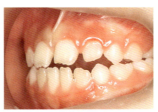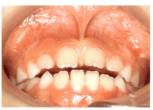

図7a 初診時，8歳3か月．マイナスのオーバージェット量は大きくないが，骨格的な要素の強い開咬と診断された．

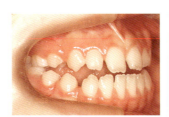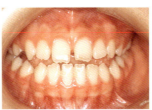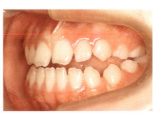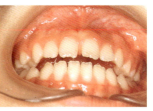

図7b 11歳4か月．MFTと咀嚼訓練を行ったが，下顎の垂直的変化が強く，成果が現れにくかった．

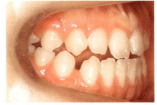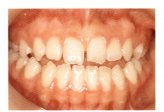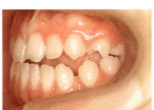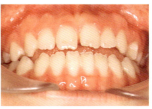

図7c 13歳2か月．一時的に使用したタングガードと上顎前方牽引付きハイプルチンキャップによって犬歯関係の改善は見られた．

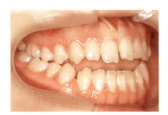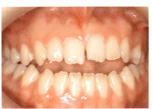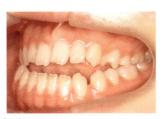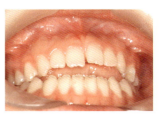

図7d 18歳0か月．舌の圧痕により，舌の前方突出癖の再発が推察される．

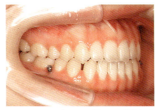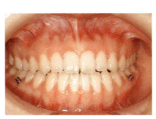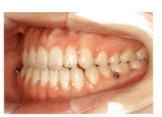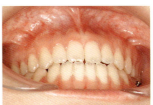

図7e 20歳8か月．2期治療終了時．装置撤去翌月からオーバーバイトは減少し下顎歯列にスペースを生じた．

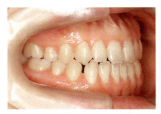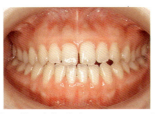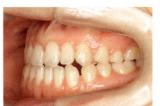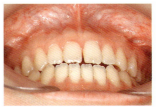

図7f 24歳7か月．2期治療終了後4年経過時．リテーナー終了．正中離開が再発した．舌と咀嚼に対する意識を確認し続けている．

8 骨格性開咬の長期経過

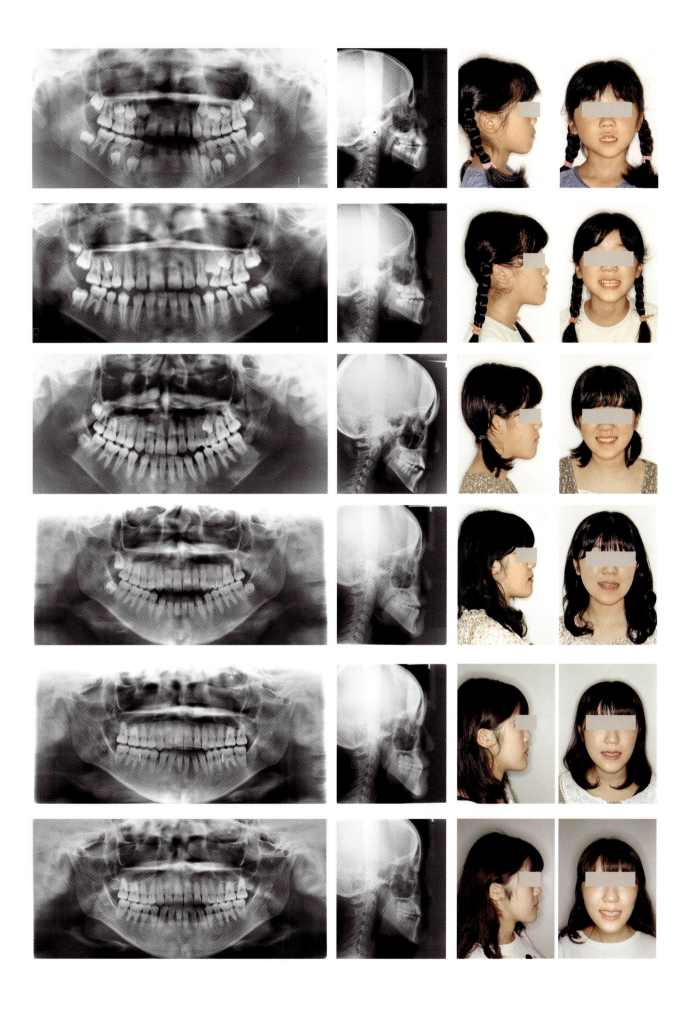

209

歯の交換に時間がかかり，14歳5か月時にようやく第一大臼歯までの永久歯が全部萌出した．その後，15歳の来院時に下顎の前下方成長が急激に進み，開咬が増悪する傾向が認められたため，外科矯正も視野に入れて下顎の変化が収まるまで観察を継続することになった（図4）．経時的に撮影したセファロでの下顎の変化が少なくなった18歳時に今後の方針を検討するための資料を採得した．

（4）2期治療の治療方針

大学進学が決定し，本人の治療に対する意思が調ったことから2期治療を開始することとなった．外科併用矯正治療と矯正単独治療の両者について検討を行った結果，本人が顔貌に不満はなく外科的治療には消極的であること，歯幅が小さく叢生がないこと，非対称はあるが軽度であること，歯性のコンペンセーションが強くないことなどを考慮して，非抜歯により矯正用アンカースクリューを併用したマルチブラケットシステムによる矯正単独治療で行うことと決定した．

（5）治療経過

矯正治療に先立って下顎両側第三大臼歯の抜歯を行った後，下顎両側第二小臼歯と第一大臼歯の間にアンカースクリューを植立した．その後，上顎フルブラケット，下顎は第一小臼歯から第二大臼歯に部分ブラケットを装着してアンカースクリューを固定源として下顎大臼歯の遠心移動を行った．移動開始5か月後に下顎前歯部にブラケットを装着，8か月後からゴムメタルワイヤーとエラスティックによる垂直的コントロールを開始したが，本人からアルバイトのためゴムは使用困難と訴えがあり，アンカースクリューを主たる固定源として下顎歯列の遠心移動，下顎臼歯部の圧下と咬合平面の平坦化を行った．本人と相談し，正中の一致を図るためのオブリークエラスティックを在宅時にのみ使用することとして治療を進めた（図5）．

装置装着開始2年経過時，十分なオーバーバイトが得られたため装置を撤去したが，その翌月から再びオーバーバイトの減少が認められたため，就寝時下顎歯列にエシックス装置を使用しアンカースクリューから垂直的にゴムを使用して下顎臼歯の挺出を防ぐことを試み，ガム咀嚼によるトレーニングを再開した．上顎前歯舌側に接着したボンディングリテーナーは3年経過後に撤去し，下顎切歯は舌側傾斜のためブラッシングが難しいため固定式のリテーナーは装着しなかった．その後，被蓋は浅いものの，変化が少なくなったことを受けて装置撤去4年後に再評価のための資料を採得した．全期間におけるセファロ分析値の変化を図6に示す．年齢とともにANBの減少とKix indexの増加が認められ，2期治療前後では下顎の前方回転と臼歯歯軸の遠心傾斜が認められたが，治療後4年では下顎の後方への変化が認められ，わずかであるが前方成長も確認された．

（6）考察

本症例は8歳時に下顎前突をともなう骨格性開咬であると診断され，その後の発育で下顎の前下方変化により下顎前突が増悪した．母親も骨格的に類似しており，遺伝的な要因が大きな症例であったと考えられる（図9）．通常このような症例では，予測される成長発育の様相は悲観的であり，成長収束までの過程をどのように管理するかは術者の考え方によるところが大きい．下顎前突をともなう骨格性開咬の治療上のジレンマとして，前述のSassouniは以下のように述べている．「顎顔面整形的治療という面において，下顎前突をともなう骨格性開咬症例はおそらくもっとも予後が悪い．もし下顎を閉じる方向に回転させて開咬を治そうとするとオトガイの突出は強くなる．一方で下顎を後下方に回転させて下顎前突を軽減させようとすると開咬が悪化する．外科的治療でさえも下顔面高を減少するのには歯の干渉が生じるため成果は限定的である．おそらく補綴治療と外科治療を併用することが考えられるだろう」[3]．この論文が出された1969年の時代に比較すれば，現在の外科的矯正治療の技術が大きく進歩していることを勘案したとしても，基本的な考え方は変わらないだろう．

治療を振り返ると，この症例では骨格的な問題に加えて，永久歯列完成と成長発育収束の時期の遅延が期間の長期化にかかわっていると考えられた．カルテの厚さと資料の重みが，介入期間の長さと本人の負担，術者の逡巡を物語っている．その経過から骨格性開咬症例へのアプローチについて考えてみたい．

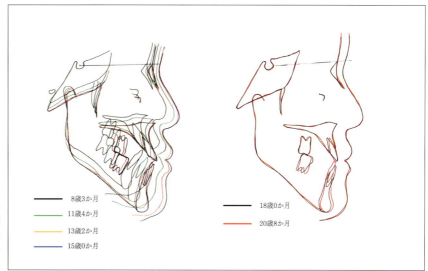

図8 側面セファロエックス線写真重ね合わせ(S点基準 S-N 平面)．とくに8歳から11歳，13歳から15歳での下顎の変化が著しく，通常の思春期性成長のパターンとは異なる様相を認める．

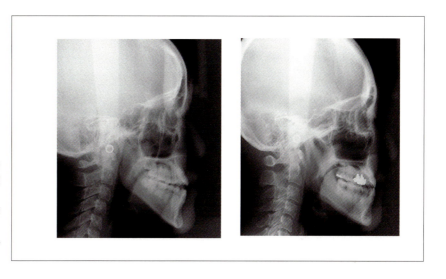

図9 本症例の母親と妹ものちに矯正治療を行ったが，3人ともハイアングル症例であり，とくに母親は下顎前突であることも共通していた．左から本人(18歳時)，母親(49歳時)のセファログラム．上顎の形態が酷似しているのが認められる．

　まず初診時から継続したMFTは，結果的には舌の位置や咀嚼の重要性についての意識を高める教育的なアプローチとして，2期治療の期間短縮と治療成果向上につながったと考えられた．2期治療後に舌圧測定やウェルカムガムを用いた咀嚼効率検査などトレーニングの客観的な評価を行った結果，舌挙上は良好であるが咀嚼効率は低く，咀嚼に対する指導の継続が必要であることが示された．このような症例では長期間にわたるトレーニングが患者の負担になることが治療上の欠点といえるが，検査による数値的な変化を指標として機能訓練を行っていくことは，本人の目標設定とモチベーションの向上となり，治療の進行にも効果的であると考えられ，治療開始時からこのような客観的な機能評価を行っていれば，患者の精神的負担を軽減できたのではないかと反省している．今後はこのような機能評価を経時

的に行い，咬合の変化と比較しながら対策を検討していく必要があると考えられる．

　骨格性開咬の早期治療についてのシステマティックレビューでは，「文献の分析結果から，とくに機能の変化が生じている場合には早期治療は骨格性開咬を抑制し減少させることができることが示された」と記されている．早期治療の1つとしてハイプルチンキャップの使用が挙げられているが，本症例では使用終了後に明らかな下顎の前下方成長をみたため，使うのであればもっと早めから長期間使用するべきであったと考えられた．

　骨格性開咬の治療で咬合系を改善させるためには咬合平面の傾斜を変化させるメカニクスが応用されているが[5]，アンカースクリューが汎用されるようになった現在では新たな治療戦略を展開することが可能になっている[6]．しかしながら，2期治療の経過，

第4章 早期治療をその長期経過症例から考える

▶▶▶ウェルカムガムによる咀嚼効率検査の数値

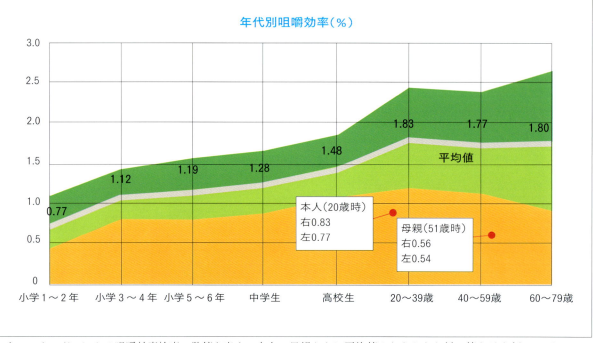

図10　ウェルカムガムによる咀嚼効率検査の数値を表す．本人，母親ともに平均値よりもかなり低い値を示す（ウェルカムガム研究会資料より）．

治療後，治療後4年の資料を見ると装置撤去後に前歯被蓋の後戻りを認め，機械的な治療が万能でもないことは明らかである．改変した咬合を個体のもつ条件に適応させていく努力は治療前から開始して治療後も継続する必要があると考えられる．

さらにもっと早期からのアプローチとして，摂食や咀嚼指導での支援が考えられる．本症例の母親にも咀嚼効率検査を行ったところ，著しく低い値を示した（**図10**）．子どもに対して咀嚼，発音といった機能を最初に教える立場である母親に機能的に問題があれば，子どもの食習慣や機能獲得に影響を与えることは容易に推察される．歯科医師による適切な支援によって子世代の機能獲得に改善の余地があるのではないかと考えられた．

４．まとめ

　本稿においては，矯正治療が困難な症型である骨格性開咬症例の長期経過を供覧し，早期治療の妥当性について文献を交えて検討しました．骨格性開咬の早期治療を行う際にはエビデンスの少ない治療であることを踏まえ，患者の負担に配慮しつつ努力を惜しまないことが重要であることを今回の検討から筆者自身が学んだ次第です．

　供覧に協力してくださった患者さんは小児医療に従事するようになりました．何を想い他者の治療にかかわるのかと考えると，自らのこれまでの対応にいっそうの責任を感じます．厳しい条件の患者さんであっても，誠意をもって小児期から将来を見据えたケアと治療を心がけて最善を尽くしたといえることが大切であると改めて痛感し，この経験をこれからの臨床に活かしていきたいと考えています．

参考文献

1. 栗原三郎(編). イラストで覚える歯科矯正学　長野：松本歯科大学出版会，2006；22.

2. 町田幸雄(監). 関崎和夫，里見優(編著). これでわかる！ 各種矯正装置の特徴と使い方. 東京：ヒョーロン・パブリッシャーズ，2017；112‑119.

3. Sassouni V. A classification of skeletal facial types. Am J Orthod 1969；55(2)：109‑123.

4. Pisani L, Bonaccorso L, Fastuca R, Spena R, Lombardo L, Caprioglio A. Systematic review for orthodontic and orthopedic treatments for anterior open bite in the mixed dentition.Prog Orthod 2016；17(1)：28.

5. 長谷川信. GUMMETAL ワイヤーによる歯の一括移動. 大阪：東京臨床出版，2012；48‑51.

6. 後藤滋巳，森山啓司，宮澤健，石川博之，槇宏太郎，清水典佳（著・編集). 安心・安全歯科矯正用アンカースクリューこの症例にこの方法. 東京：医歯薬出版，2013；224‑231.

第4章　早期治療をその長期経過症例から考える

9 前歯部開咬（AOB）に 対する早期治療

大村周平・田井規能

1．はじめに

Anterior open-bite（AOB）の病因は，遺伝，予想外の下顎成長パターン，顎位，鼻咽頭気道閉塞，吸指癖，および舌の位置および運動の間の不均衡など複数が関連していると考えられ[1~3]，矯正治療と術後経過時の咬合安定を考えるとAOBは治療困難な咬合状態といえます．Greenleeら[1]は，外科的および非外科的研究におけるAOB治療の安定性を評価するPubMed，EMBASE，Cochraneなどから広くエビデンスを集め，メタアナリシスを報告しました．異なる研究で，異なる集団に適用され，対照群がないなど結果は注意深く見られるべきですが，外科的または非外科的矯正治療は問わず安定性が75%であったと報告しています．

Zuroffら[4]は，64人の患者にて治療10年後のAOBの安定性を評価しました．結果は，治療前の垂直的な開咬が，水平的な開咬と比較してAOB術後安定性に大きな悪影響を及ぼすことを示しました．術前の垂直的な開咬に対して予後が安定しないことを強調していました．

早期治療により，AOBの術後安定性を向上させることができれば，あるいは証明できれば，今後AOBに対する早期治療が普及すると考えられます．今回，予後が安定した症例と後戻りした症例2症例を示します．2症例に対し，従来のセファロ分析をもとに比較検討を行います．

2．症例

2症例ともに，初診時年齢6歳，女児，前歯で咬み切りにくいことを主訴に当院を受診された．口腔内所見，エックス線所見は症例1（**図1〜10**），症例2（**図11〜20**）に示すとおり，軽度叢生をともなうAngle I級開咬で，骨格系では上下顎の前後的関係はSkeletal 1級，垂直的にはAverage angleを呈し

ていた．歯系では，上下顎前歯の唇側傾斜および前方位が認められた．家族歴や全身的な既往歴においても特筆するべきことはない．機能的には，顎関節症状は認めず，顎運動にも大きな問題は認められなかったが，嚥下時は発音時に舌突出癖を認めるも，吸指癖は認めなかった．吸指癖の既往は認めないが，

▶▶症例 1：予後が良好であった軽度叢生をともなう Angle I 級開咬症例（図 1〜10）

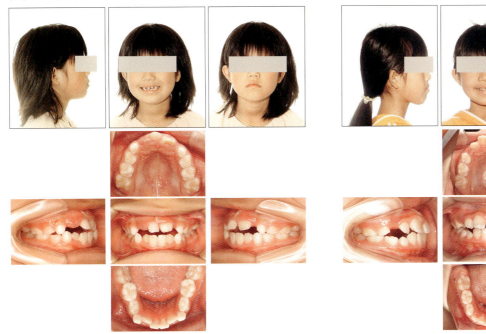

図 1　初診時の顔貌写真および口腔内写真（6 歳 10 か月）．

図 2　I 期治療終了時の顔貌写真および口腔内写真（9 歳 5 か月）．

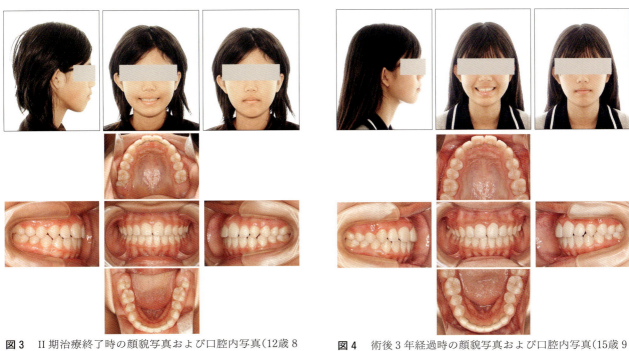

図 3　II 期治療終了時の顔貌写真および口腔内写真（12 歳 8 か月）．

図 4　術後 3 年経過時の顔貌写真および口腔内写真（15 歳 9 か月）．

第4章　早期治療をその長期経過症例から考える

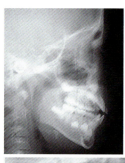
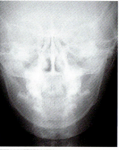
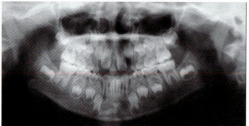

図5　初診時のエックス線写真．

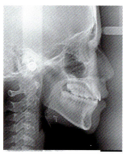
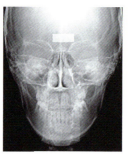
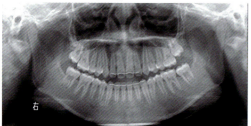

図6　2期治療終了時のエックス線写真．

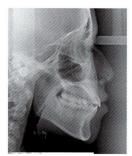
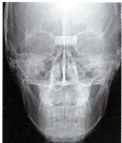
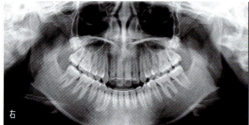

図7　術後3年経過時のエックス線写真．

		治療開始時 6歳10か月	動的治療終了時 12歳8か月	術後3年以上 15歳9か月
骨格系	SNA	74.9	78.6	78.2
	SNB	73.5	74.1	73.1
	ANB	1.4	4.5	5.1
	Facial angle	88.5	88.2	88.7
	Y-axis	57.8	60.7	60.8
	FMA	26.4	28.7	27.8
	SN-MP	41.7	42.4	42.4
	Gonial angle	128.6	122.7	122.6
歯系	Occ.Plane to SN	29.6	28.6	28.2
	U1 to SN	108.1	96.8	97.9
	IMPA(L1 to MP)	104.2	90.3	95.2
	FMIA	49.4	61.0	57.1
	Interincial angle	106.2	130.4	124.6
	U1 to A-pog(mm)	9.7	7.1	7.9
	L1 to A-pog(mm)	6.8	3.8	4.8
軟組織	E-line：Upper(mm)	0.9	1.1	1.2
	E-line：Lower(mm)	2.8	2.4	3.2
模型	overjet(mm)	2.8	3.5	3.6
	overbite(mm)	0.9	2.9	2.3

図8　セファロ分析値．

	術前	術後	術後3年後
ODI	61.2	68.4	72.0
APDI	82.0	80.2	80.0
CF	143.2	148.6	152.0
Kix Index	1.3	1.2	1.1
Extraction Index	133.9		

	術前	術後	術後3年後
Cranial Deflection	32.7	32.6	32.8
Cranial Length -anterior	57.1	58.9	59.5
Posterior Facial Height	54	65	69.4
Ramus Position	83.4	75.7	76.2
Porion Location	-35.6	-40.2	-40.7
Mandibular Arc	28.6	33	35.4
Corpus Length	58.2	68.9	70.3

図9　垂直的な分析で定評のあるKim分析（上段），リケッツ分析（Internal structure）（下段）．

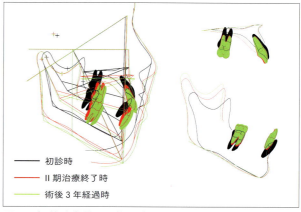

図10　初診時（黒），II期治療終了時（赤），術後3年経過時（緑）の重ねあわせ．

216

嚥下時および発音時に舌突出癖を認めた．とくに，タ行・サ行の発音時に歯間音化構音を認めた．

第I期治療として，軽度の叢生の改善と舌房を確保するため上下歯列弓の拡大をポーターの拡大装置にて行い，言語聴覚士と協力しながら，タング・クリブ，タング・トレーナーを利用しつつ，筋機能訓練（MFT）を行った．後継永久歯の萌出スペースの獲得と垂直的なAOBの改善が達成されたと判断し，第I期の治療を終了した（図2，図12）．永久歯萌出後にマルチブラケットシステムにて第II期の治療を行い，2例とも12歳で治療終了（図3，図13）し，上顎に2-2，下顎に3-3のLingual bonded retainer，さらにWrap-around type retainer（上顎はクリブを付与）し，治療後の経過観察を開始した．第1症例では下顎両側第三大臼歯の歯胚が確認できないが，2症例とも先天性欠損でなければ第三大臼歯のできるだけ早期の抜歯を指示している．治療後3年以上の経過資料取得時15歳で，第2症例にて開咬傾向の再発を認めた．なお，両症例とも，現在広く普及している矯正用インプラントスクリューを利用した大臼歯の圧下による開咬の改善は行っていない．両者ともMFTやリテーナー装着に対して非常に協力的であった．

3．考察

初診時のセファロ分析においては，予後を含めた垂直的な分析で定評のあるKim分析，リケッツ分析（とくに，Internal structure）（図9，図19）においても，2つの症例の間に違いを見出すことはできなかった．また，predictive indicatorとして，Franchiら[5]はPP-MP（palatal-plane to mandibular plane-angle）に，Reyesら[6]は，治療中のLAFH（lower anterior facial height）に着目し報告した．しかし，同様にこの2つの症例に関してはpredictive indicatorとはならなかった．このように，AOBの予後に対して側面セファロの分析を利用した報告が数多くなされているが，いまだpredictive indicatorが同定可能とか，信頼性の高い予後の予測が可能というような結論には至っていない．ただ，この2症例に関しては，下顎の第三大臼歯の有無が両症例の予後の違いに明暗を分けたことは否定できない．

早期治療に関して，乳歯列期もしくは混合歯列前期からの治療系を意味することが多く，永久歯列が完成する前に，悪習癖などを除去し口腔内の環境を整えて，顎骨や歯，筋の不調和を改善しておくことを主な目的としている．早期治療の利点として悪習癖の除去が有効であり，骨格性の改善が期待できるなど報告されている反面，成長方向が予測できず，早期治療が無意味になる可能性もあり，治療期間が長期になり患者管理のうえでも効率が悪くなるという欠点も忘れてはいけない．

本症例は，早期治療として6歳から介入し，長期の管理をかかりつけ医と協力してなるべく患者の負担を軽減しながら経過を観察した症例であった．今回は6歳からの矯正治療の報告であったが，より小さい年齢からの介入に関しては，さらに治療期間が長くなる可能性が高いことや，単純に形態や機能の改善に重きをおいた矯正歯科医の治療では限界を感じることもしばしばあり，小児の行動心理を把握している小児歯科医に紹介するのも選択肢の1つと考えている．過去の文献からも，自然治癒を考慮に入れるとさらに小さい年齢からの積極的な介入を行うには，さらなる臨床根拠が求められるはずである．

開咬症例は，吸指癖あるいは舌突出癖や舌位置の異常により惹起されることが多いとされている．吸指癖や舌位や運動の異常はAOBの原因になるばかりか，開咬の悪化，矯正治療の進行阻害の可能性が高いことから，経験的には，悪習癖の改善には早期治療が有効と考えられるので，積極的に介入することに異論はない．また，短期間での悪習癖等の除去は難しく，また低年齢者においては患者自身の潜在的成長発育能力を早期から順調に育ませる必要があることから，臨床上，早期から悪習癖への対処とある程度の不正咬合の改善を行う治療は多くの臨床家がエビデンスは不十分であるが早期治療を行ってい

第4章 早期治療をその長期経過症例から考える

▶▶症例2：術後に後戻りを認めた軽度叢生をともなう Angle Ⅰ 級開咬症例（図11〜20）

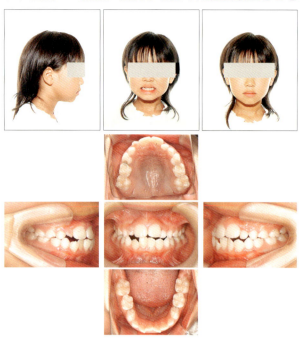

図11 初診時の顔貌写真および口腔内写真（6歳11か月）．

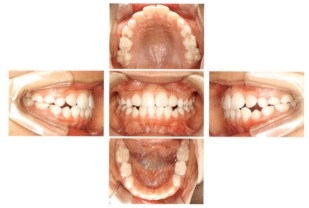

図12 1期治療終了時の口腔内写真（9歳7か月）．

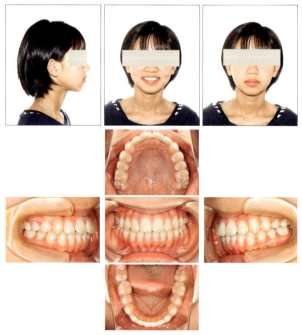

図13 2期治療終了時の顔貌写真および口腔内写真（12歳5か月）．

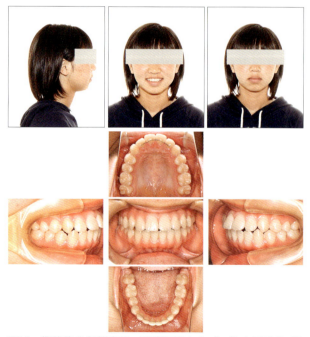

図14 術後約3年経過時の顔貌写真および口腔内写真（15歳7か月）．

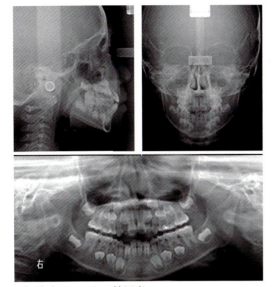

図15 初診時のエックス線写真.

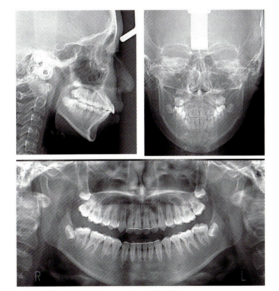

図16 2期治療終了のエックス線写真.

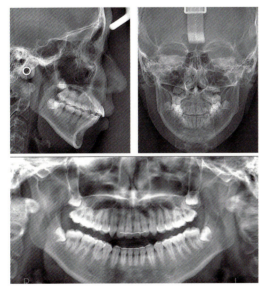

図17 術後約3年経過時ののエックス線写真.

		治療開始時 6歳11か月	動的治療終了時 12歳5か月	術後3年以上 15歳7か月
骨格系	SNA	81.5	81.0	79.4
	SNB	78.1	76.1	74.7
	ANB	3.3	4.9	4.7
	Facial angle	86.0	84.6	83.6
	Y-axis	61.2	64.6	65.4
	FMA	29.5	33.6	35.6
	SN-MP	38.7	42.1	45.5
	Gonial angle	130.5	124.1	126.9
歯系	Occ.Plane to SN	22.4	23.2	23.0
	U1 to SN	110.6	111.6	112.5
	IMPA(L1 to MP)	96.5	93.1	102.0
	FMIA	54.0	53.4	42.4
	Interincial angle	114.2	113.2	100.0
	U1 to A-pog(mm)	8.6	12.7	14.3
	L1 to A-pog(mm)	6.7	7.1	9.7
軟組織	E-line : Upper(mm)	1.3	0.2	0.6
	E-line : Lower(mm)	3.3	2.7	2.9
模型	overjet(mm)	0.5	3.4	3.5
	overbite(mm)	0.1	2.0	0.8

図18 セファロ分析値.

	術前	術後	術後3年後
ODI	68.6	70.4	68.9
APDI	83.6	79.1	77.7
CF	152.2	149.5	146.6
Kix Index	1.2	1.1	1.1
Extraction Index	144.3		

	術前	術後	術後3年後
Cranial Deflection	31.1	30.9	31
Cranial Length -anterior	54.7	55.7	57.7
Posterior Facial Height	56	59.9	59.5
Ramus Position	79.9	74.7	75.1
Porion Location	-37.3	-35.7	-35.2
Mandibular Arc	29.7	30.9	28.4
Corpus Length	58.5	64.2	65.3

図19 垂直的な分析で定評のあるKim分析(上段), リケッツ分析(Internal structure)(下段).

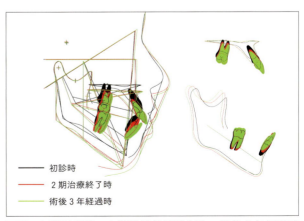

図20 初診時(黒), 2期治療終了時(赤), 術後3年経過時(緑)の重ね合わせ.

第4章　早期治療をその長期経過症例から考える

るのが現状と思われる．

　早期治療により，これらの悪習癖がコントロールされることで，開咬の発現頻度を抑制できたり，矯正治療が円滑に進めることができたり，矯正治療後の安定に寄与できるのであれば，早期治療の意義は大きいと考えられる．経験的には，有効なMFTについて，効果を実証することは非常に有効で，実際，近年MFTの有効性を検証した論文は増えてきている[5]．

　今回，第1期の治療により，AOBが改善し安定していることに関して，MFTによって改善したと私も含め，多くの臨床家は判断するかもしれない．以下の論文は，通常の成長変化により開咬の改善を示唆している．吸指癖や舌突出癖あるいは舌位の異常などによる機能性の開咬は，成長期にみられる．また，小児期には，舌は口腔容積に比べて大きい傾向にあり，歯槽隆起を越えて突出しやすくなる．顎骨は小児期に舌よりも速く成長し，最終的には口腔容積が舌の大きさに適応する[6]．実際，長期の研究では発語と嚥下における舌突出の有病率が4歳で約51.7％，12歳で38.9％，8歳から有意に低下することが示された[7]．さらに，異常な発語と嚥下の存在および開咬の発現には相関関係が存在するとは言えないとの報告も散見する[8]．つまり，自然治癒もあり得ることを臨床家はつねに意識し，過剰医療にならないように配慮する義務はあり得る．そのため，小児矯正分野に携わる矯正歯科医師にとって早期治療の正当化のためにはエビデンスづくりは急務と言える．

　今回の2症例に関して，現在でも全顎矯正開始時期が適切であったか苦慮している．早期に矯正治療を開始したことが，口腔周囲筋の適応という観点からは良い方向で作用し，MFTの指導の徹底が奏功していると信じたい．一方では晩期成長を今後も注意深く観察する必要はある．なお，便宜抜歯による舌房の減少は明らかであるため後戻りが懸念されたために，可及的に便宜抜歯は避けた．

4．結論

　AOBに対する治療法で早期治療について，多くの肯定的な症例が報告されていますが，長期間の安定性を調査する研究はほとんど行われておらず，従来の二次元分析では信頼性の高い予後予測が不可能と思われます．今後MRIなどの軟組織の分析も加味した新たなモダリティを含めた三次元分析の導入の必要性が実感されます．とくに，MFTの治療の効果を客観的に評価することで早期治療の効果を具現化することにより，早期治療が広く受け入れられる治療となると考えられます．現時点では，早期治療は，欠点とリスクを患者と共有したうえで行う医療と思われます．

参考文献

1. Greenlee GM, Huang GJ, Chen SSH, Chen J, Koepsell T, Hujoel P. Stability of treatment for anterior open-bite malocclusion：a meta-analysis. Am J Orthod Dentofacial Orthop 2011；139：154‐169.

2. Kim YH, Han UK, Lim DD, Serraon MLP. Stability of anterior open-bite correction with multiloop edgewise archwire therapy：a cephalometric follow-up study. Am J Orthod Dentofacial Orthop 2000；118：43‐54.

3. Burford D, Noar JH. The causes, diagnosis and treatment of anterior open bite. Dent Update 2003；30：235‐241.

4. Zuroff JP, Chen SH, Shapiro PA, Little RM, Joondeph DR, Huang GJ. Orthodontic treatment of anterior open-bite malocclusion：stability 10 years postretention. Am J Orthod Dentofacial Orthop 2010；137(3)：302‐303.

5. Christian Guilleminault, Yu-Shu Huang, Stacery Quo, Pierre-Jean Monteyrol, Cheng-hui Lin. Teenage sleep-diordered breathing：Recuurrence of syndrome. Sleep medicine 2013；14(1)：37‐44.

6. Justus R. Correction of anterior open bite with spurs: longterm stability. World J Orthod 2001；2 (3)：219‐231.

7. Yashiro K, Takada K. Tongue muscle activity after orthodontic treatment of anterior open bite: a case report. Am J Orthod Dentofacial Orthop 1999；115(6)：660‐666.

8. Franco FC, Araújo TM, Habib F. Pontas ativas：um recursopara o tratamento da mordida aberta anterior. Ortodon Gaúch 2001；5 (1)：5‐12.

9. Shapiro PA. Stability of open bite treatment. Am J Orthod Dentofacial Orthop 2002；121(6)：566‐568.

コラム4 成長の評価

　成長期の成育歯科治療に携わる時，必ず患者さんの成長発育を評価し，患者さんに寄り添った治療支援を心がけています．成長評価の項目(**図1**)[1]としては，①成長曲線(身長・体重)の標準値との差，②骨年齢の計測(手掌骨の形態 or 頸椎成熟度)，③歯齢，④声変の有無などをチェックすることが大切です．患者さんの成長のどの時期に治療をしているのかを確認しながら，毎日の治療に携わらなければならないと思います．成長期の症例発表時にも，必ず成長評価の項目を示すべきでしょう．成長曲線(身長・体重)は患者さん本人のみならず，両親兄弟についても情報を提供していただくとよいでしょう．家族は似ているのが当たり前ですから，遺伝表現系を示唆する重要な情報となります．家族の足の大きさを尋ねるのも治療の良いヒントになります．骨年齢の評価については Tanner-Whitehouse 2 法(TW 2 法)の骨成熟段階評価のためのマニュアル[2]は必読です．

　骨年齢の計測により，成長状態を正しく評価し，暦年齢との違いを検討することで，より適切な治療法や介入時期が判断できると思います．骨年齢診断のコツは，微妙な指のキャッピングの測定よりも，年間最大成長時に出現する親指付け根の種子骨の出現時期と成長終息期における橈骨，尺骨の成長線の消滅度を知ることだと思います．なぜならば種子骨の出現時期はマクナマラらの「機能的歯科矯正治療を行うなら成長の一番大きい時にすべきだ」との提案に一致するからです．また橈骨，尺骨の成長線の消滅度は，残りの成長量や最終顔貌を予測するのに重要だと思います．

　頸椎成熟度計測法(側方セファログラム)は，TW 2 法に比べると骨年齢による成長判定に熟練が必要と思われます．手のエックス線写真は部分的であれば，デンタルエックス線装置でも撮影が可能です．ぜひ成育歯科治療時には，実施してください．そして未来を担う子どもたちの成育歯科治療を受け持つ私たちは，子どもたちの体の成長を見つめるとともに心の成長も観察し続けなければならないと思います．

(里見　優　記)

第4章　早期治療をその長期経過症例から考える

▶▶手掌骨の形態の評価（エックス線写真）　　▶▶頸椎成熟度の評価（側方セファログラム）
(Cvs=cervical vertebral〔＝頸椎〕stage)

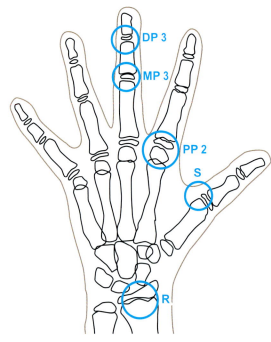

Cvs 1：すべての頸椎の下縁が平坦である
Cvs 2：第2頸椎の下縁がくぼむ
Cvs 3：第3頸椎の下縁がくぼむ
Cvs 4：第4頸椎の下縁がくぼむ
Cvs 5：すべての頸椎の下縁がくぼむ
Cvs 6：すべての椎骨で幅より高さが大きくなる

〇部分の骨の成熟度を，手や手掌骨の標準アトラスの図と比較する（参考文献3より引用改変）．

成長ステージ	成長の特徴	該当部の成長が起こる年齢
1（PP 2）	人差し指の基節骨の骨端が骨幹と同じ幅	男性： 9.58 ± 1.13歳　女性： 8.49 ± 0.41歳
2（MP 3）	中指の中節骨の骨端が骨幹と同じ幅	男性：11.01 ± 1.40歳　女性： 9.58 ± 1.05歳
3（S）	可視可能な母子尺側種子骨が出現	男性：11.71 ± 1.02歳　女性：10.44 ± 1.11歳
4（MP 3 cap）	中指の中節骨の骨幹が帽状の骨端に覆われる	男性：13.33 ± 1.15歳　女性：11.12 ± 1.09歳
5（DP 3 u）	中指の末節骨に骨端と骨幹の可視可能な結合が出現	男性：14.46 ± 0.92歳　女性：12.35 ± 1.07歳
6（MP 3 u）	中指の中節骨の骨端と骨幹に可視可能な結合が出現	男性：14.73 ± 1.15歳　女性：13.09 ± 1.07歳
7（R iu）	橈骨の骨端と骨幹の初期結合	男性：15.72 ± 1.38歳　女性：14.84 ± 1.45歳
8（R au）	橈骨の骨端と骨幹のほぼ完全な結合	男性：15.03 ± 1.21歳　女性：13.45 ± 1.12歳
9（R cu）	橈骨の骨端と骨幹の完全な結合	男性：17.61 ± 1.11歳　女性：17.07 ± 1.21歳

図1　成長発育評価項目（参考文献4より引用改変）．

参考文献

1. Patcas R, Signorelli L, Peltomäki T, Schätzle M. IIs the use of the cervical vertebrae maturation method justified to determine skeletal age? A comparison of radiation dose of two strategies for skeletal age estimation. Eur J Orthod 2013；35(5)：604-609.
2. 日本成長学会，日本小児内分泌学会 骨年齢委員会（編）．日本人小児TW2骨年齢．東京：メディカルレビュー社，2018．
3. Lai EH, Liu JP, Chang JZ, Tsai SJ, Yao CC, Chen MH, Chen YJ, Lin CP. Radiographic assessment of skeletal maturation stages for orthodontic patients: hand-wrist bones or cervical vertebrae? J Formos Med Assoc 2008；107(4)：316-325.
4. 小野卓史，小海暁（監修）．矯正歯科のための重要16キーワード ベスト320論文．世界のインパクトファクターを決めるトムソン・ロイター社が選出．東京：クインテッセンス出版，2017；179．

第5章

早期治療の
トラブルとその対処について

▶近年，早期治療が注目されはじめ，矯正歯科専門医や小児歯科専門医だけでなく，多くのGP（一般歯科医師）により行われてきています．その反面，床矯正装置だけ，またはマウスシールド型機能矯正装置だけというようなGPの早期治療によるトラブルが増加してきていることも事実です．それらを懸念する矯正専門医の学会は，矯正ガイドラインを作成し，安易な矯正治療への警鐘を鳴らし始めています．また，最近では消費者庁からの指導により，矯正治療はエステティックと同じ美容医療に区分され，クーリングオフの対象にする動きが出てきました．これらの動きはGPだけでなく矯正専門医や小児歯科専門医も注意しなければなりません．第5章ではそれらの早期治療におけるトラブルおよびその対処について，矯正専門医およびGPにおける立場から解説いたします．

第5章 早期治療のトラブルとその対処について

❶ 一般歯科臨床医が起こしやすい早期矯正治療の問題点とその対策

関崎和夫・髙野 真

1．はじめに

　全国的に日本歯科医師会の8020運動やう蝕予防が浸透し，カリエスフリーの子どもたちが急激に増えてきています．それにともなって，小さなお子さんを持つ家庭での関心は，う蝕から歯並びに移ってきました．一般歯科臨床医(以下，GPと略)の関心も，う蝕治療・う蝕予防から歯並びを治すための早期矯正治療(≒咬合誘導*)[1~3]に移り始め，GPが行う矯正治療が増えるにつれて，いろいろなトラブルが散見されるようになりました．

　これらのトラブルの主な原因には，
① GPの矯正治療の基本的知識と技量上の問題
② GPと専門医との連携上の問題
③ GPと患者との信頼関係上の問題
以上が挙げられます．

　本項ではこれらの問題点を冷静に見つめ直してみたいと思います．

＊咬合誘導の定義は第1章「一般臨床医が考える早期治療とは」参照．

2．GP自身の矯正治療の基本的知識と技量上の問題

　最近ブームの床矯正装置やマウスシールド型機能矯正装置だけで，安易に早期矯正治療を始めてみたが，歯が思ったように動かない，予期せぬ成長発育が起こり対処できないなど，GPが行う矯正治療のトラブルにたびたび遭遇します．これらの原因の多くはGPの矯正治療に対する基本的知識および技量不足が大きいように思われます．

　小児歯科専門医や矯正歯科専門医をさしおいて，GPが早期矯正治療を行う場合，小児歯科や矯正歯科の専門分野の基礎をしっかり学び，その治療技術を習得し，それにともなう設備や人材もそろえておかなければなりません．とくに頭部エックス線規格写真分析，模型分析などの基本的診査は不可欠で，矯正開始時期や抜歯・非抜歯などの診断を学んだうえ，行わなければなりません(**表1，表2，図1~5**)．また，床矯正装置やマウスシールド型機能矯正装置など，単一の装置だけで矯正治療が完遂できるはずもなく(**症例1**)，マルチブラケット装置を使用するスタンダードエッジワイズ法など基本的な矯正技能を習得したうえ，それらを補完する各種矯正装置も

224

1 一般歯科臨床医が起こしやすい早期矯正治療の問題点とその対策

表1 早期矯正治療（予防矯正）に必要な能力．

1. 初期の不正が判別できる．
2. その原因が理解できる．
3. 予防処置を講じることができる．
4. 簡単な矯正からスタンダードエッジワイズ法まで行える能力を備えている．
5. 将来の歯列や咬合の状態を予測することができる．

文献4より改変引用．項目4．のみ改変した．

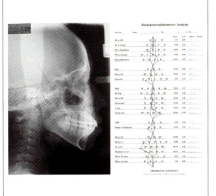

図1 頭部エックス線規格写真（セファログラム）検査および分析．

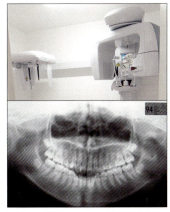

図2 頭部エックス線規格写真，パノラマ撮影装置．

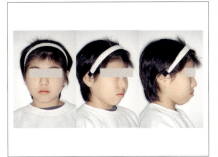

図3 顔貌規格写真．

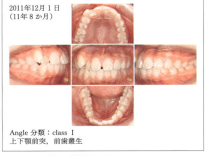

図4 口腔内規格写真．

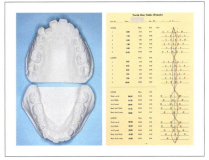

図5 模型分析．

表2 矯正歯科診療所が備えるべき6つのポイント．

重要1：頭部エックス線規格写真（セファログラム）検査している．
重要2：精密検査をし，それを分析・診断した上で診療している．
　　　臨床検査として①口腔内検査，②顎機能と咬合機能の検査，③顎のプロポーション検査，④筋機能の検査．
　　　診断資料の分析として①模型分析，②頭部エックス線規格写真の分析．
重要3：治療計画，治療費用について詳細に説明している．
重要4：長い間を要する治療中の転医，その際の治療費清算まで説明をしている．
推奨：常勤の矯正歯科医がいる．
推奨：専門知識がある衛生士，スタッフがいる．

日本臨床矯正歯科医会（http://www.jpao.jp）より引用

学んでおかなければなりません．

多くのGPのトラブルケースを見ると，症例の難易度が診断できない，または自分の矯正知識や技量を過信し，矯正専門医でも難しいと思われるケースに手を出しているようです（**症例2，3**）．簡単に思える1〜2歯の不正咬合治療でも，発育成長期の矯正には予期せぬ成長が見られることが多々あります（**症例4，5**）．それらをGP自身が最後までフォローできれば良いのですが（**症例7，8**），早期矯正治療に失敗したからと途中で投げ出し，矯正専門医に依頼するGPも多いと聞きます．「できるかどうかわからないがやってみた，そして失敗した」それは医療人として許される行為ではありません．もしGP

本人が行うのなら，矯正専門医でないことを自覚し，自分の矯正技量・能力など，身の丈を考え慎重に行うべきで，できもしない早期矯正治療に手を付けるべきではありません．GPにとっては症例の難易度を見分けること，自分の矯正技量・能力を冷静に判断することが一番難しいのですが，それに不安があれば，はじめより何も着手せず矯正歯科専門医や小児歯科専門医にすべてを委任すべきと考えています．もしGPが早期矯正治療にかかわるのなら，十分な矯正治療ができるようになるまでは，矯正歯科専門医や小児歯科専門医の指導の下，治療可能なケースと不可能なケースを冷静に診断したうえで取り掛かっていただきたいと思っています．

第5章 早期治療のトラブルとその対処について

▶▶症例1：床矯正装置だけで拡大し，臼歯部が鋏状咬合に

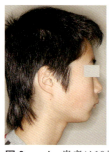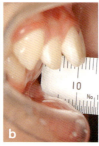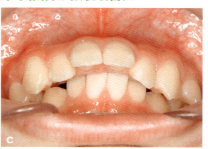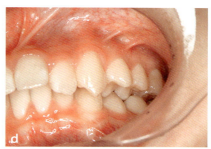

図6 a～d　患者は10歳2か月時点で叢生を主訴に当院を受診．矯正検査後，小臼歯抜歯症例と家族に説明したところ，それ以来，来院せず．3年後（13歳0か月），まったく噛めないとの主訴で当院に再来院．「抜かずに床矯正装置だけでできる」という近隣GPによる拡大矯正を受けていた．臼歯部は鋏状咬合になり，下顎が後退し，上顎前突はさらに重度になっていた．

▶▶症例2：安易な乳犬歯の抜歯

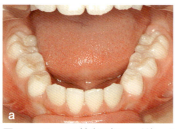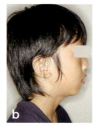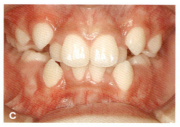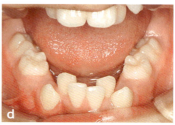

図7 a～d　aは妹（8歳10か月），う蝕治療を主訴に来院し，近隣GPにより切歯交換期に乳犬歯を抜歯され，永久犬歯の萌出スペースを喪失していた．b～dは兄（12歳7か月），同時期に叢生治療を希望し当院を受診，妹と同じ近隣に通院し，早期に乳犬歯を抜歯し，重度叢生となっていた．乳犬歯の抜歯は連続抜去法を前提とするものだが，患者およびその家族にその説明やフォローもなく，妹もこのまま放置されていれば兄のような重度叢生になることが予測された．

症例3：フォローのない下顎前突治療

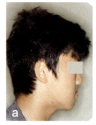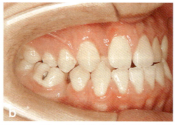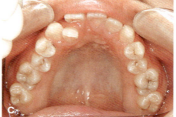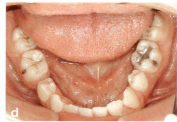

図8 a～d　患者（14歳1か月）はう蝕治療を主訴に当院を受診．上顎劣成長と叢生および下顎前突が認められ，切端咬合になっている．下顎第二小臼歯抜歯（先天性欠如？）があるため既往歴を問診したところ，切歯交換期に近隣GPにて矯正を行ったが，フォローもなくこのようになったとのこと．患者に再度の矯正を説明したが，本人と家族はそれを望まなかった．

3．GPと専門医との連携上の問題

（1）GPから矯正専門医への治療の引継ぎ

　歯や歯列が思うように動かない，予期せぬ成長が認められたなど，その症例がGPの能力を超えた場合，その時はどうにか自分でフォローできるという思い込みで患者を引きずらないで，躊躇せずできるだけ早く矯正専門医または小児歯科専門医に紹介すべきです（症例9）．

　GPから矯正専門医または小児歯科専門医に紹介する場合，問題となるのは矯正費用です．先に治療したGPにおける治療費負担と紹介先の矯正治療負担をどのようにするかを，患者とGPと専門医の3

1 一般歯科臨床医が起こしやすい早期矯正治療の問題点とその対策

▶▶ **症例4：早期矯正治療後の成長**

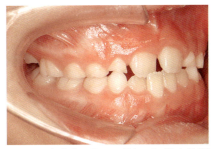 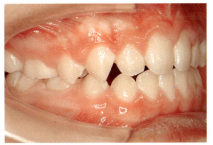 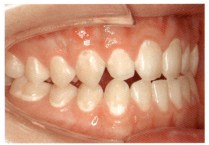

図9a　患者（8歳11か月）は切歯交換期に上顎右側中切歯の反対咬合を当院にて矯正．

図9b　13歳2か月までう蝕・歯周病予防で来院していたが，その後17歳4か月まで来院せず（**図9c**）．

図9c　下顎の成長が認められ切端咬合になっており，初期う蝕が多発していた．前歯部被蓋の浅い反対咬合症例はこのようなことが多いので注意を要する．

▶▶ **症例5：早期矯正治療後の過成長**

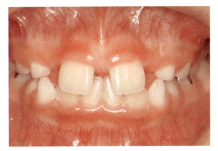 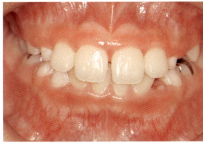 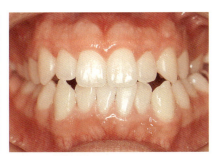

図10a　8歳4か月．　　図10b　9歳3か月．　　図10c　17歳5か月．

図10a〜f　患者（8歳4か月）は父親も正中離開があるため，それを解消したいとの主訴で当院を受診．切歯交換期にMTMにて正中離開を解消した．過蓋咬合のため，そのまま経過観察をしていたが，12歳くらいより下顎の過成長が認められ，被蓋が浅くなり，17歳5か月には下顎右側偏位も生じてきた．母親が下顎前突あり，遺伝的な要因が思春期に発現したものと思われる．

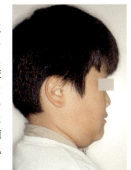 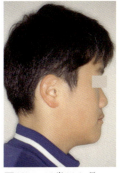 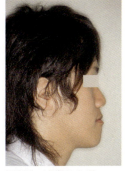

図10d　8歳4か月．　　図10e　12歳11か月．　　図10f　17歳5か月．

者で納得したうえで決めなければなりません．専門医としては，やはりGPの後始末という感覚が否めません．専門医としては初診患者と同じなため，他の初診患者と同じように正規の矯正費用を算定したいところです．しかし，それは患者にとって矯正費用の2度払いを強いることになり，患者もそれを説明する専門医も不満がたまります．それゆえ，GPは紹介前に費用の件も責任をもって患者に説明し，患者の負担にならないよう，場合によってはGPが患者よりいただいた矯正費用の一部返金から全額返金まで考慮しなければなりません．場合によってはGPの矯正費用を考慮し，減額してくれる専門医もあるでしょうが，やはり責任は先に行ったGPにあります．

最悪なケースは患者自身の判断による無断転院で，GPにとっても，それをフォローする矯正歯科専門医や小児歯科専門医にとっても応対に苦慮し，患者とGPと専門医の3者が争い最悪な結果を招くこともあります．最近では消費者庁からの指導により，矯正治療はエステティックと同じ美容医療に区分され，クーリングオフの対象にしようとする動きが出てきました[6]．それらを懸念する矯正学会は，費用の返金などを含めた自主規制案を検討しており，安易な早期矯正治療に対しては矯正ガイドライン[5, 7]を作成し，警鐘を鳴らし始めています．GPは以上の点を十分考慮し早期矯正治療に取り掛かるべきでしょう．

第5章 早期治療のトラブルとその対処について

▶▶症例6：早期矯正治療後の中断，口唇閉鎖不全による上顎前突

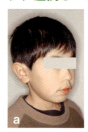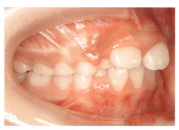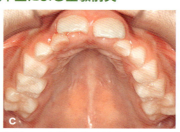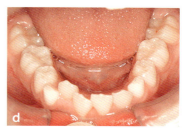

図11a～d　患者7歳2か月，「前歯が出ている」という主訴にて来院．上顎前突，上下顎狭窄歯列，下顎前歯部の叢生，ターミナルプレーンは遠心階段型，口唇閉鎖不全が認められ上唇は富士山型を呈している．そのまま放置すれば上顎前突および叢生が悪化することが予想され，拡大床による上下顎歯列拡大および歯列整列後のMFT，とくに口唇閉鎖を図る方針で治療を進めた．

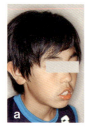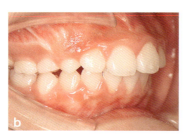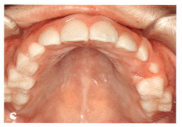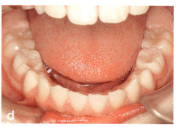

図12a～d　10歳9か月時点において上下顎狭窄歯列および下顎前歯部叢生は解消されたが，ターミナルプレーンはいまだ遠心階段型で，口唇閉鎖不全が続いていた．側方歯群交換期にリーウェイスペースを利用し，第一大臼歯の近心移動と機能矯正装置にて上下顎咬合関係のアングル分類Class Iへの矯正と口唇閉鎖へのMFTの強化を図る予定であった．しかし，患者および家族はその時点での治療で満足したのか，リコールはがきを出してもそれ以来来院せず．

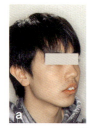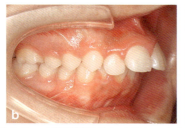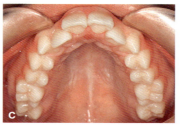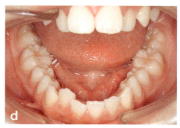

図13a～d　16歳5か月，上顎前突を治してほしいと6年ぶりに突然来院．口唇閉鎖とさらに下口唇の噛み癖が加わり，上顎前突がさらに悪化，下顎前歯部叢生も再発していた．早期矯正治療を行う場合，治療方針を患者および家族にしっかり説明しているのだが，それを継続することの難しさを感じさせた症例であった．現在，上顎第一小臼歯の抜歯とClass IIフィニッシュでの全顎矯正と口唇閉鎖を含めたMFTを行っている．

（2）GPは小児歯科や矯正歯科の入り口

　最近，GPによる早期矯正治療のトラブルが多発してきているため，矯正専門医が中心となってGPの矯正治療に対し否定的なコメントが多くなってきています．しかし，そこにはもう1つの問題として矯正患者がGPに獲られていくので抑えたいという本音も隠れているような気がします．

　地方自治体によって多少異なりますが，1.6歳児歯科検診，3歳児歯科検診があり，幼稚園・保育園検診，小学校・中学校・高校の学校歯科検診があり，歯科医院に来院する患者だけでなく，0歳～20歳までの『成長発育期』の世代に一番接する機会が多いのはGPです．

　GPは小児のう蝕・歯周病に対する治療や予防はそれなりにできても，小児歯科～矯正歯科範疇の顎顔面口腔系の成長発育や不正咬合歯列，異常嚥下咀嚼機能，口腔習癖などに対する知識や治療法を知らないがゆえに，乳幼児から学童期の歯科検診や日常臨床において，いろいろな問題点を見逃していることが多々あります．町田らの研究によると健全乳歯列から永久歯不正咬合となる発現率は65.1％もあり（第4章 5 図1参照），不正咬合をもつ学童の多くが何もなされないままになっています．もし，これらの学童がすべて歯科受診したらどうなるかは想像を絶します．それゆえ，GPが小児歯科～矯正歯科

1 一般歯科臨床医が起こしやすい早期矯正治療の問題点とその対策

▶▶症例7：上下顎4切歯排列後，側方歯群交換期に舌癖が出現

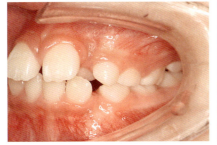

図14a　7歳4か月，矯正前．

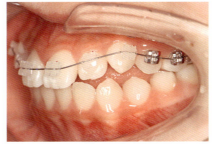

図14b　9歳2か月，拡大床により切歯部整列．

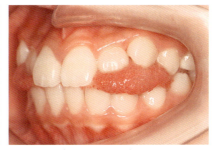

図14c　9歳11か月，舌癖の出現．

図14a〜e　上下顎叢生症例（7歳6か月）．Schwarz appliance にて上下顎4切歯を配列させたが（9歳2か月），側方歯群交換期に舌癖が出現し開咬に（9歳11か月）．マルチブラケット装置に移行し（10歳3か月），上下顎の咬合を緊密化した（10歳10か月）．このように稀であるが側方歯群交換期に舌癖が出現することもある．

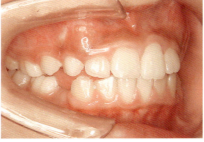

図14d　10歳3か月，再矯正治療．

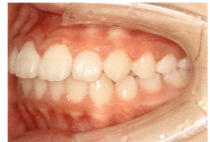

図14e　10歳10か月，動的治療終了時．

▶▶症例8：上下顎4切歯排列後，側方歯群交換期に犬歯突出に

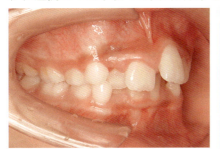

図15a　8歳4か月，矯正前．

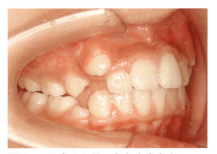

図15b　10歳2か月，拡大床により切歯部整列．

図15c　10歳5か月，永久犬歯突出に．

図15a〜e　上下顎叢生＋過蓋咬合症例（8歳4か月）．Schwarz appliance にて上下顎4切歯を配列させたが（10歳2か月），その後，上顎永久犬歯突出に（10歳5か月）．マルチブラケット装置し（11歳9か月），上下顎の咬合を緊密化した（12歳1か月）．このように側方歯群交換期に永久犬歯突出になることは多々ある．

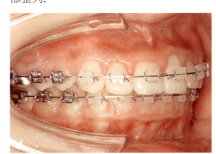

図15d　11歳9か月，再矯正治療．

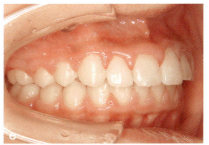

図15e　12歳1か月，動的治療終了時．

という専門分野を学ぶことは，顎顔面口腔系の疾患を早期に発見し，小児歯科専門医や矯正歯科専門医への入り口を広げることにも大変有意義です．また，GP が正しい矯正診断法や矯正治療法を学ぶにしたがい，自分が行う矯正治療の限界も知り，小児歯科専門医や矯正専門医との連携を強めていくと考えています．よって小児歯科専門医と矯正歯科専門医は，単に GP の矯正治療を否定するのではなく，現時点よりもさらに GP が矯正歯科や小児歯科を学ぶ場を増やし，適切な指導をしていくべきだと考えています．

第5章 早期治療のトラブルとその対処について

▶▶症例9：埋伏永久犬歯萌出方向異常と永久中切歯の歯根吸収－GPと矯正専門医が強力に連携して行った症例－

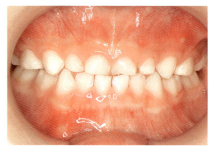
図16a　6歳7か月．

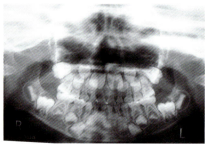
図16b　6歳7か月．

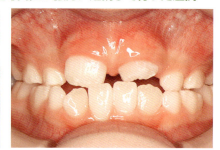
図17　8歳5か月，巨大永久中切歯の萌出．

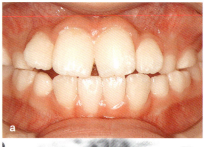

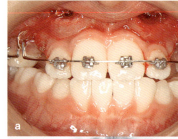

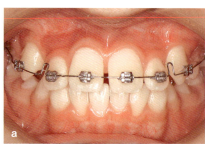

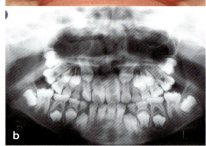
図18a, b　10歳9か月．

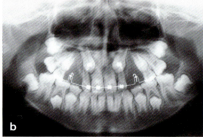
図19a, b　11歳1か月．

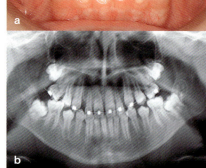
図20a, b　12歳8か月．

図16〜20　患者は6歳7か月，乳切歯がいっこうに永久歯に生え替わらないことを主訴に来院．エックス線検査をしたところ上顎中切歯が巨大歯であることが判明．そのまま経過を追い，8歳5か月で永久歯中切歯が萌出したが，上顎劣成長のため反対咬合で，永久側切歯の萌出スペースがないため，上下顎をSchwarz applianceにて拡大した．10歳9か月には上下顎のスペース不足も解消された．しかし，エックス線検査をしたところ，埋伏永久犬歯の萌出方向異常が認められ，永久中切歯の歯根に近接し，今後このまま放置すれば永久中切歯歯根吸収を生じると診断した．大学病院小児科に紹介したところ矯正科に転科され，このまま様子を見て，最終的には上顎中切歯を抜歯し，犬歯を中切歯の位置に矯正，その後，補綴するとの診断を受けた．母親は歯科衛生士であり，その方針に納得せず，当院を再受診，近隣の矯正専門医と相談し，中切歯は保存する方針に決定した．その後，上顎第一乳臼歯，第二乳臼歯，第一小臼歯を抜歯（近隣総合病院口腔外科にて），埋伏犬歯を開窓およびブラケットの装着（当院），その後は矯正専門医にて矯正治療を行った．11歳1か月時点では上顎中切歯の歯根吸収が始まっていたが，12歳8か月時に再確認したところ，歯根の再生が認められた．このように矯正専門医＆口腔外科医＆GPが強力に連携して行った治療に対し，患者および家族は大変満足していた．

4．GPと患者との信頼関係上の問題

　早期矯正治療の最大の問題点はGP，小児歯科専門医，矯正歯科専門医にかかわらず，患者とかかわる時間が大変長期にわたることです．その点において，浅井の「口腔育成における患者ー医師関係のあり方」（表3）が大変参考になります．けっして早期矯正治療で燃え尽き，途中中断することのないように，患者の症状だけでなく，患者と家族の性格や生活環境やいろいろな面を考慮し，信頼関係を構築し，さらに継続していかなければなりません．

　もし，良好な信頼関係を築き継続できれば，長期にわたる治療期間もデメリットではなく，不正咬合やう蝕・歯周病・呼吸器疾患など，わずかな疾患の芽を発見することもでき，早期に包括的な予防・治療が可能となりメリットに転じることができます．

表3 口腔育成における患者‐医師関係のあり方.

1. その治療法は患者の人生において本当に必要で正しいものであったのであろうか．
2. その効果は一時的なものでなかったのだろうか？
3. 有意義な効果が得られた場合であっても，それは費やした時間と費用と患者さんの努力に見合っていたのだろうか．
4. あるいはもっと短時間で少ない費用で同じ効果を得る方法がなかったのだろうか．
5. その治療によって今度は顎関節，咬合機能，歯周など新たな別の問題を誘発していないだろうか．
6. 何かが犠牲にならなければならないとしたら，その優先順位はどのように考えるべきだろうか．

口腔育成における患者－医師関係のあり方．文献8より引用

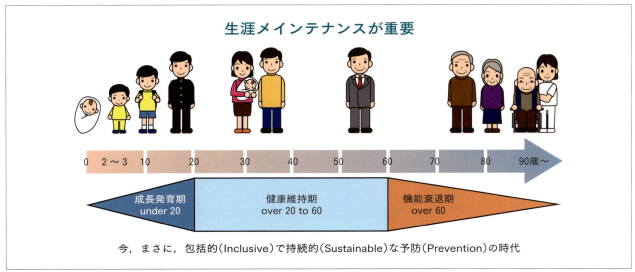

図21 今，まさに，包括的で持続的な予防の時代（別冊 the Quintessence 小児歯科・デンタルホーム YEARBOOK2016 今，あるべき小児歯科臨床を探る．東京：クインテッセンス出版，2016；152より引用）．

5．まとめ

　小児歯科専門医や矯正歯科専門医の入り口であるGPは，小児歯科や矯正歯科をさらに学び，小児歯専門医と矯正歯科専門医と緊密で良好な関係を築き，連携治療をしっかり行っていかなければなりません．早期矯正治療は0歳～20歳までの「成長発育期」(under 20)に特化していますが，GPはこの世代にとらわれず，20歳～60歳までの「健康維持期」(over 20 to 60)，60歳以上の「機能衰退期」(over 60)まで見据えた大きな生涯目標を，小児歯科や矯正歯科と協力し合って設定し（図21），これからの時代は包括的(Inclusive)で持続的(Sustainable)な予防(Prevention)を行い，国民の健康寿命の延伸を目指していくべきだと考えています．

参考文献

1. 町田幸雄．乳歯列期から始めよう咬合誘導．第1版．第1刷．東京：一世出版，2006．
2. 町田幸雄．交換期を上手に利用した咬合誘導．第1版．第1刷．東京：一世出版，2011．
3. 関崎和夫．GPのための咬合誘導．効果的な歯列拡大と床矯正の限界．第1版．第1刷．東京：クインテッセンス出版，2014．
4. 坂井正彦．咬合誘導‐いつ，なにを，なぜするか‐．咬合誘導についての基本的考え方．小児歯科臨床 2002；7(10)：85-91．
5. 日本臨床矯正歯科医会 (http://www.jpao.jp)．
6. 清水典佳．矯正歯科界の厳しい現状．日本矯正歯科学会会報 2016；2．
7. 上顎前突が突出した小児に対する早期矯正治療に関する診療ガイドライン．日本歯科矯正専門医学会診療ガイドライン統括委員会，2016．
8. 浅井保彦．口腔育成における患者－医師関係のあり方．矯正臨床ジャーナル 2001；(1)：65-88．

第5章　早期治療のトラブルとその対処について

❷ 一般臨床医から来た トラブル症例

竹島明伸・田井規能

1. はじめに

　矯正治療のトラブル症例といえば，患者が経過や治療結果に満足していない場合，治療期間が予定より大幅遅延している場合，歯根吸収・歯肉退縮・歯髄失活などの偶発症を認めた場合などを想像しますが，実際，当院にセカンドオピニオンを求めて来院される患者の多くは，矯正担当歯科医とのコミュニケーション不足に起因し，患者との信頼関係が崩壊しかけている場合が多いように感じます.

　われわれの軽はずみな言動で，医療紛争に発展する可能性があることを十分理解しないといけません. まずは，セカンドオピニオン（図1）の原則に従い，これまでの治療経過を把握し，現在受けられている診断や治療法が適切であるか，他の専門医としての意見を提案するものです. けっして患者にとってより都合の良い矯正歯科医になるということではありません. 患者は現在の経過に不安や不満を抱いているわけであるから，現在の主治医より，いわば「後出しジャンケン」の立場であるので，患者の信頼を得やすい立場であることを認識したうえで，適切な助言をすることを心がけます.

　現実的には，まだ日本ではセカンドオピニオンに対する認識が十分浸透しているとは言えず，正しく理解していない矯正歯科医や，プライドの高い矯正歯科医がセカンドオピニオンを取得したいと申し出

た患者さんに対して転院や転医を勧める場合が多くあると聞きます. このような行為は，いずれは業界全体の疲弊につながり，次の世代にも影響をもたらすと考えています. いくら慎重に，現在の主治医と患者の関係をこれ以上悪化させないように言葉を選び，患者に伝えたつもりでも，患者にうまく伝わらず，現在の主治医と険悪な雰囲気になった経験もあります. どのように表現するべきであったか，今でも筆者自身悩んでいるところです.

　最近，講演に招かれた2つの学会において，2016年12月に台北で開催された中華民国歯顎矯正学会（Taiwan Association of Orthodontists；TAO）の The 29th TAO Annual Meeting の大会テーマは "Learning from Failure" であり（図2），2017年6月にマニラで開催されたフィリピン矯正歯科学会（Association of Philippine Orthodontists；APO）の The 3rd APO General Meeting の大会テーマもやはり失敗症例から学ぶことがテーマになっていました（図3）.

　従来，トラブル症例や失敗症例に対して公にすることが消極的でしたが，近年，欧米諸国のみならず，近隣諸国においても一般化してきていると言えます. トラブル症例や失敗症例への研鑽は矯正歯科界全体の発展に寄与するものと思われ，今回その2つの学会で報告したうちの2症例を供覧します.

2 ─般臨床医から来たトラブル症例

セカンド・オピニオンとは

セカンド・オピニオンとは,「第二の意見」「主治医以外の専門的知識を持った第三者に意見を求める事」を指す.この考え方が広がってきた背景には,従来の医師にすべてお任せする医療ではなく,インフォームド・コンセントを受け,より適した治療法を患者自身が選択していくべきという医療に変わってきたという社会背景がある.

勘違いしやすいことだが,医師を変える為の行為ではない.つまり,担当医の診断や治療方針に納得が行かず,自分の意志で他の病院の医師の診断を受けるような行為は,セカンド・オピニオンとは呼ばない.初めから医師を変えたいという明確な意思がある場合は,"転院,もしくは転医"となる.

原則的に,セカンドオピニオンを受けるには,最初の医師の紹介状と検査結果が必要となる.セカンド・オピニオンは必然的に医師の能力評価につながるため,情報公開の遅れている日本では医師や病院の抵抗が強く,全体的には欧米諸国に比べてまだまだ不十分である.

図1 セカンドオピニオン(安光勉.セカンドオピニオン.日本呼吸器外科学会雑誌 18(6), 695, 2004. および,木原康樹.セカンドオピニオン.日本循環器学会専門医誌 循環器専門医第10, 2, 2002より引用).

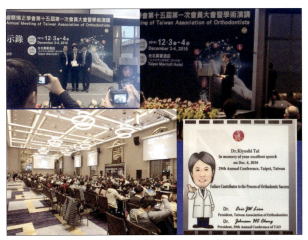

図2 2016年12月に台北で開催された中華民国歯顎矯正学会(Taiwan Association of Orthodontists ; TAO)の The 29th TAO Annual Meeting の大会テーマは Learning from Failure.

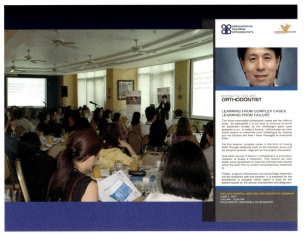

図3 2017年6月にマニラで開催されたフィリピン矯正歯科学会(Association of Philippine Orthodontists ; APO)の The 3rd APO General Meeting の大会テーマも失敗症例から学ぶことがテーマ.

2．症例1：非対称をともなう骨格性反対咬合

- **初診**：18歳2か月,女性.
- **主訴**：受け口,頤部の突出感,非対称の顔貌.
- **治療経過**：(患者の問診による)6歳よりプレートタイプの矯正装置を一般歯科で行い,12歳前後で,マルチブラケットシステムによる全顎矯正治療も受けたとのこと.2年くらい経過した時点で,突然外科矯正の話が持ち上がり不安になり,いったん矯正治療を中止したとのこと.当院にセカンドオピニオンで両親と来院.資料の持参,紹介状はなかったために,わかる範囲で,非対称をともなう骨格性3級の成長予測は難しいことと,早期治療のメリットを説明し,これまでの治療に対して否定しないよう配慮しながら言葉を選び助言を行った.

7年後,再来院された際,当時を振り返り,矯正治療に対して不信感も生まれ,モチベーションが燃え尽きて,経済的にもこれ以上,両親に負担をかけたくないという気持ちがあったので,あきらめていたと訴えた.自分で働くようになって,再度治療を受けたくなったとのこと.

- **再来初診時の診断**：下顎の左側偏位をともなう骨

第5章 早期治療のトラブルとその対処について

▶▶症例1：非対称をともなう骨格性反対咬合（図4〜7）

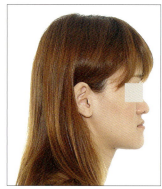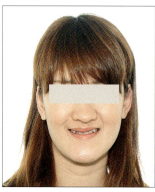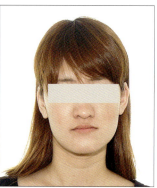
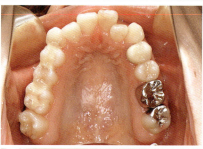
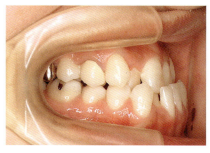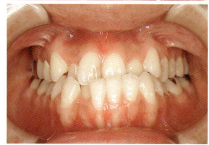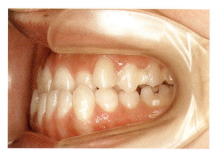
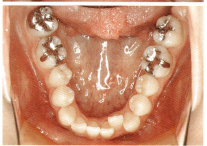

図4 再来初診時の顔貌写真および口腔内写真．

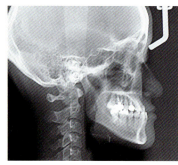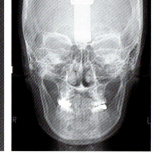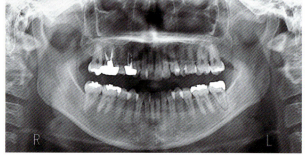

図5 再来初診時のエックス線写真．

格性3級症例．側貌は concave type で，下口唇の突出が認められる．機能系では顎関節症状は左側の顎二腹筋後腹，咬筋浅層の中央部にごく軽度の圧痛を認めたが，顎関節部，顎運動には問題は認められない．水平的な問題では，左右非対称であり，顔面正中に対して，上顎正中が右側0.5 mm偏位し，下顎正中は上顎正中に対して，1.5 mm右側に偏位が認められる．歯系では，両側大臼歯・犬歯ともに

2 一般臨床医から来たトラブル症例

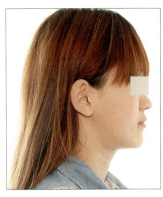
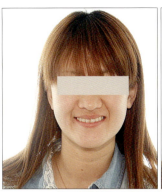
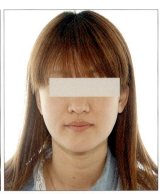
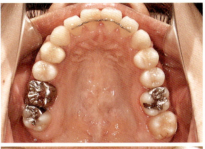
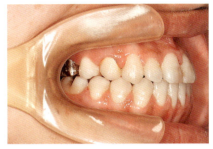
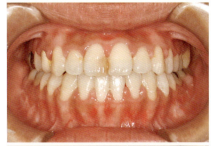
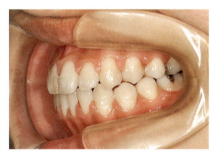
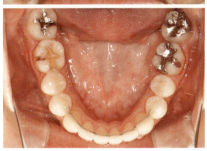

図6　治療終了時の顔貌写真および口腔内写真.

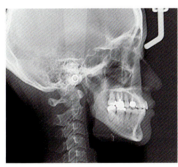
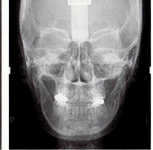
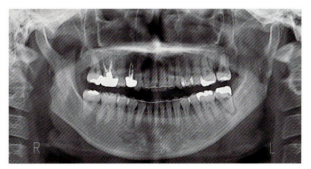

図7　治療終了時のエックス線写真.

Class III の関係を示している（図4，5）.

・**現在の状況**：下顎の単独 IVRO により，約2年間の矯正治療を終え，犬歯 Class I，臼歯関係 Class I が獲得され，前歯から臼歯部へかけて正常な被蓋関係が獲得された．非対称も改善され，おおむね良好な顔貌と咬合が獲得されたことから，患者は高い満足度を示した（図6，7）.

・**考察**：最近の2つの国際学会のテーマであった

第5章　早期治療のトラブルとその対処について

▶▶▶症例2：埋伏歯上顎両側犬歯による側切歯の歯根吸収症例(図8〜11)

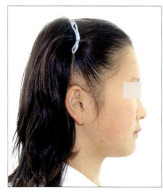
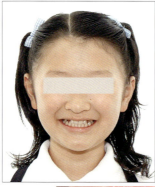
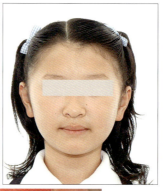
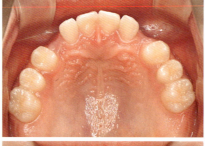
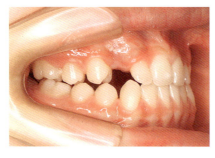
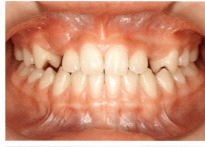
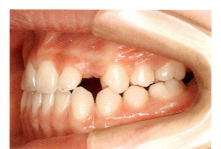
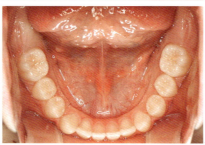

図8　初診時の顔貌写真および口腔内写真．

「失敗症例に学ぶ」からは，治療のタイミングに関する報告が多かった．「早期治療 vs 晩期治療」それに対するコンセンサスを醸成することを期待されていた．早期治療の欠点として今回の症例のように，治療期間が長期になり，患者の費用の負担が増したばかりか，矯正に対する意欲も失い，結果的には，6歳から開始した治療が，27歳で治療が終了する結果となったのは事実である．再度矯正治療を決意するためには，かなり勇気が必要であったことは想像できる．

成長期の骨格性3級症例における矯正治療の開始のタイミングは，長い間議論されてきた．正常な成長パターンを呈する骨格性1級で歯性の前歯部反対咬合症例では，上顎の成長および発達を阻害する可能性のある因子を除去できるように，できるだけ早く治療を開始すべきである．しかし，正常な成長パターンとはいえない場合，通常，早期治療を避けるべきとされている[1〜4]．

矯正にかかわるすべての歯科医師にとって，改めて治療のタイミングを検討いただく良い機会になればと願っている．

2 一般臨床医から来たトラブル症例

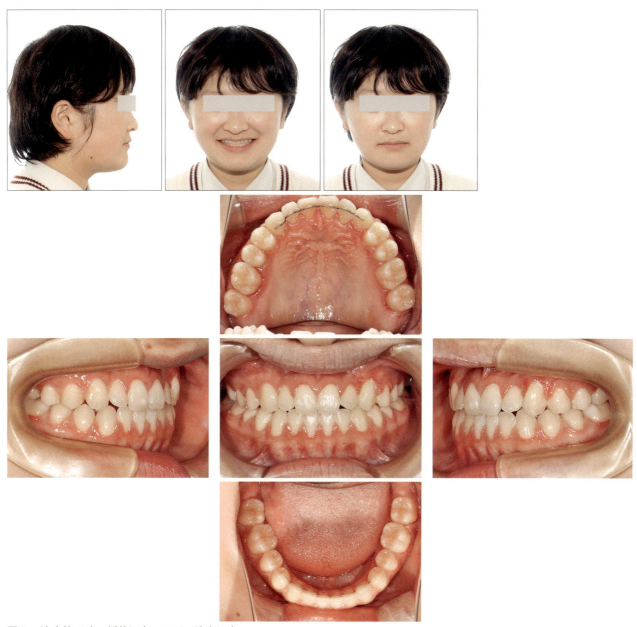

図9　治療終了時の顔貌写真および口腔内写真．

3．症例2：埋伏歯上顎両側犬歯による側切歯の歯根吸収症例

- **初診**：11歳7か月，女児．
- **主訴**：かかりつけ医に突然，上顎両側側切歯の歯根吸収および上顎両側犬歯の萌出にともない自然脱落の可能性もあること告げられ，不信感を抱き転院を希望され来院．
- **治療経過**：（患者の問診による）I期治療を一般歯科で行い，治療結果には満足していた．3～4か月おきのTBIにも真面目に通っていたが，突然，歯根

吸収を宣告された．患者はセカンドオピニオンではなく，転院を希望して来院したため，通常の初診扱いで，医療ミスが存在していたかどうかは問題にしなかった．I期治療が順調であったことと，犬歯の萌出にともなう歯根吸収の予測の難しさのみ説明した．

- **初診時の状況**：骨格性1級，垂直的にはノーマルアングル．歯系では，Angle III級傾向で上顎両側犬

第5章 早期治療のトラブルとその対処について

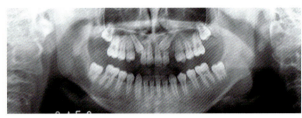

図10a 11歳7か月, 初診時.

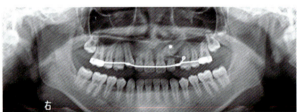

図10b 11歳11か月, 牽引4か月.

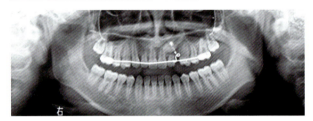

図10c 12歳5か月. この後, いったん成長を待ち, 14歳5か月から本格矯正開始.

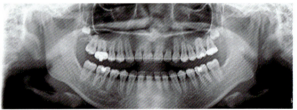

図10d 15歳8か月. レベリング終了時.

図10 初診時からの経時的なパノラマエックス線写真.

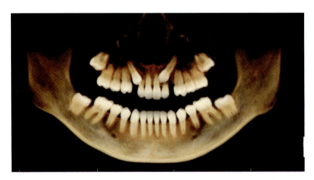

図11a 11歳7か月.

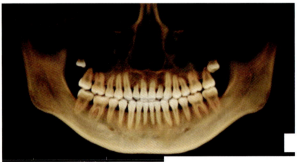

図11b 16歳1か月.

図11a, b 治療前後の Panoramic rendering.

歯が萌出していないこと以外は大きな問題は認めない．顔貌では，側貌はで，左右はほぼ対称．機能系では顎関節症状や舌癖など特筆すべき問題は認めなかった（図8）．

・**現在の状況**：開窓・牽引に関して，これ以上の歯根吸収の回避に主眼を置き，過去の通法に従い慎重に行った[5]．その結果，すでに歯根吸収した側切歯は，吸収は止まり，失活することもなかった．本症例は患者の側貌から抜歯症例の適応ではないので，上顎側切歯の脱落は補綴を意味する．約1年半の矯正治療を終え，犬歯 Class I，臼歯関係 Class I が獲得され，適切な犬歯誘導を備えた緊密な咬合状態を獲得することができた．患者は高い満足度を示した（**図9, 10**）．

・**考察**：永久歯交換時期では定期的なパノラマエックス線撮影は推奨される．しかし，定期的に撮影されていたとしても，歯根吸収は免れなかった可能性

はあり，やはりリスクがあれば，なるべく早期に患者とその情報を共有することが大切であろう．歯根吸収を起こす前の CBCT のデータでもあれば，今後のリスク回避に貢献できていた可能性はある．早期の開窓牽引あるいは歯胚の回転なども選択肢であったのかもしれない．

患者の母親が歯の大切さを強く認識していたため，3歳より歯科医院に通っていたとのことで，抜歯という選択肢は考えられないとの強い希望があった．自然脱落の可能性も同意のうえで，治療を行った．治療開始に際し，歯根吸収の予後に関する文献を収集し[6]，同程度の吸収した歯でも20年以上安定したという報告がいくつか確認できた．このように治療前に治療後の予後や偶発症については，十分患者と話し合うことが重要であろう．

4．まとめ

患者が主治医との間で，何らかのトラブルで来院されることは，どの医療機関でもあり得ます．セカンドオピニオンの原則を順守し，個別の案件に対し

感情に左右されず，患者の今後について最善の治療の模索に全身全霊を注ぐべきと考えています．

参考文献

1. Kiyoshi Tai, Jae Hyun Park, Syuhei Ohmura, Sakiko Okadakage-Hayashi. Timing of Class III treatment with unfavorable growth pattern. J Clin Pediatr Dent 2014；38(4)：370‐379.

2. Ngan P, Hägg U, Yiu C, Merwin D, Wei SH. Soft tissue and dentoskeletal profile changes associated with maxillary expansion and protraction headgear treatment. Am J Orthod Dentofacial Orthop 1996；109：38‐49.

3. Sugawara J, Asano T, Endo N, Mitani H. Long-term effects of chincap therapy on skeletal profile in mandibular prognathism. Am J Orthod Dentofacial Orthop 1990；98：127‐133.

4. Lu YC, Tanne K, Hirano Y, Sakuda M. Craniofacial morphology of adolescent mandibular prognathism. Angle Orthod 1993；63：277-282, 1993

5. Vincent G. Kokich, David P.Mathews．田井規能（監訳）．埋伏歯その矯正歯科治療と外科処置．東京：クインテッセンス出版，2015.

6. Parker WS. Root resorption--long-term outcome. Am J Orthod Dentofacial Orthop 1997；112(2)：119-123.

第5章 早期治療のトラブルとその対処について

コラム5　口腔内および顔貌規格写真の重要性

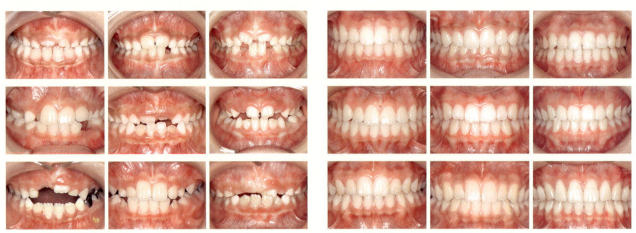

図1　早期治療前の写真.　　　　　　　　　　　図2　図1のその後，永久歯列完成期.

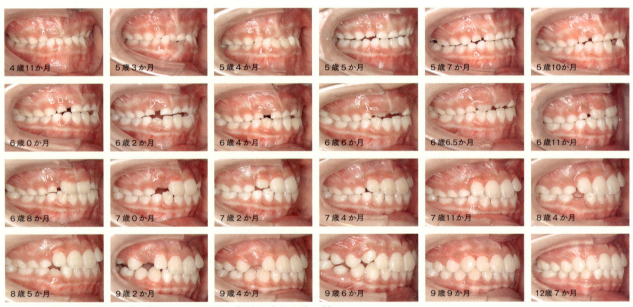

図3　0歳からの成長発育に始まり．一生涯，経時的変化を追い続ける．

　口腔内および顔貌規格写真をほぼ同じ規格で幼児期から成人期まで長期にわたり撮影することは意外に難しいものです．しかし，口腔内および顔貌規格写真を定期的にこまめに撮影しておくと，予期せぬ変化が起きた時，その記録を遡っていくと，原因が明らかになることがあります．また，どのような場合に早期治療がうまくいき，どのような場合にうまくいかないか，講演会や書籍から学ぶだけでなく，自分自身の行った多くの症例写真からいろいろなことを学ぶことができます．

　早期治療は乳幼児期から成人期まで大変長期にわたるため，その変化が見えにくく，患者も家族も中だるみを起こしやすくなります．その時，こまめに撮っていた写真を見せると，何も変わらないと思っていた歯列や顔貌の変化が，意外に大きく，その事実に患者も家族も，そして歯科医師も驚きます（顔貌規格写真は「第4章　早期治療をその長期経過症例から考える」参照）．

　ぜひ，皆様もこまめに口腔内および顔貌規格写真を撮影してみてはいかがでしょうか？

（関崎和夫　記）

コラム 6　緊急発信：動き始めた育ちの支援
—"小児口腔機能発達不全症"が新病名に—

　本書の校正が進んでいる途中に，平成30年度診療報酬改定を迎え，「食べる機能」，「話す機能」，「呼吸する機能」が十分に発達していないか，正常に機能獲得ができていない状態で，明らかな摂食機能障害の原因疾患を有さず，口腔機能の定型発達において個人因子あるいは環境因子に専門的関与が必要な状態に対して「小児の口腔機能発達不全症」という新しい病名と診療報酬点数が追加されました．

　1980年代に，矯正歯科医，小児歯科医，一部のGPから，小児の生活の変化，とくに伝統的な日本の食事が変容してきたことにより，「噛むことが減少し，歯列咬合と顎顔面に変化が現れている」ことが指摘されはじめました．1986年には矯正科の井上直彦，伊藤学而らにより，『咬合の小進化と歯科疾患—ディスクレパンシーの研究—』（医歯薬出版）が出版されました．

　1990年代になると「噛まない，噛めない子ども」の存在が一般的な話題となり，卑弥呼の食事と現代食の比較など，時代による顎顔面の変化が学校保健教育に取り上げられるようになり，住田実による『幻の女王・卑弥呼の食生活の秘密』（東山書房）なども刊行されました．しかし，そのように盛り上がった教育や広報活動の機運の高まりによる効果は，残念ながら一部に限られました．

　食事の歯列咬合や顎顔面領域の発育への影響に関して，小児を診る機会が多いGP，小児歯科医そして矯正歯科医はその後も小児の歯列咬合の変化や機能の低下を感じながら，効果的な手が打てずに今日に至ってしまいました．そのようななか，「小児の口腔機能発達不全症」という病名が登場してきたわけです．現在の子どもたちの親は，問題が表面化してきた1980年に子どもだった世代です．問題が一世代先に持ち越され，さらに問題が深刻化したわけです．

　小児の口腔機能発達不全症（図1）は，その小児の原疾患に背景がある場合を除くと，食機能の習得時期の育児環境の問題と考えることができます．本書は「小児の育ちの支援の重要性」が主テーマとなっており，口腔機能の発達支援という形では，「小児の口腔の発達不全」の存在を先取りした形で構成され，第3章「0歳から考える早期治療の最前線」はもちろんのこと，すべての章で小児の育ちの支援の実践例が書かれています．

　さて，「小児の口腔機能発達不全症」という「疾患」という問題になると，2つのことに配慮しなければいけません．1つは，この「小児の口腔機能発達不全症」に当てはまる疾患の治療とその疾患を持つ小児への療育であり，2つめは「小児の口腔機能発達不全症」に対する予防的なケアと健康教育です．

　「小児の口腔機能発達不全症」に対する治療に関する事柄を先に述べると，歯科界が先導する形で，この疾患の診断を小児科医や産科医をはじめとする小児に関する専門家と共有していくことが重要です．現在，検査法として，舌圧検査，口唇圧検査が開発されていますが，十分と言えません．今後はこの2つの検査法に加え，歯科以外の専門家も納得のいく

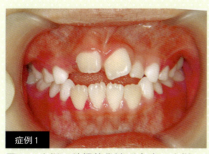 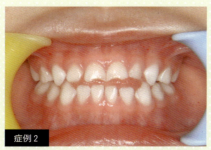 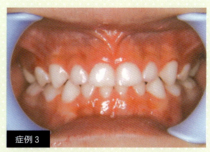

症例1　　　　　　　　　　症例2　　　　　　　　　　症例3

図1　小児口腔機能発達不全症の小児の口腔内である．症例1と2の小児は，機能が歯列咬合の状態に現れている．症例3は，まったく食事に関心がなく，ミルクのみの食事で3歳に至った小児である．この症例の場合は歯科医師のみのかかわりでは，口腔機能発達不全症を有する小児を支援することは困難である．小児科など他の専門家との連携が不可欠といえる．

第5章 早期治療のトラブルとその対処について

評価法の開発は欠かせないでしょう(図2).

もう1つ,重要な問題である口腔機能発達不全症への予防対策に関して,誤解を恐れずに言えば,この問題の解決への道筋を考えると,現在の育児環境と食環境を作ってきた経済活動,教育,農業など,広範囲に広がる問題の解決が重要になってきます.言い換えると,歯科界から日本の社会システムそのものへの問題提起であり,現行システムへの挑戦と言えるでしょう.何を大げさな表現だと思われる読者も少なくないでしょう.しかし,この問題は,今の子どもたちが高齢者となるとき,命にかかわる問題となることは必須です.なにせ,この口腔機能発達不全症は,鼻呼吸,睡眠,体幹維持,そして嚥下という,ヒトの生命と生活にとっての根源的な機能の低下の問題を含んでいるからです.

その他,口腔機能発達不全症の治療を行っていくうえでは,混合治療や治療ガイドライン等の問題が考えられ,今後の課題となっています.先に述べたように,私たちが効果的な手が打てないでいる間に,この問題は一世代,持ち越してしまいました.さらに,機能発達の問題の特徴は,成長の後には,必ず衰退の過程を迎えることが明らかな,待ったなしの問題なのです.

(有田信一 記)

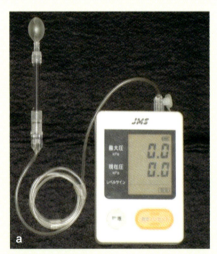
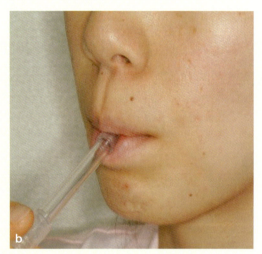
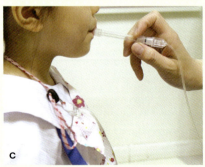
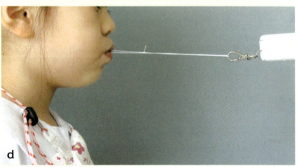

図2 a~d 現在,検査法として,舌圧検査(a:JMS 舌圧測定器,b:最大舌圧測定時の様子,c:舌圧検査),口唇圧検査(d)が開発されているが,十分と言えない.今後はこの2つの検査法に加え,歯科以外の専門家も納得のいく評価法の開発は欠かせないだろう.

付録1：上顎歯列弓幅径の変化

このグラフの利用の仕方はコラム1〜3をご参照ください．

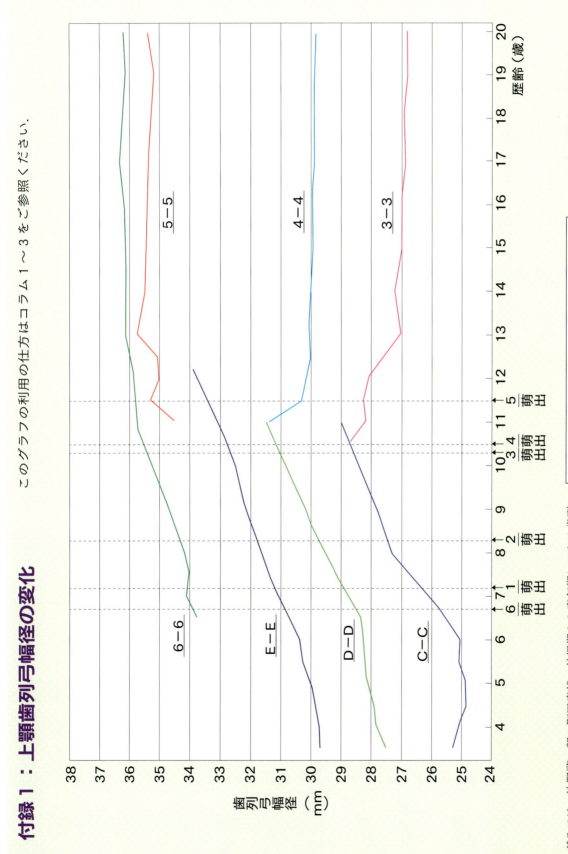

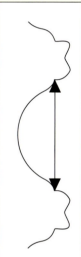

上顎歯列幅径の計測ポイント
各歯の口蓋側歯頸部最下点間

このグラフは、辻野啓一郎，町田幸雄．幼児期から青年期にいたる歯列弓幅径の成長発育に関する累年的研究．小児歯誌 1997；35(4)：670-683．より作成した．

243

付録2：下顎歯列弓幅径の変化

このグラフの利用の仕方はコラム1～3をご参照ください．

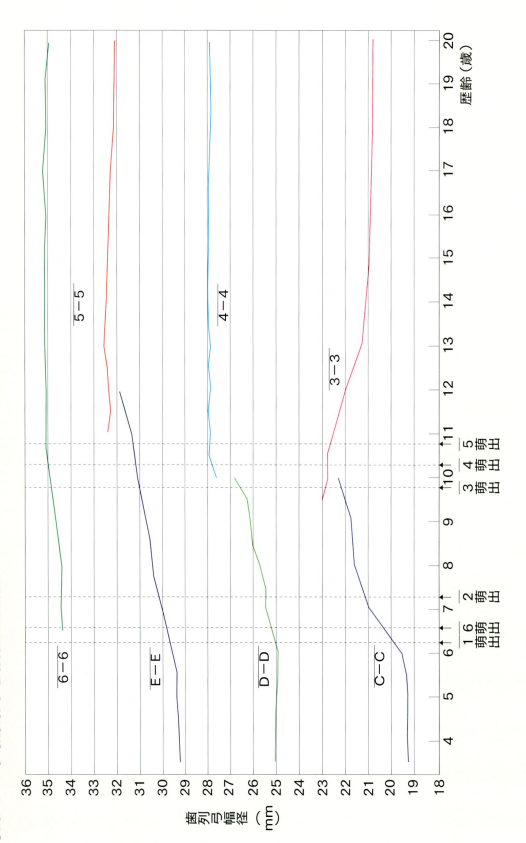
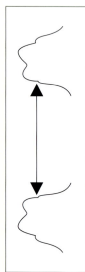

下顎歯列弓幅径の計測ポイント
各歯の舌側歯頸部最下点間

このグラフは，辻野啓一郎，町田幸雄．幼児期から青年期にいたる歯列弓幅径の成長発育に関する累年的研究．小児歯誌 1997；35(4)：670-683．より作成した．

244

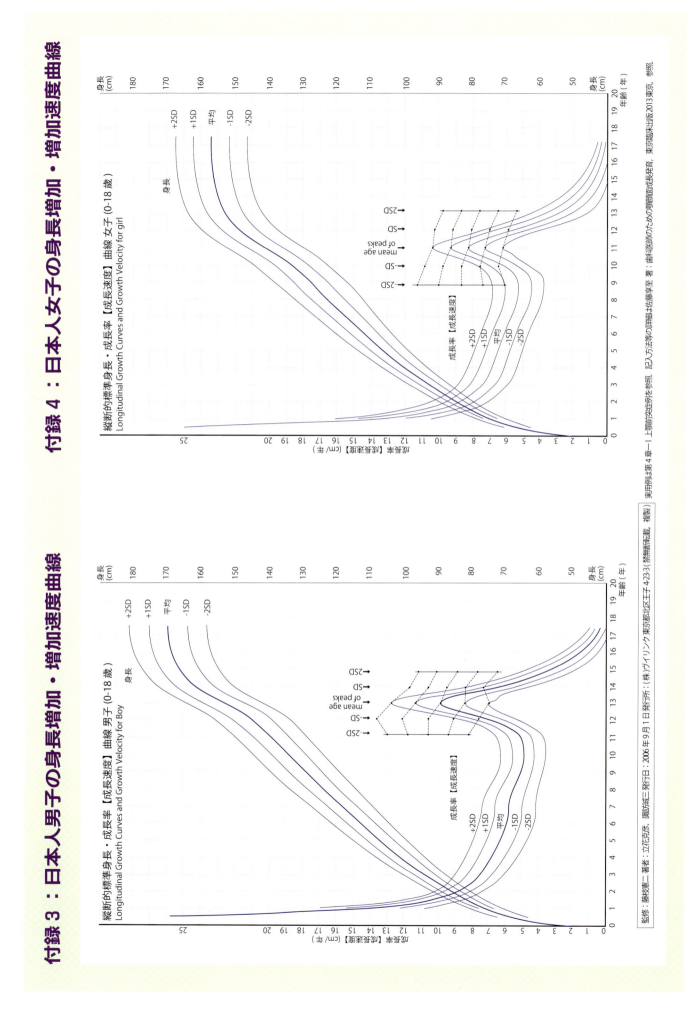

索引

＜和文索引＞

あ

あいうべ体操	22, 23, 126, 146, 147, 160
仰向け寝	24, 125
赤ちゃん歯科ネットワーク	107
アクチバトール	133
アデノイド	50
アデノイド顔貌	51
アデノイド・口蓋扁桃摘出術	50, 94
アデノイド増殖症・口蓋扁桃肥大	59, 92
アデノイド・扁桃摘出術	52, 59
アナトミカルバランスモデル	59, 61
アナトミー・トレイン	86

い

育児・生活支援プログラム	22
異常嚥下癖	52, 91
異常口唇圧	179
遺伝子コントロール論	12
咽頭・口蓋扁桃切除術	51
咽頭・口蓋扁桃肥大	51

う

ウェッジプレート	17, 170
ウェルカムガム	211
うつぶせ寝	24, 125

え

嚥下	111
嚥下機能	120
嚥下訓練	17, 135

お

横臥位	113
お口ポカン	81, 90
オーラルスクリーン	133, 170

か

開咬	48, 204
開口癖	90
過蓋咬合	48, 49, 144
下顎拡大	179, 184
下顎後退位	94
下顎歯列弓幅径	183
下顎歯列弓幅径の計測ポイント	99
下顎歯列弓幅径の変化	99
下顎切歯部の叢生再発の要因	185
下顎の過成長	154
下顎偏位	199
下顎リンガルアーチ	138
顎外固定矯正装置	159

顎顔面頭蓋の非対称	14
顎顔面の成長論	12
拡大床装置	198
顎変形症	199
過剰歯	42
カスケード効果	76
顎間空隙	123
可撤式拡大床	150
可撤式矯正装置	159, 168
ガム咀嚼	135
環境因子治療	132

き

企業主導型保育事業	108
機能矯正装置を使用	162
機能性, 歯性反対咬合	154, 157
機能的顎矯正装置	61, 133, 134, 137, 197
機能的顎矯正装置の使用法	133
機能的咬合	168
機能母体説	12, 39
機能レギュレーター（フルンケル）	133
吸引圧型吸啜	110
キューシックインクライン	133
臼歯部交叉咬合	48, 196
臼歯部交叉咬合の治療と時期	199
急速上顎拡大	6
急速上顎拡大装置	61
吸着	111
吸啜	111
吸啜運動	110
吸啜窩	110, 123
吸啜癖	52
仰臥位	113
矯正歯科診療所が備えるべき6つのポイント	225
強制的下顎最遠心位	156
矯正用アンカースクリュー	210
極低出生体重児	106
筋機能矯正装置	158, 159, 163
筋機能訓練	22, 90

く

クレア	198
クワドヘリックス（QH）	162, 198

け

経線	87
頸椎成熟度計測法	222
頸椎成熟度の評価	221
外科矯正	157, 158, 199, 210
言語聴覚士	132
犬歯間歯列弓幅径	98, 183
犬歯間の叢生量	183
健全乳歯列から永久歯不正咬合となるその発現率	178

減量指導	62

こ

口蓋扁桃肥大	160
咬筋線維	52
口腔機能育成	95
口腔機能育成の効果	96
口腔機能育成のための保健指導	95
口腔筋機能療法	58, 90, 143, 168, 204
口腔成育的治療支援	16
口腔内装置	58
咬合圧型吸啜	110
咬合育成	155
咬合斜面板	179
咬合成育治療	135
咬合誘導	30, 48
咬合誘導(狭義)	31
咬合誘導(広義)	31
咬合誘導の定義	31
口呼吸	50, 160, 204
口呼吸と咀嚼効率	50
口呼吸と鼻呼吸	75
交叉咬合	14
後篩骨洞自然孔	73
抗重力筋	82, 83
口唇遊び	23
口唇圧	26
口唇位	91
口唇閉鎖不全	91, 92, 125, 169, 204
咬唇癖	191
構成咬合	126
呼吸機能改善支援	22
呼吸障害	50
呼吸障害指数	59
呼吸と姿勢	83
骨格性開咬	204
骨格性下顎前突症	162
骨格性不正咬合	52, 154, 155, 157, 162
骨格性不正咬合と機能性(歯性)反対咬合の判別法	157
骨重積	104
骨年齢の計測	221
ことばの教室	132

さ

サーボシステム論	12

し

歯間音化構音	217
篩骨洞	71
歯性開咬	204
姿勢調節	84
姿勢の制御	82
自然成長誘導法	143
持続陽圧呼吸療法	58

舌食べ期	121
歯肉食べ期	121
歯胚形成の遅延	43
歯胚の位置異常	46
斜頭	105
ジャンピングプレート	133
習癖の改善支援	22
手根骨の形態の評価	221
種子骨	221
授乳姿勢	113
シュワルツの装置	179
準備食期	120
上顎急速拡大装置	198
上顎急速側方拡大	52
上顎牽引装置	160
上顎口蓋複合体	72
上顎骨の前方牽引	61, 62, 159
上顎歯列弓幅径の計測ポイント	99
上顎歯列弓幅径の変化	99
上顎歯列狭窄症	94
上顎前突	13, 48
上顎前突症例における早期治療歯科治療に対する評価	13
上顎前突症例の治療チャート	134
上顎前突の種類	144
上顎前方牽引	197
上顎前方牽引装置	48, 61, 159, 171, 172, 199
上顎側方拡大	197, 198
上顎側方拡大装置	199
上顎洞	70, 71
上顎洞自然孔	73
上顎洞抵抗症候群(UARS)	155
上顎リンガルアーチ	138, 172
上顎劣成長	154, 159
上気道呼吸障害	51
上気道閉塞	50
床矯正装置	14, 224
上下顎拡大	179, 184
上下顎乳犬歯対合関係の分類	156
小児睡眠時無呼吸	51
小児の閉塞性睡眠時無呼吸(OSA)	58, 60
小児OSAの介入時期	64
食事支援	22
歯列, 口蓋, 歯槽部, 咬合の成長発育	56
歯列咬合発達管理ガイドライン	188
歯列弓長径	98, 100, 186, 194
歯列弓長径の計測ポイント	100
歯列弓幅径	98, 100
歯列の拡大	44, 178
人工乳首	111, 117, 118
人工乳育児	112
心理発達支援	22

247

す

垂直的不正咬合	204
睡眠呼吸障害	51
睡眠姿勢	113
睡眠時無呼吸症	155
睡眠時無呼吸症候群	58
睡眠態位	24
睡眠ポリグラフィー	59
スキャモン曲線	155
スタンダードエッジワイズ法	224
スポット(切歯乳頭後方部)	168

せ

成育歯科	48
成育的歯科矯正治療	132
成熟嚥下	120
成人嚥下	116, 117
成人OSA	59
成長曲線(身長・体重)	221
成長発育評価項目	221
生命活動の3S(食育・息育・足育)	89
セカンドオピニオン	232, 233
舌圧(kPa)	26
舌圧測定	211
舌拳上訓練	168
舌小帯強直症	186
舌小帯短縮症	160, 169
摂食機能	120
舌突出癖	91, 217
舌の姿勢位	168
セルフエスティーム	37
前篩骨洞自然孔	73
前歯部開咬	52, 92
前歯部叢生	178
前頭洞	71
前頭洞自然孔	73
前方牽引装置	198
前方頭位	50, 76, 84
前方発育誘導	127

そ

添い乳(添い寝授乳)	105, 113
早期矯正治療(予防矯正)に必要な能力	225
早期接触	197
早期治療の医学的根拠	48
早期治療vs晩期治療	236
叢生	14, 178
叢生早期治療の功罪	188
叢生早期治療の根拠	188
叢生治療の長期経過	190
叢生の原因	186
叢生の好発部位	178
叢生の早期治療	187
足育	82, 86

足指のストレッチ	86
足底	88
足底接地	85, 86
側方拡大	184, 187, 198
咀嚼機能障害	204
咀嚼訓練	16, 17, 135
咀嚼効率検査	221
卒乳	110, 116

た

第一大臼歯歯列弓幅径	98, 183
第三大臼歯の歯胚摘出	187
代償的改善	159
胎生期	102
ターミナルプレーン	179
ターミナルプレーン遠心階段型	184
タング・クリブ	217
タング・トレーナー	217
タングトレーニングプレート	38

ち

中顔面の前方成長	73, 76
中顔面の劣成長	70
中耳道自然ロルート	80
中枢性睡眠時無呼吸症候群	58
蝶形骨洞	71
蝶形骨洞自然孔	73
長趾屈筋	88
超低出生体重児	106
長母趾屈筋	88
直乳首授乳	118
直母乳首	117
チンキャップ	159, 160, 172

つ

ツインブロック	133
2×4(ツーバイフォー)テクニック	146

て

低位舌	24, 84, 92, 147, 206
低位舌の改善	169
低位舌用リンガルアーチ	17, 168, 169, 171, 172
低呼吸	59
低出生体重児	106
挺出防止	43

と

頭位	52, 53
頭蓋と頸椎の角度	53
ドリコフェイシャルタイプ	141
トレーナー	26, 146, 148, 149

な

軟骨主導成長論	12

軟組織ストレッチ仮説	75

に

乳臼歯食べ期	122
乳犬歯の削合	158
乳児嚥下	116, 117
乳歯の早期脱落	46
乳歯の萌出時期	121
乳歯列過蓋咬合	144
乳歯列の成長発達	21
乳歯列の不正咬合	49
妊婦歯科検診	104

の

脳底静脈叢	71

は

ハイアングルII級下顎後退位症例	143
バイオブロックステージ1	77, 133, 137, 138, 171, 172
バイオブロックステージ3	77, 133
バイオネーター	133
バイトジャンピングアプライアンス	137
ハイプルチンンキャップ	211
バイヘリックス	170
発音障害	204
発達段階別の育児支援	122
ハーブスト	133
晩期残存	46
反対咬合	13, 154
反対咬合早期治療	155
反対咬合の治療ガイドライン	13

ひ

鼻咽腔ファイバー	62
非飲料摂取食事法	135
鼻腔通気抵抗	86
鼻腔通気度	26, 86
鼻腔底	70
鼻腔抵抗	62
鼻腔の粘液線毛輸送機能	72
鼻腔・副鼻腔閉塞疾患	76
非外科的矯正治療	214
鼻呼吸障害	51
ビシャの脂肪床	111
鼻中隔湾曲	76
ピドスコープ	86
ビムラー	133
表情筋遊び	23

ふ

不安解消のための吸啜〈咬合型吸啜〉	110
フェイシャルオーソトロピクス	134, 143
腹臥位	83
副鼻腔	70, 71

副鼻腔の換気排泄機能	72
副鼻腔の役割	70
不正咬合の原因	49
不正咬合有病率	49
フットプリンター	86
ブラキシズムの管理	194
ブリッジングセラピー	67

へ

平衡説	50
閉鎖型歯列	21
閉塞性睡眠時無呼吸	51, 94
閉塞性睡眠時無呼吸症候群	58
ヘルスリテラシー	37
ヘルメットセラピー	105
片側性臼歯部交叉咬合	197, 198
扁桃の肥大	50
扁桃病巣疾患	75
扁桃病巣疾患二次疾患	74

ほ

萌出障害	45
萌出遅延	43, 46
ポスチャー	120
ポスチャー支援	22
ポーターの拡大装置	217
ポッピング	126
母乳育児	112
哺乳行動	110, 122
哺乳のメカニズム	112
ホームトレーニング	22, 23

ま

マウスシールド型機能矯正装置	224
マルチブラケット装置	224
慢性副鼻腔炎	80

む

無呼吸	59
無呼吸指数	51
無呼吸低呼吸指数	59
無作為化試験	68

ゆ

有隙型歯列	21

よ

幼児様嚥下	147
抑制矯正	23, 48
予防矯正	48

り

リーウェイスペース	100, 179, 188, 189, 201
リケッツ分析(Internal structure)	216, 217

立位姿勢	82
リップシール	141
リップトレーニング	169
離乳食	110, 116, 120
離乳食後期	120
離乳食前期	120
離乳食の支援	129
両側性臼歯部交叉咬合	197
リンガルアーチ	24

＜英文索引＞

Ⓐ

AHI：Apneahypopnea Index	51, 59
Anterior open-bite（AOB）	214
APDI（Antero-Posterior Dysplasia Indicator）値	157
AT：Adenotonsillectomy	59, 61, 94
ATによる効果	65
ATH：Adenotonsilar Hypertorophy	59, 61

Ⓑ

B.J.A	133, 137, 138, 143
Broken contact point変法	184

Ⓒ

CHAT STUDY	65
CLEA	198
CPAP：Continuous Positive Airway Pressure	58, 60, 61
craniocervical angle	53
CSA：Central Sleep Apnea	58
CSAS：Central Sleep Apnea Syndrome	58

Ⓓ

Deep Front Line：DFL	87, 88

Ⓔ

early treatmentに対する評価	13
EBM	16
Equilibrium Theory	50

Ⓕ

functional matrix theory	49

Ⓘ

IgA腎症	73, 75
Irregularity index	183, 184

Ⓚ

Kimの分析	157, 205, 216, 217
Kix Index	35, 158, 205

Ⓛ

LAFH（lower anterior facial height）	217

Ⓜ

MFT：Myofunctionaltherapy	38, 58, 90, 137, 143, 162, 168, 197, 204
MMA：Maxillo-mandibular Advancement	58, 60, 61
MUH装置	17, 170

Ⓞ

OA：Oral Appliance	58, 61, 62
ODI（Overbite Depth Indicator）値	158
OSA：Obstructive Sleep Apnea	51, 62, 94, 155
OSAS：Obstructive Sleep Apnea Syndrome	58

Ⓟ

poor sucker	123
PP-MP	217
predictive indicator	217
PSG検査	59, 62

Ⓡ

RAMPA：Right Angle Maxillary Protraction Appliance	76
RCT：Randomized Controlled Trial	68
RDI：respiratory disturbance index	59
RME：Rapid Maxillary Expansion	52, 62
Rogersの訓練法	90

Ⓢ

SAS：Sleep Apnea Syndrome	58
SBL：Superficial Back Line：SBL	87, 88
SFL：Superficial Front Line：SFL	87, 88

Ⓣ

Tanner-Whitehouse2法	221
Theory on cartilage directed growth	12
Theory on cranio-facial growth	12
Theory on functional matrix	12
Theory on genetic control	12
Theory on servo-system	12
Tongue Thrust	91

Ⓤ

UARS	155
UPPP：Uvulopalatopharyngoplasty	58

早期治療をさらに学ぶための文献集

第1章　早期治療とは

＜早期治療（咬合誘導）総論＞

1. 町田幸雄．乳歯列から始めよう咬合誘導．第1版．第1刷．東京：一世出版，2006.
2. 町田幸雄．交換期を上手に利用した咬合誘導．第1版．第1刷．東京：一世出版，2011.
3. 町田幸雄，関崎和夫（編著）．一般臨床医が手がける　乳歯列期から目指す“永久歯列期正常咬合”獲得への道．東京：ヒョーロン・パブリッシャーズ，2015.
4. 町田幸雄（監修），関崎和夫，里見優（編著）．これでわかる！　各種矯正装置の特徴と使い方．顎顔面歯列の成長発育を利用した咬合誘導．東京：ヒョーロン・パブリッシャーズ，2017.
5. 関崎和夫．ＧＰのための咬合誘導．効果的な歯列拡大と床矯正の限界．第1版．第1刷．東京：クインテッセンス出版，2014.
6. 中村孝，町田幸雄．貴重な症例満載　小児歯科カラーアトラス．東京：東京臨床出版，2009.
7. Aliakber Bahreman（著），嶋浩人，石谷徳人（訳）．早期治療　成長発育のエビデンスと治療戦略．第1版．第1刷．東京：クインテッセンス出版，2017.
8. Enlow DH，Hans MG（著），黒田敬之（監訳），宮下邦彦（訳）．顔面成長発育の基礎．第1版．第1刷．東京：クインテッセンス出版，2016.
9. 佐藤享至．歯科医師のための顎顔面成長発育読本．東京：東京臨床出版，2013.
10. McNamara JA（著），宮島邦彰（訳），黒田敬之（監訳）．混合歯列期の矯正治療．第1刷．東京：東京臨床出版，1997.
11. McNamara JA（著），黒田敬之（監訳）．歯科矯正治療と顎顔面矯正治療．第1刷．東京：東京臨床出版，2006.
12. 菅原準二，浅野央男（編），三谷英夫（監修）．反対咬合治療のコンセンサスを求めて．第1刷．東京：東京臨床出版，2002.
13. John Mew（著），北總征男（監訳）．不正咬合の原因と治療．第1版．第1刷．東京：東京臨床出版，2017.
14. 氷室利彦（編著）．機能的矯正療法入門−臨床的意義と新しい視点−第1版．第1刷．東京：東京臨床出版，2017.
15. 町田幸雄．乳歯列期から目指す永久歯列期正常咬合への道　第12回　長期観察から早期に不正の芽を摘む意義．日本歯科評論 2012；72（2）：99‐109.
16. 町田幸雄．これから咬合誘導を始める先生へ．これでわかる！各種矯正装置の特徴と使い方．齲蝕治療中心から咬合誘導中心の時代へ．日本歯科評論 2017；77（3）：66.
17. 有田信一．小児歯科が担う「成育的対応」とその役割．デンタルダイヤモンド 2012；37（2）：131‐142.
18. 有田信一．育児・生活支援型の予防矯正の必要性．反対咬合，開咬，顎偏位，先天性欠如歯を有する症例から．日本歯科評論 2013；73（10）：57‐69.
19. 髙橋喜見子．患者の生活背景を見据えた歯科医療への提言−小児期から将来を見据えた健康を獲得するには．the Quintessence 2011；30（1）：35‐74.
20. 髙橋喜見子．もっと活用したい矯正治療．ホームデンティストと矯正のあり方．the Quintessence 2012；31（4）：66‐79.
21. 関崎和夫．なぜ，いま咬合誘導なのか．一生涯，カリエスフリー・歯周病フリーで健康的なクオリティーライフを過ごすために．the Quintessence 2010；29（1）：115‐118.
22. 関崎和夫．咬合誘導−健全な永久歯列に導くために．日本歯科評論 2011；71（4）：51‐61.
23. 関崎和夫．不正咬合の“芽”はどのように見つけるの？　咬合誘導から始まる生涯メインテナンス．前編・後編．歯科衛生士 2015；39（3）：29‐39，39（4）：29‐37.
24. 外木徳子．1．私が考える“スペシャリスト”としての小児歯科とは−民間レベルでの早期連携システムに参加して−．In：別冊ザ・クインテッセンス 小児歯科・デンタルホーム YEARBOOK 2016 今，あるべき小児歯科臨床を探る．東京：クインテッセンス出版，2016.
25. 関崎和夫．2．私が考える“かかりつけ歯科医”としての小児歯科とは．In：別冊ザ・クインテッセンス 小児歯科・デンタルホーム YEARBOOK 2016 今，あるべき小児歯科臨床を探る．東京：クインテッセンス出版，2016.

第2章　全身から考える早期治療の最前線

【呼吸】

26. 中島隆敏．歯科から呼吸を考える．閉塞性睡眠時無呼吸症候群（OSAS）への対処法とその課題．開業歯科医師の視点から．日本歯科評論 2016；76（6）：77‐87.
27. 清水清恵．歯科から呼吸を考える．口呼吸への対処法とその課題．日本歯科評論 2016；76（5）：65‐75.

【MFT】

28. 日本口腔筋機能療法学会(編). やさしくわかるMFT. 第1版. 第1刷. 東京：わかば出版, 2014.

29. 山口秀晴, 大野粛英, 橋本律子(編). はじめる・深めるMFT お口の筋トレ実践ガイド. 第1版. 第1刷. 東京：デンタルダイヤモンド社, 2016.

30. 清水清恵. 乳歯列期から目指す永久歯列期正常咬合への道. 第6回 ストレスフリーの口腔筋機能療法(MFT). 日本歯科評論 2012；72(6)：91 - 100.

31. 清水清恵. 一般歯科医がMFTを取り入れるには？ 小児へのMFTを中心に. 日本歯科評論 2013；73(9)：49 - 56.

32. 清水清恵. MFTのススメ. 子どもたちの口腔機能育成に取り入れよう！ the Quintessence 2012；34(2)：100 - 114.

33. 清水清恵. 仕上げみがき, 食事, "お口ポカン" 未就学児のお口の悩みはこう受け止めよう. 歯科衛生士 2016；40(8)：34 - 47.

【顎顔面の成長・舌・呼吸】

34. 三谷寧. 歯科診療の現場で求められる "気づき". 気道が訴える. 小児歯科臨床 2011；17(3)：45 - 58.

35. 三谷寧. 小児の顎顔面口腔育成治療.

　　1. 中顔面の前方成長とバイオブロック・セラピー：リップシールとポスチャー. 小児歯科臨床 2014；19(6)：61 - 72.

　　2. 不正咬合に特有な歪み：垂直成長から水平成長への変換. 小児歯科臨床 2014；19(7)：75 - 85.

　　3. Ⅱ級1類と下顎の回転機構：回転と歪み. 小児歯科臨床 2014；19(8)：61 - 72.

　　4. 脳頭蓋底の回転と下顎の回転中心：顔面形態への影響. 小児歯科臨床 2014；19(9)：65 - 77.

　　5. 不正咬合と舌位：呼吸様式と構造. 小児歯科臨床 2014；19(9)：53 - 66.

　　6. 口唇閉鎖と不正咬合. 小児歯科臨床 2014；19(10)：69 -78.

36. 三谷寧. 幼少期の頭蓋顔面形態の成長パターンと矯正歯科治療. 前・後. 小児歯科臨床 2014；19(6)：11 - 19, 19(11)：11 - 18.

37. 三谷寧, 矢島由紀. "お口ポカン" が気になる 今知りたい顎の発育不全はなぜ起こる？歯科衛生士 2017；41(11)：78 - 89.

【姿勢】

38. 西川岳儀, 小石剛, 中島隆敏ほか. 足裏・足指の接地と鼻腔通気度の変化～子ども達の発達発育未来のために『足育歯科医療』を考える～. 小児歯科臨床 2015；20(2)：63 - 70.

39. 小石剛, 西川岳儀ほか. はじめています！ 全身に目を向けて変わる, 広がる, 子どもの口腔機能を育む取り組み. 前編 口腔機能は全身と共に育まれる. 歯科衛生士 2016；40(11)：38 - 51. 後編 歯科医院における発達支援のヒント. 歯科衛生士 2016；40(12)：54 - 67.

第3章 　0歳から考える小児矯正治療の最前線

40. 有田信一. 少子化における妊産婦歯科検診での小児歯科の関わり～長崎市歯科医師会での取り組み～. 小児歯科臨床 2014；19(11)：30 - 37.

41. 有田信一. 臨床シンポジウム. 口の生活機能と特性から育つ子どもの心と身体. 乳歯列期の歯列咬合への成育的支援. 小児歯科臨床 2016；21(11)：7 - 12.

42. 外木徳子. 歯科だから卒乳支援！ 歯科衛生士 2016；40(4)：60 - 75.

43. 外木徳子. 指導. In：婦人之友社(編). 赤ちゃんと幼児のごはん. 東京：婦人之友社, 2015.

第4章 　早期治療をその長期症例から考える

＜早期治療(咬合誘導) 各論＞

【上顎前突】

44. 里見優. 特集 上顎前突をさぐる. 2. 上顎前突の治療に用いられる機能的顎矯正装置の特徴と作用機序. 小児歯科臨床 2009；14(4)：21-31.

45. 里見優. 矯正歯科治療における子ども達の成長に寄り添った治療支援とは. In：別冊ザ・クインテッセンス 臨床家のための矯正 YEARBOOK 2015. 特集 成長期の上顎前突を極める. 東京：クインテッセンス出版, 2015；94-101.

【下顎前突】

46. 外木徳子. 2. 乳歯列期の反対咬合にどう対応するか. In：町田幸雄, 関崎和夫(編著). 一般臨床医が手がける 乳歯列期から目指す "永久歯列期正常咬合" 獲得への道. 東京：ヒョーロン・パブリッシャーズ, 2015；22 - 35.

47. 有田信一．育児・生活支援型の予防矯正の必要性．反対咬合，開咬，顎偏位，先天性欠如歯を有する症例から．日本歯科評論 2013；73(10)：57‐69.

48. 里見優．口腔周囲筋と顔面歯列の成長−成長のコントロール(オーソトロピクスを中心に)−バイオブロックによる治療〜アングルⅢ級症例〜．小児歯科臨床 2015；20(8)：25‐28.

【叢生】

49. 関崎和夫．咬合誘導を考える．叢生治療の現在：下顎歯列弓拡大について(Ⅰ〜Ⅲ)．the Quintessence 2003；22(9)：157‐169, 22(10)：177‐191, 22(11)：187‐199.

50. 関崎和夫．咬合誘導−下顎歯列弓拡大を検証する 1〜4．the Quintessence 2009；28(3)：70‐80, 28(4)：82‐90, 28(5)：94‐112, 28(6)：84‐98.

51. 関崎和夫．上顎歯列弓拡大を考える 1〜3．the Quintessence 2010；29(10)：86‐94, 2011；30(2)：104‐117, 30(4)：120‐137.

52. 関崎和夫．なぜ歯列弓の拡大が必要なのか？　In：別冊ザ・クインテッセンス臨床家のための矯正 YEARBOOK 2011．矯正歯科のパラダイムシフトを志向する．東京：クインテッセンス出版，2011；80‐82.

53. 関崎和夫．乳歯列期から目指す永久歯列期正常咬合への道．第8回　効果的な早期歯列弓拡大とその限界．日本歯科評論2012；72(8)：85‐95.

【開咬】

54. 田井規能．第1章　スタディーグループによる症例提示．[町田塾]舌癖をともなう成長期の開咬症例．町田塾のコンセプトに基づいて．In：別冊ザ・クインテッセンス臨床家のための矯正 YEARBOOK 2017．特集 成長期の開咬を考える．東京：クインテッセンス出版，2017.

【顎偏位】

55. 髙橋喜見子．乳歯列期から目指す永久歯列期正常咬合への道　第10回　臼歯部交叉咬合の早期治療について．日本歯科評論 2012；72(10)：113‐121.

56. 髙橋喜見子．特集 非対称性の咬合異常を考える．「顎顔面形態の非対称性」に関するエビデンスを求めて．小児歯科臨床 2014；19(7)：61‐66.

57. 関崎和夫．特集 非対称性の咬合異常を考える．成長に伴って顎顔面・歯列の非対称性が悪化した症例と自然治癒した症例．小児歯科臨床 2014；19(7)：53‐60.

58. 伊藤率紀．特集 非対称性の咬合異常を考える．固定のないビムラーは非対称性咬合に有利に作用する．小児歯科臨床 2014；19(7)：26‐40.

【埋伏，先天性欠如，過剰歯】

59. Kokich VG, Mathews DP(著)，田井規能(監訳)．埋伏歯．第1版．第1刷．東京：クインテッセンス出版，2015.

60. 町田直樹．乳歯列期から目指す永久歯列期正常咬合への道　第2回　正常咬合を乱す萌出障害．日本歯科評論 2012；72(2)：99‐109.

61. 町田直樹．GP も知っておきたい歯列不正のマネージメント—「経過観察」と「介入」の見極め方．

　　1. 埋伏歯の見極め方(前歯部編)．日本歯科評論 2017；77(2)：75‐83.

　　2. 埋伏歯の見極め方(犬歯・臼歯部編)．日本歯科評論 2017；77(3)：71‐78.

　　3. 先天欠如の見極め方(前歯部編)．日本歯科評論 2017；77(4)：103‐117.

　　4. 過剰歯の見極め方(前歯部編)．日本歯科評論 2017；77(5)：109‐111.

【各種矯正装置】

62. 髙橋喜見子．小児期の咬合誘導を見直そう．混合歯列前期に有効な側方拡大装置 "CLEA"．the Quintessence 2011；33(6)：132‐139.

63. 関崎和夫．これから咬合誘導を始める先生へ．これでわかる！各種矯正装置の特徴と使い方．第1回　総論：顎顔面歯列の成長を利用した咬合誘導．日本歯科評論 2016；76(1)：83‐91.

64. 髙野真．これから咬合誘導を始める先生へ．これでわかる！各種矯正装置の特徴と使い方．第2回　床矯正装置(シュワルツの装置)．日本歯科評論2016；76(2)：86‐93.

65. 外木徳子．これから咬合誘導を始める先生へ．これでわかる！各種矯正装置の特徴と使い方．第3回　舌側弧線装置．日本歯科評論 2016；76(3)：105‐111.

66. 町田直樹．これから咬合誘導を始める先生へ．これでわかる！各種矯正装置の特徴と使い方．第4回　マルチブラケット装置．日本歯科評論 2016；76(4)：70‐77.

67. 赤木秀瑛，大村周平，田井規能．これから咬合誘導を始める先生へ．これでわかる！各種矯正装置の特徴と使い方．第5回　Quad He-lix．日本歯科評論 2016；76(5)：76‐83.

68. 小石剛，中島隆敏，菊地紗恵子．これから咬合誘導を始める先生へ．これでわかる！各種矯正装置の特徴と使い方．第6回　急速上顎拡大装置．日本歯科評論 2016；76(6)：68‐75.

69. 杉野道崇．これから咬合誘導を始める先生へ．これでわかる！各種矯正装置の特徴と使い方．第7回　Lip Bumper ＋ GMD(Greenfield Molar Distalizer)．日本歯科評論 2016；76(7)：98‐105.

70. 沖藤寿彦，中村孝．これから咬合誘導を始める先生へ．これでわかる！各種矯正装置の特徴と使い方．第8回　Pedulum Appliance．日本歯科評論 2016；76(8)：82‐89.

71. 髙橋喜見子．これから咬合誘導を始める先生へ．これでわかる！各種矯正装置の特徴と使い方．第9回　CLEA(Clear Expansion Appliance)．日本歯科評論 2016；76(9)：84-91．
72. 金尾晃，髙木淳史，仲村陽平．これから咬合誘導を始める先生へ．これでわかる！各種矯正装置の特徴と使い方．第10回　マウスシールド型矯正装置．日本歯科評論 2016；76(10)：106-113．
73. 伊藤率紀．これから咬合誘導を始める先生へ．これでわかる！各種矯正装置の特徴と使い方．第11回　ビムラーの装置とSLA．日本歯科評論 2016；76(11)：100-107．
74. 里見優．これから咬合誘導を始める先生へ．これでわかる！各種矯正装置の特徴と使い方．第12回　B.J.A.(Bite Jumping Appliance)．バイトジャンピングアプライアンス．日本歯科評論 2016；76(12)：116-123．
75. 清水清恵，里見優．これから咬合誘導を始める先生へ．これでわかる！各種矯正装置の特徴と使い方．第13回　ビムラーの装置とSLA．日本歯科評論 2017；77(1)：132-139．
76. 里見優．これから咬合誘導を始める先生へ．これでわかる！各種矯正装置の特徴と使い方．第14回　Biobloc（バイオブロック）．日本歯科評論 2017；77(2)：120-127．
77. 益子正範，岩村浩，三谷寧．これから咬合誘導を始める先生へ．これでわかる！各種矯正装置の特徴と使い方．第15回　RAMPA（ランパ）セラピー．日本歯科評論 2017；77(3)：58-65．
78. 町田幸雄(監修)，関崎和夫，里見優(編著)．これでわかる！　各種矯正装置の特徴と使い方．顎顔面歯列の成長発育を利用した咬合誘導．東京：ヒョーロン・パブリッシャーズ，2017．

第5章　早期治療のトラブルとその対処法について

79. 髙野真．先人の経験を継承していくことの意義－咬合誘導の症例をとおして．In：池田雅彦，押見一，丸森英史(編)．日本歯科評論増刊2010「経過」と「変化」．東京：ヒョーロン・パブリッシャーズ，2010；131-147．
80. 髙野真．乳歯列期から目指す永久歯正常咬合への道．第1回　一般開業医が小児歯科に取り組む意義．日本歯科評論 2012；72(1)：79-89．
81. 髙野真．小児からの一生涯みられる医院構築が必要な理由．患者の健康に貢献できる診療室を目指して．the Quintessence 2014；33(4)：80-81．
82. 関崎和夫．安易な拡大床矯正に警鐘を鳴らす．
    1. なぜ今，拡大床矯正がブームなのか？　the Quintessence 2015；34(1)：70-71．
    2. 拡大床矯正の危険性も認識しよう！　the Quintessence 2015；34(2)：70-71．
    3. 効果的な歯列拡大と床矯正の活用法．the Quintessence 2015；34(3)：82-83．
83. 須貝昭弘，関崎和夫．かかりつけ歯科医と咬合誘導．その意義と限界を知る．the Quintessence 2016；35(1)：78-95．

上記の参考文献は7〜12を除き，すべて町田塾のメンバーが執筆にかかわっています．

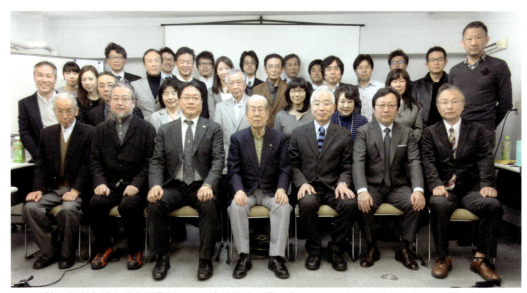

▲町田塾は東京歯科大学名誉教授の町田幸雄先生を慕う有志らにより，2010年1月に発足しました．メンバーは「顎・顔面・歯列の成長発育を探求し，それらを最大限に利用し，小児の矯正治療を推し進める」という，ほぼ同じスタンスに立った矯正，機能矯正，咬合誘導のスペシャリストが集まっています．

■ おわりに ■

　この本を手にしていただいている先生は，矯正の早期治療に興味をおもちの方に違いありません．本書は，経験豊かな小児歯科医，矯正歯科医，一般歯科医のそれぞれの視点から早期治療について述べられている点で貴重であるといえるでしょう．ここに著されたものを総覧すると，早期治療というものは小児期に限定されるものではなく，出生前から始まるヒトの成長発育の道の上にあり，成長発育が終息し成人となるまでのケアとキュアにより成り立つものであることがわかります．さらに患者さんにとっては，次世代にまで受け継がれる知恵ともなるのです．

　学校健診では，明らかに家庭環境の影響が大きいと考えられる歯科疾患に遭遇します．とくに矯正治療は専門性が高い治療であり，費用もかかることからすべての子どもがその恩恵に預かることができるとは言えません．生育環境によって治療を受ける機会が損なわれ，子どもの将来に影響を与えるのは悲しく残念なことであり，せめて何らかのかたちでかかわる歯科医師が正しい知識に基づいた適切なアドバイスを与えることができれば，社会貢献につながるのではないかと思います．

　本書の監修作業中に思い出したのは，私が矯正を学び始めた頃に恩師の矢野由人先生が述べられた「何もしなくてよくなれば，それが最良の治療」という言葉です．それは，予防の概念そのものです．できるだけ多くの人が口の健康を手に入れて健康寿命を享受することができれば，次世代の社会はまた少し明るくなるかもしれません．そんな想いと希望を抱きつつ，まとめとしたいと思います．

2018年6月吉日

髙橋喜見子

クインテッセンス出版の書籍・雑誌は，歯学書専用通販サイト『歯学書.COM』にてご購入いただけます．

PCからのアクセスは…
歯学書　検索

携帯電話からのアクセスは…
QRコードからモバイルサイトへ

QUINTESSENCE PUBLISHING 日本

GP・小児・矯正が共に考える　実践早期治療
子どもの育ちをサポートするために

2018年8月10日　第1版第1刷発行
2021年4月10日　第1版第2刷発行

監　　著　関崎和夫 / 髙橋喜見子 / 有田信一 / 里見　優

著　　者　菊地紗恵子 / 小石　剛 / 清水清恵 / 相馬美恵
　　　　　田井規能 / 髙野　真 / 外木徳子 / 中島隆敏
　　　　　西川岳儀 / 益子正範 / 町田直樹 / 三谷　寧

発 行 人　北峯康充

発 行 所　クインテッセンス出版株式会社
　　　　　東京都文京区本郷3丁目2番6号　〒113-0033
　　　　　クイントハウスビル　電話(03)5842-2270(代表)
　　　　　　　　　　　　　　　　　(03)5842-2272(営業部)
　　　　　　　　　　　　　　　　　(03)5842-2275(編集部)
　　　　　web page address　https://www.quint-j.co.jp

印刷・製本　サン美術印刷株式会社

©2018　クインテッセンス出版株式会社　　　禁無断転載・複写
Printed in Japan　　　　　　　　　　　　　落丁本・乱丁本はお取り替えします
ISBN978-4-7812-0636-3　C3047　　　　　　定価はカバーに表示してあります